ドクターズパズル

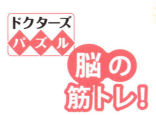

脳の筋トレ!

花のまちがいさがし

監修 古賀良彦
（精神科医・杏林大学名誉教授）

主婦の友社

まちがいさがしは 脳の4つの領域、6つの力を バランスよく使い 活性化する

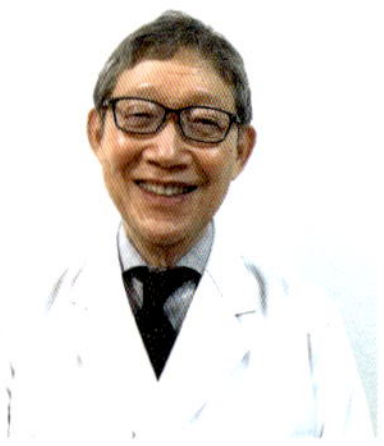

おはなし
古賀良彦 先生
精神科医・杏林大学名誉教授

脳をバランスよく活性化させる「脳全体の筋トレツール」

以前は子どものものと思われがちだった「まちがいさがし」ですが、「脳活（脳の活性化）」に向いているとして改めて注目を浴びています。まちがいさがしが脳活に効く理由をご存じですか？

脳トレパズルの多くは計算力や語彙力、記憶力といった特定の力を対象にしたタイプのもので、それはそれで有用な面があります。けれども、脳というのはとてもユニークな臓器で、そうした一面的な活動だけだとちょっともの足りず、持っている実力を発揮しきれないことも事実です。

まちがいさがしが脳活に効く理由、それはズバリ、「脳のさまざまな領域をまんべんなく使い、脳全体をバランスよく活性化させることができるから」です。「バランスよく」とはどういうことなのか、まちがいさがしをしているときの脳の働き方を見ていきましょう。

脳は下図のように大きく４つの領域（前頭葉・頭頂葉・側頭葉・後頭葉）に分かれ、それぞれ異なる役割を果たしています。まちがいさがしの問題にある写真や絵を眺めたとき、まず最初に**後頭葉**で視覚情報が認知されます。続いて今度は**頭頂葉**で、何が・どこにあり・どんな形・どんな色をしているかなどが分析されます。その情報はすぐに**側頭葉**に記憶され、最後に**前頭葉**が、記憶と記憶を照合させながらまちがいを見つけ出す——このように脳は各領域が常に、そして密接に連携し合っています。まるでオーケストラのように各領域が奏で合い、すばらしい仕事をしているのです。

まちがいさがしに、これほど脳が瞬時に働いているとは驚きませんか？　一般的な脳トレパズルなら、たとえば腕立て伏せだけを重点的にしているようなイメージですが、まちがいさがしは脳の４つの領域すべてをまんべんなく使うので、たとえるなら全身運動をしている状態であり、「脳全体の筋トレツール」と言い換えてもさしつかえないでしょう。

脳は何歳からでも使えば使うほど鍛えられる

さらに、まちがいさがしは、脳の４つの領域をくまな

まちがいさがしをするとき 脳の４つの領域はこう働く

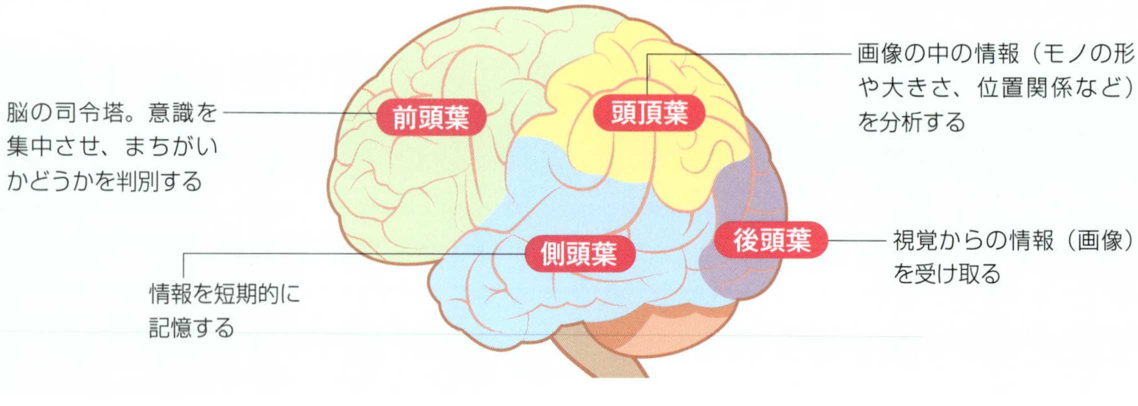

く使うなかで、記憶力をはじめとする６つの「脳力」を強化します。それは①空間認知力、②記憶力、③想起力、④注意力、⑤判断力、⑥集中力です。まちがいさがしをする際の、その脳力の働きを見ていきましょう。

まず脳は、正誤２つ並んだ画像を視覚情報として捉え、全体から細部までを一時的に記憶します。このプロセスで鍛えられるのは「**空間認知力**」と「**記憶力**」です。

次に、直前の記憶を思い起こし、その情報といま実際に見ている画像との間にまちがい（相違点）がないかに意識が向けられます。ここで必要になるのは「**想起力**」と「**注意力**」です。

最後に、まちがいが本当にまちがいかどうかを考えるときに必要なのが「**判断力**」。こうした一連の働きをスムーズにくり返すためには「**集中力**」も欠かせません。

このようにまちがいさがしの最中、脳は６つの力をバランスよく駆使しています。先ほど脳の働きを筋トレにたとえましたが、あながち言い過ぎではありません。脳は筋肉とよく似ていて、何歳になっても、使えば使うほど鍛えることができます。ですから、同じ脳トレをするのなら、まちがいさがしのように脳全体を活性化させる脳トレのほうが効率的だと考えられます。

人間特有の脳の機能を磨くなら「感じながら」解こう！

まちがいさがしを解くうえで軸となるのは、脳が２つの画像を比べる作業です。これには、画像から「どこに・何が・どんなふうにあるのか」を読み取り、分析する能力＝**認知力**が必要になります。

あるモノを認知する間、脳はめまぐるしく働いています。形や色や様子などを分析し、脳のなかに蓄えられている情報とすり合わせて、「それが何であるか」を判断するということをしています。たとえばチューリップなら、以前見たときの記憶や持っている植物の知識と、目の前に咲いている花とを比べて、同じなら「チューリップだ」と脳が認知し、ちがうなら「チューリップではないようだ」と判断するわけです。

音やにおいに対しても同じです。たとえば声を聞くと脳は瞬時に、笑い声か泣き声か、動物の鳴き声なら鳥か犬かなどを判断したり、においをかぐと「いい匂い」とか「なま臭い」とか認知したりします。

ただ、このように判じるだけなら、コンピュータにもできます。事実、脳はしばしばコンピュータにたとえら

まちがいさがしで鍛えられる６つの「脳力」

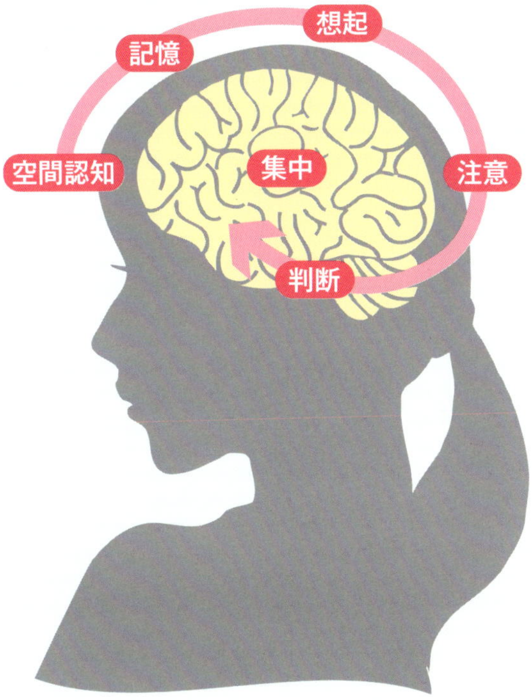

①空間認知力
モノの形状や大きさ、位置関係などを見極め、捉える力。空間認知力が向上すると、何かにぶつかったり、つまずいて転んだりするアクシデントを減らすことができる。また、車の運転ミスや道に迷うことなども避けやすくなる。

②記憶力
端的にいえば「覚える力」。まちがいさがしでは特に短期記憶の力が鍛えられる。なくし物やもの忘れが多い人は、短期記憶が衰えてきた可能性がある。同じ話をくり返しがちな人、作業や料理で手順がモタつく人なども記憶力の鍛錬を心がけたい。

③想起力
思い出す力、つまり、脳内にしまわれている記憶を適切に引っぱり出す力。人やモノの名前がなかなか出てこなくて「あれ」「それ」などと言うことが増えた人や、会話中に言葉につまったりする人は、この力を鍛えたい。

④注意力
「気づく力」。注意のアンテナをサッと張りめぐらすことができる能力と、アンテナで捉えた信号に、瞬時に気づける能力の両方が必要。鍛えることで違和感に気づきやすくなると、見落としや忘れ物、うっかりミスが少なくなる。

⑤判断力
思考をめぐらせ、的確にジャッジする力。さまざまな局面で活躍する。買い物のときに、「夕飯に何の材料が必要か」「ストックがない材料は何か」などをパッと考えられたり、道で車や人を避けながら歩けたりするのも、この力のおかげ。

⑥集中力
関心を持続させる力。集中力が高まり、頭がさえている時間が長くなると、会話の聞き逃しが少なくなったり、テレビや本の内容がスッと頭に入ってきやすくなる。また、根気が続くということでもあるため、趣味や仕事の充実にもつながる。

れますし、働きとしては似た部分も多くあり、情報処理の点だけでいえば、コンピュータのほうが圧倒的に速く正確かもしれません。**けれど、人にはできて、コンピュータにはできないことが１つあります。**

それは、認知する過程で「美しいな」「楽しいな」などのように「感じる」ことです。これは人だけが持っている特別ですばらしいメカニズムです。また、「きれいだから写真に撮りたい」「来年もまたこの景色を見に来よう」というように、情緒や感情は意欲や欲求へも結びつきやすく、これもまた人ならではの働きです。

美しいものによって
脳は活性化する

実際、美しいものを「美しい」と感じたり、やる気や意欲を起こすのは、脳の**前頭葉**の働きによるものという研究結果もあります。**絵画や音楽などに美的なものを感じたときに、人の前頭葉では血流量がぐっと増え、脳が活性化したという実験データが得られています。**

前頭葉は人間にだけ特異的に発達した領域。つまり、まちがいさがしをするときに、美しい花の写真を見て「きれいだな」と感じたり、「実際のこの花を見に出かけてみよう」とわくわく考えたりすることは、コンピュータにはできないことなのです。コンピュータがやる気を出して計算が速くなった、などということが起こったら、それはそれでおもしろいですが、実際には起こり得ません。そう考えると、意欲的に取り組めば取り組むほど脳がフル回転をする人間のメカニズムは、なんともすばらしいものだと思いませんか。

このような理由から、まちがいさがしをしようとして本書を手にとっているみなさんには、できるだけ多くのことを感じ・考えながら意欲的に取り組んでいただきたいのです。その点、花を題材にした本書は、情緒や意欲を呼び覚ましやすい、格好のまちがいさがし本といえるでしょう。ぜひ、美しい花の写真を眺め、その美しさや造形のおもしろさを感じたり、どういう花か好奇心を働かせたりしながら、楽しく取り組んでみてください。まわりの人とわいわい盛り上がりながらトライするのも、脳や心身へのよい刺激となります。老若男女問わず楽しめるのも、まちがいさがしのいい点ですね。

バランスよく「脳力」を鍛えたり情緒を磨いたりしながら、楽しく手軽に行うことができる。そして、トライしたあとには小さな幸せ（達成感）が待っている。そんなふうに、ほかにはないあたたかみのある脳活であるまちがいさがしを、ぜひ日々の習慣にしてみてください。

本書の進め方

★２枚の写真のちがい（相違点）は１問につき５つあります。ちがいを５つ見つけきって、脳の総合力を鍛えます。

★解答にかかった時間を記録しておけば、２回目以降にトライしたときに脳活の効果を実感できます。また、自分なりに制限時間を設けて、タイムトライアルを楽しんでもいいですね。

★時間をかけても解けないときは、いったんストップ。集中力や判断力が鈍ったまま続けても効果は得られません。日を改めて取り組むことをおすすめします。

★脳の筋トレは継続性が大切。一日に何問も挑戦するよりは、少しずつでも毎日取り組むほうが効果的です。

まちがいはどれも、「正」と「誤」の画像を見比べてはっきりとちがいがわかる部分です。まちがいの周辺に微細な変化が出ている場合がありますが、それらはまちがいのカウントに含みません。また、ひとまとまりで１つと数えるまちがいもあります。

〈 表紙写真の解答 〉

正

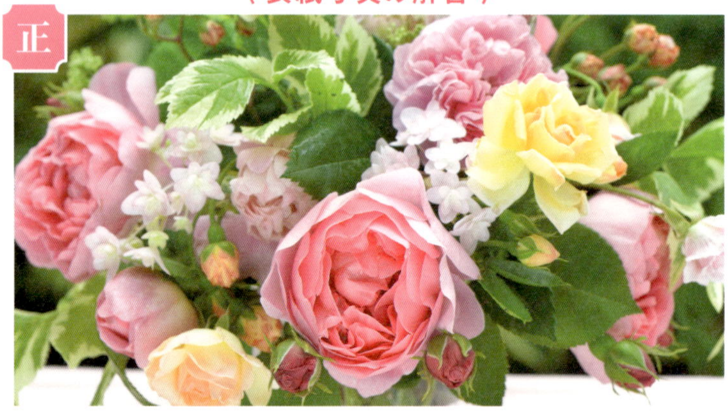

誤

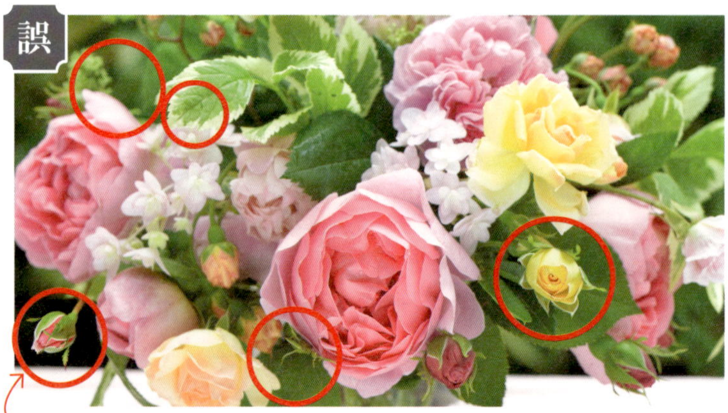

このように画像の一部が差し替わっている場合、まちがいは１つとしてカウントします（「正」での画像が消えて、「誤」で別の画像や背景が現れたといった別々のカウントはしません）。

さっそくトライ！

解答にかかった
時間（1回目）　分　秒

解答にかかった
時間（2回目）　分　秒

1 ラナンキュラス

幾重にも重なった花びらと、こんもりした花形が魅力のラナンキュラスは、キンポウゲの仲間。バイモユリとヒアシンスを寄せ植えしました。

正

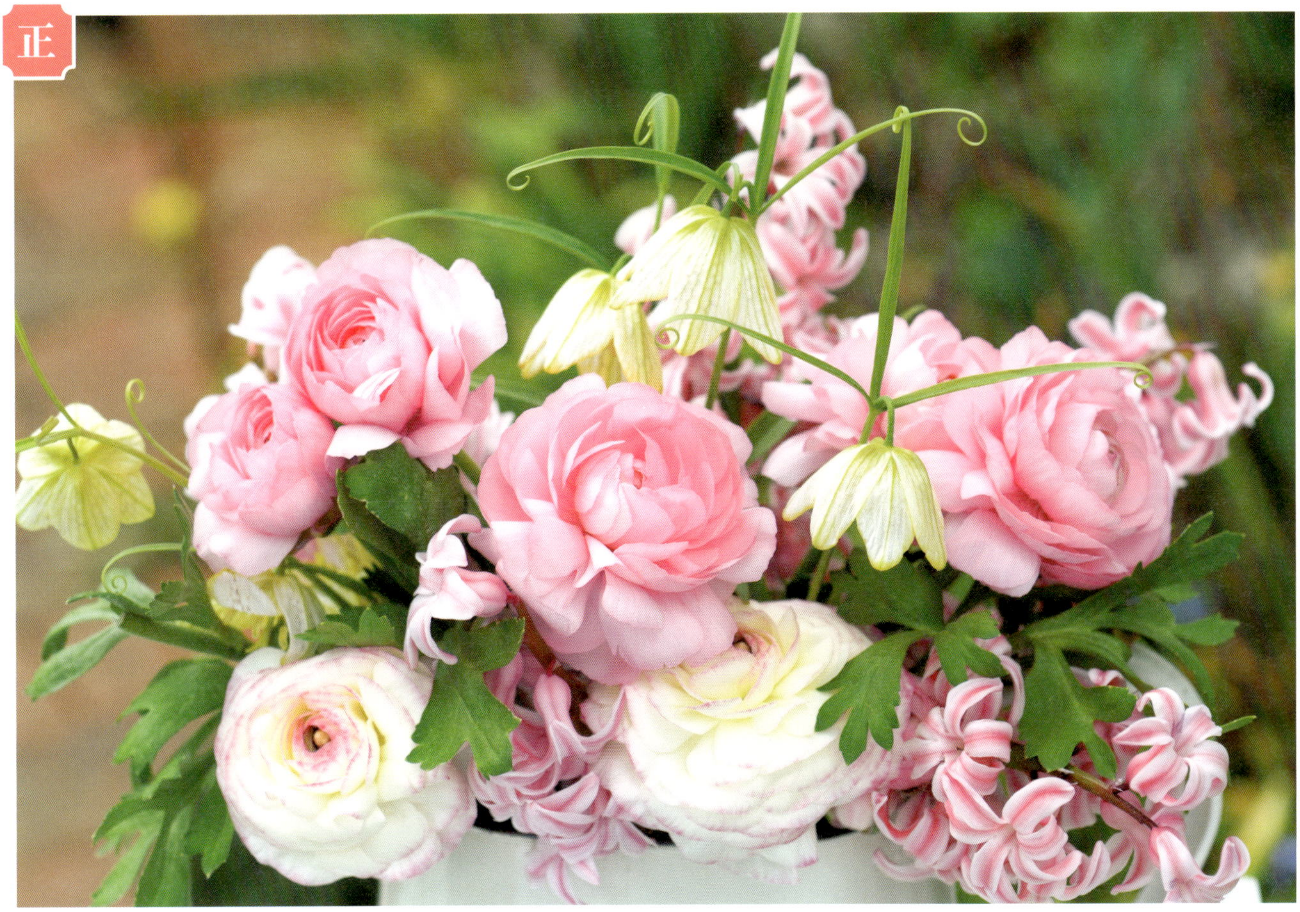

まちがいは**5つ**。全部見つけられますか？

誤

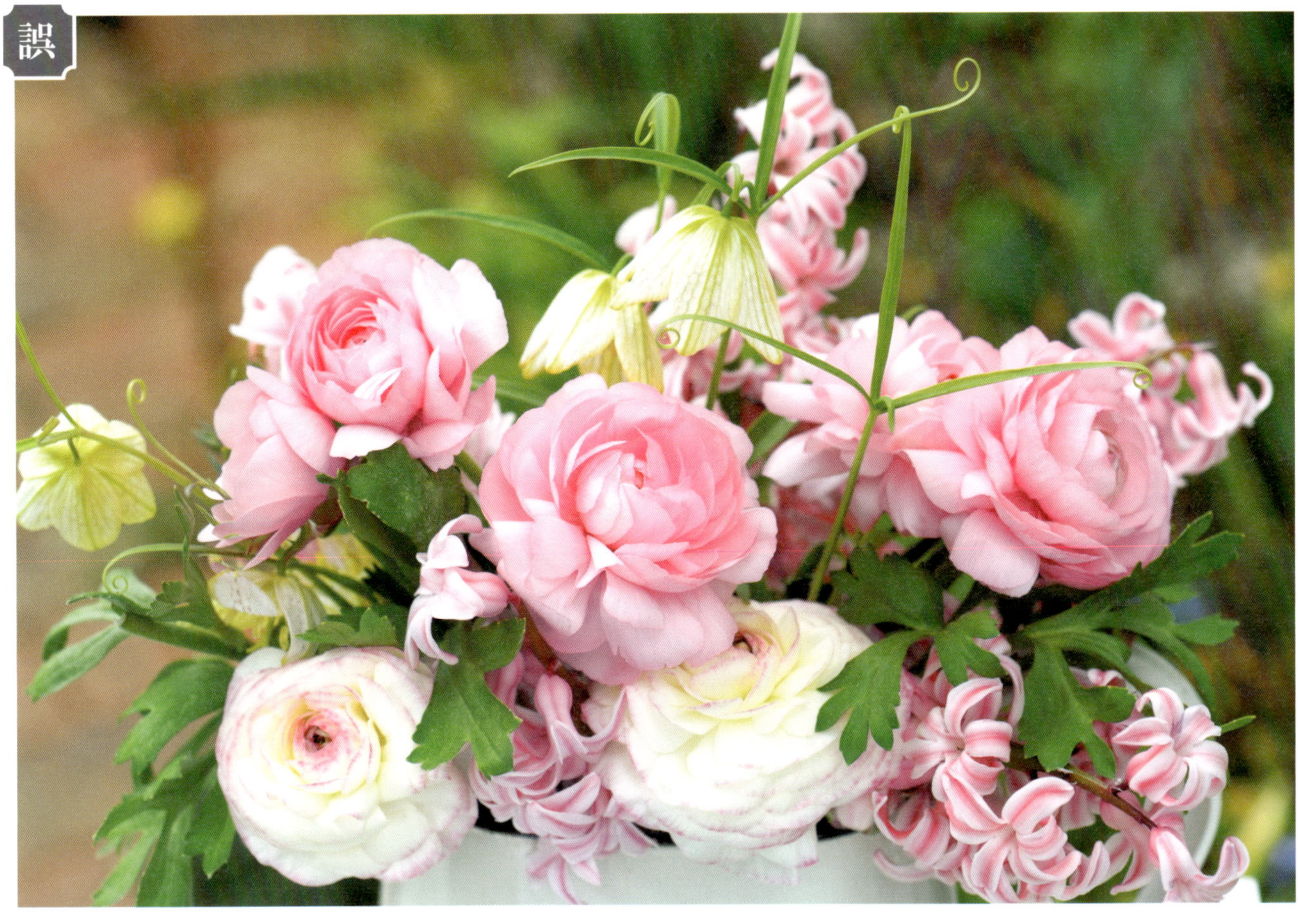

☞答えは72ページ

解答にかかった
時間（1回目）　分　秒

解答にかかった
時間（2回目）　分　秒

2 バラ咲きのプリムラ

冬から春にかけて鮮やかな花色で咲くプリムラは、サクラソウの仲間。バラのようにうずを巻いて咲く品種は、とくにエレガントです。

正

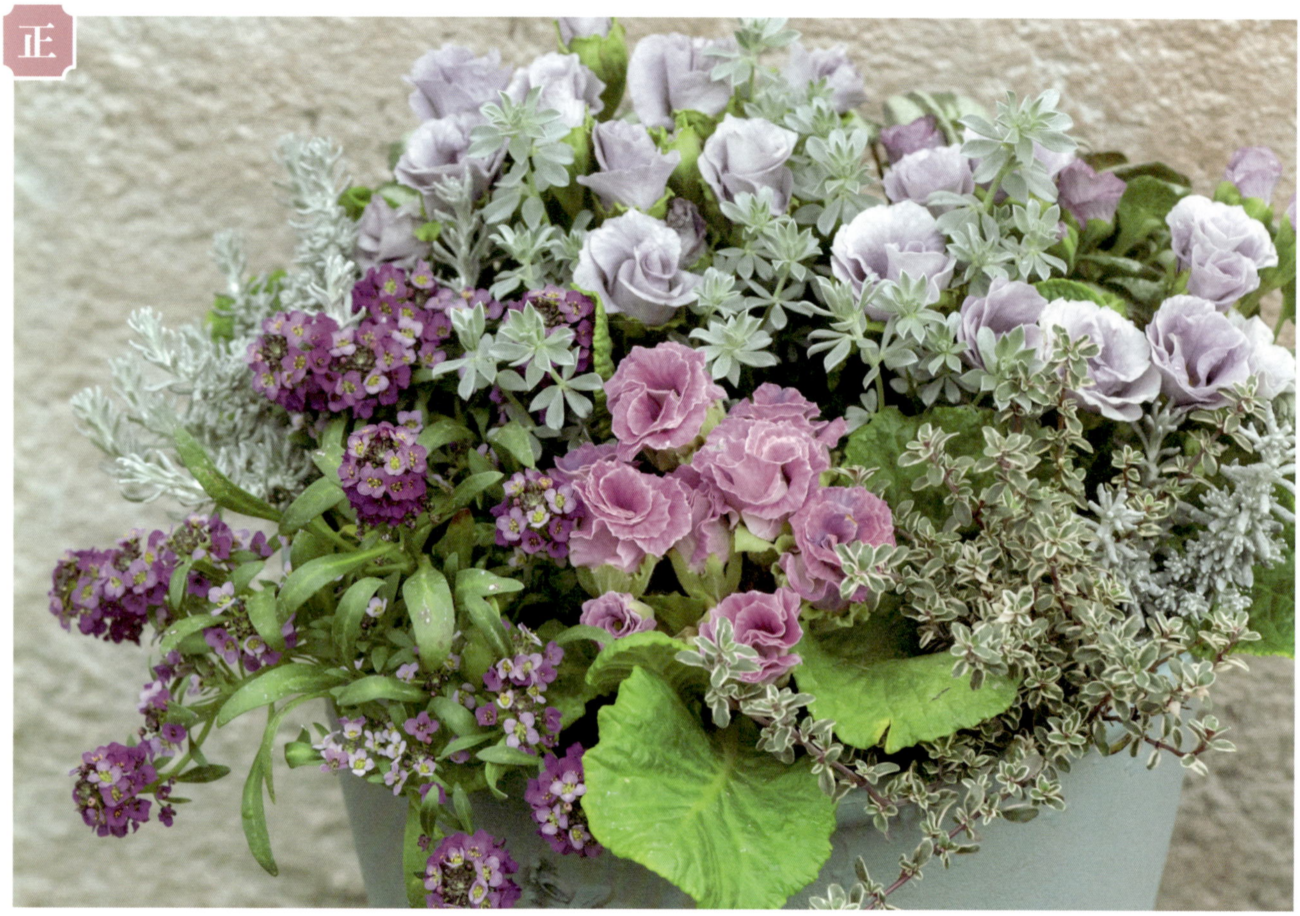

まちがいは**5つ**。全部見つけられますか？

誤

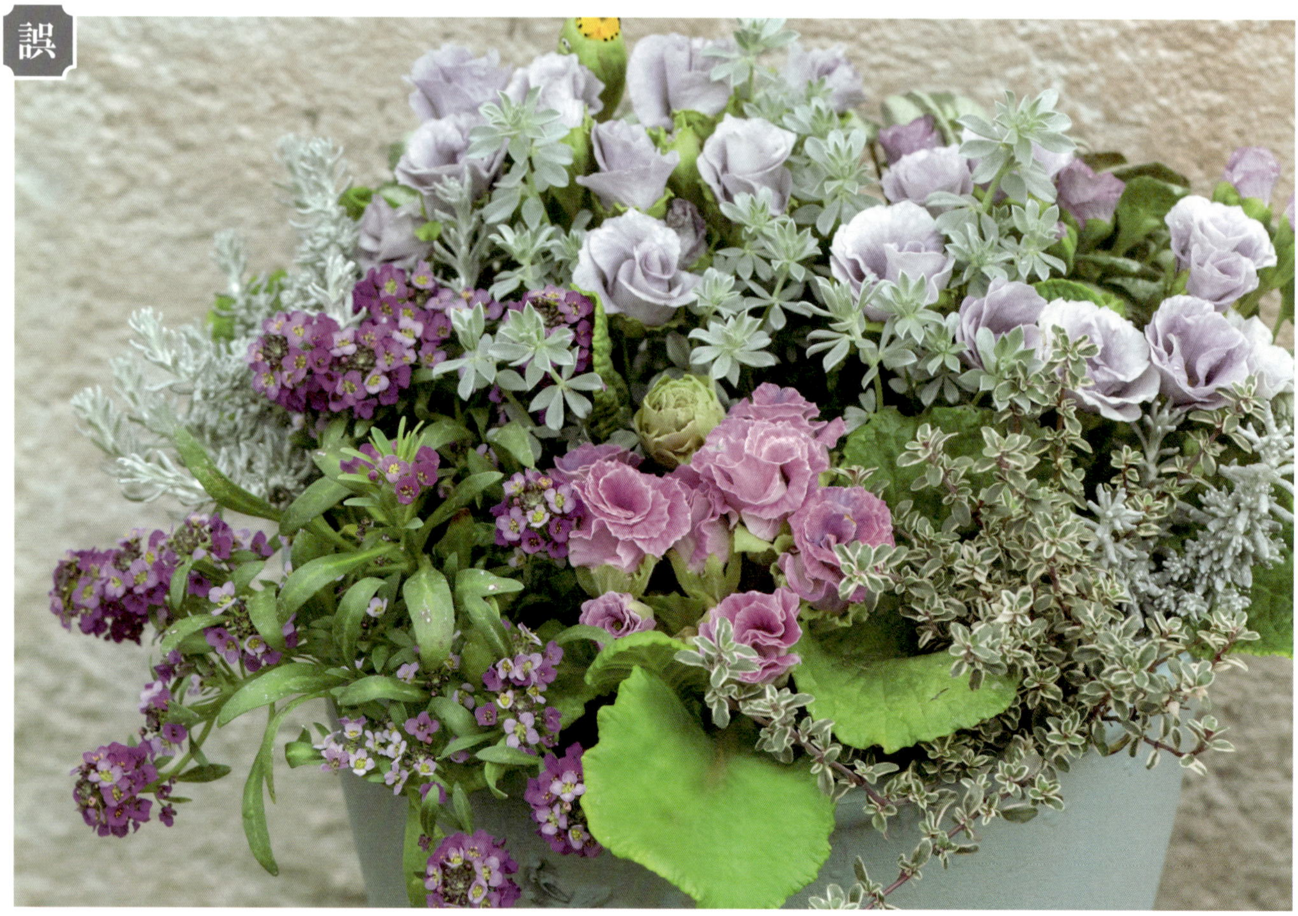

☞答えは72ページ

3 春色満開の花かご

ミモザ（ギンヨウアカシア）とミニスイセンの輝くような黄色に、ほんのりとパンジーの紫。春色がかごにあふれています。

解答にかかった時間（1回目）　分　秒

解答にかかった時間（2回目）　分　秒

正

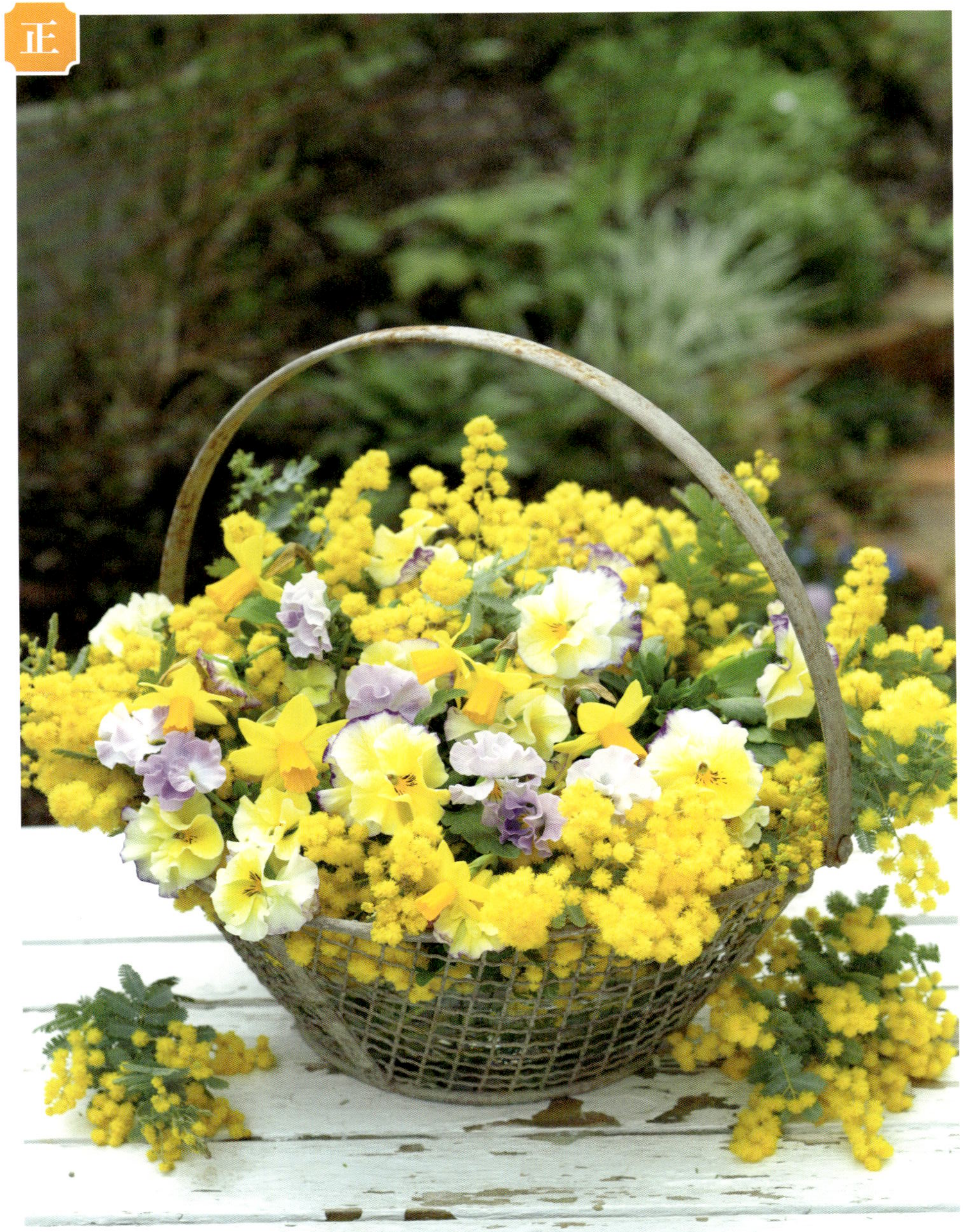

まちがいは**5つ**。全部見つけられますか？

誤

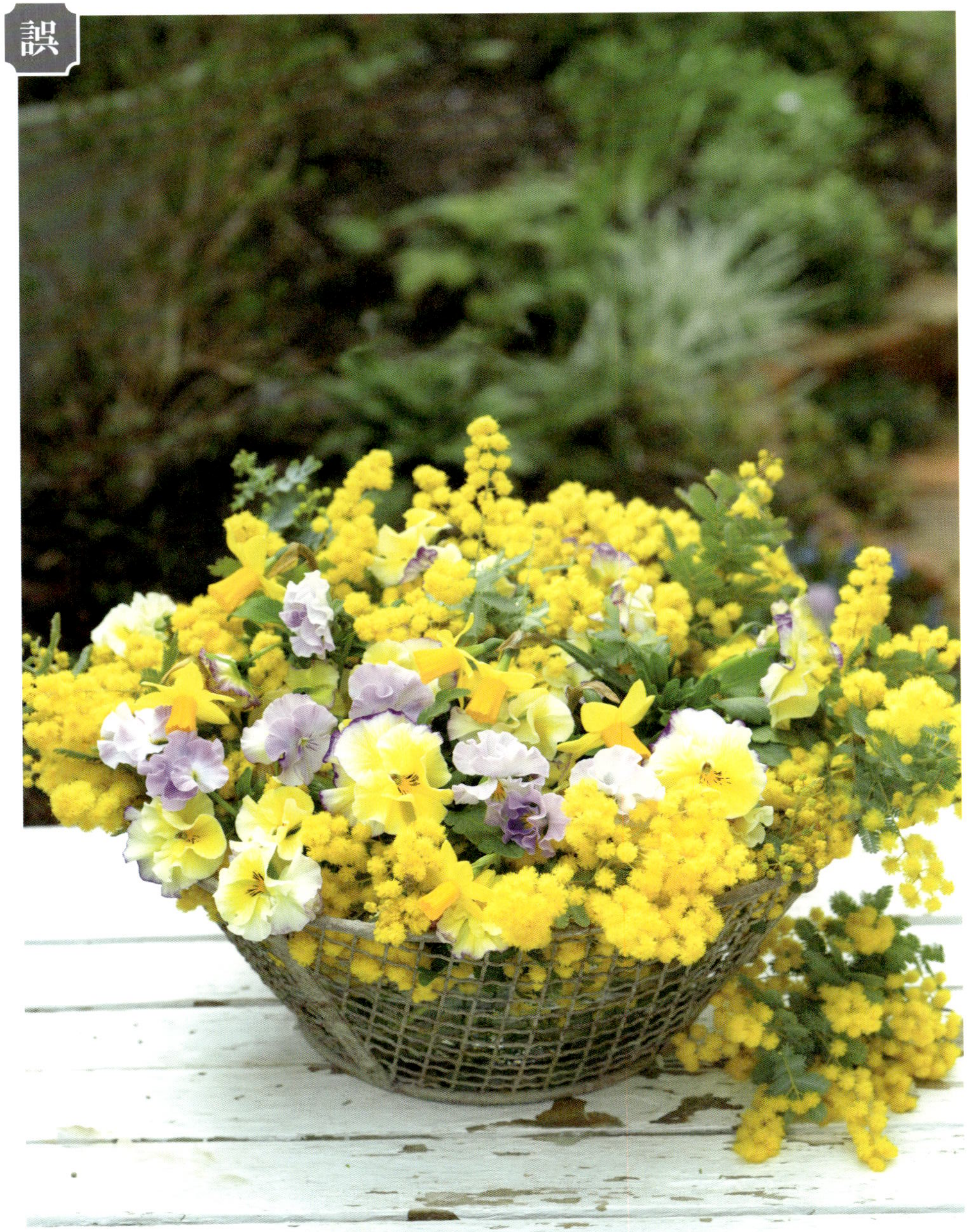

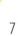

答えは72ページ

4 夏のリース

リングバスケットの中で咲き誇っているのは、キク科のジニア。和名はヒャクニチソウ（百日草）。夏～秋と開花期間が長いので、この名がついたのだとか。

正

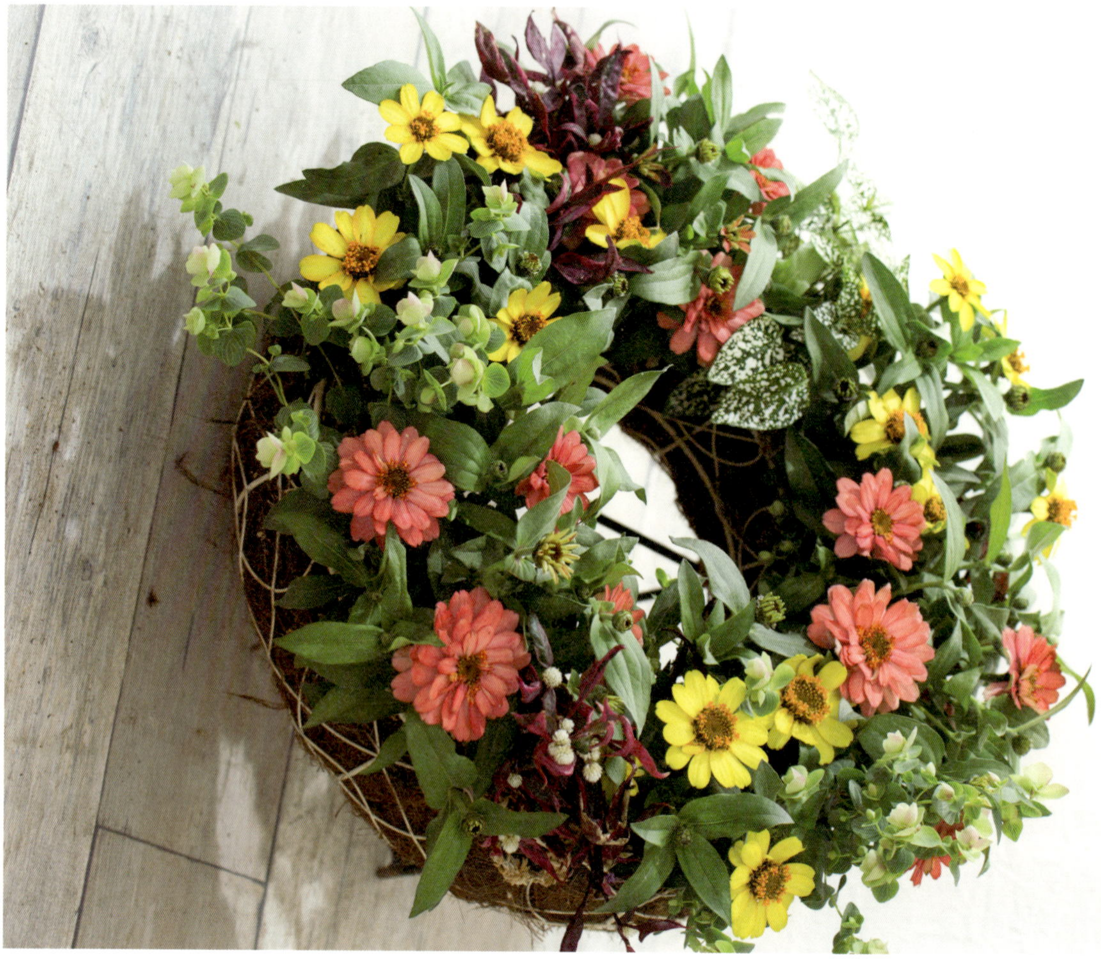

誤

まちがいは**5つ**。全部見つけられますか？

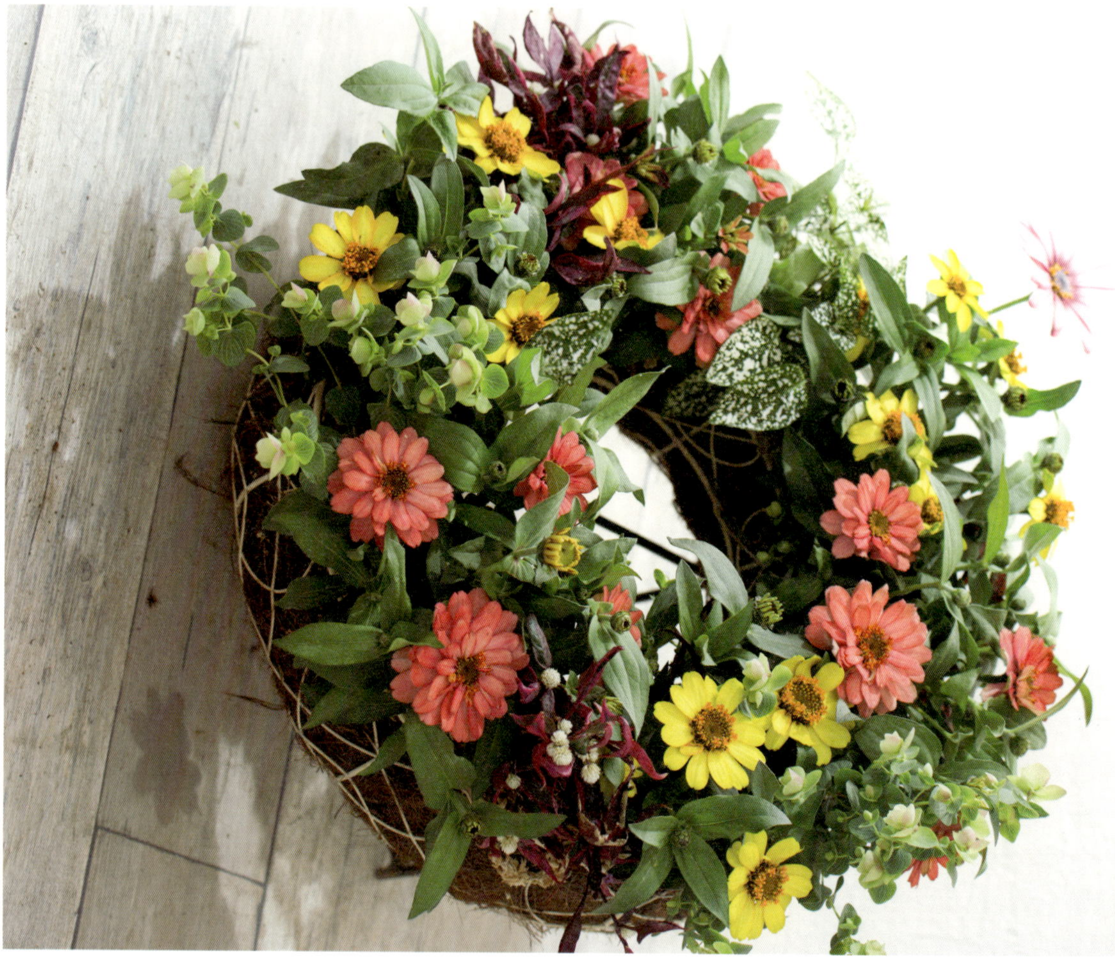

解答にかかった時間（1回目）　分　秒

解答にかかった時間（2回目）　分　秒

答えは72ページ

5 白と青のハーモニー

白い小花が甘い香りを放つダルマウツギに、ヤマアジサイや西洋アジサイを添えて、初夏の風情をまとめました。

解答にかかった時間（1回目）　分　秒

解答にかかった時間（2回目）　分　秒

正

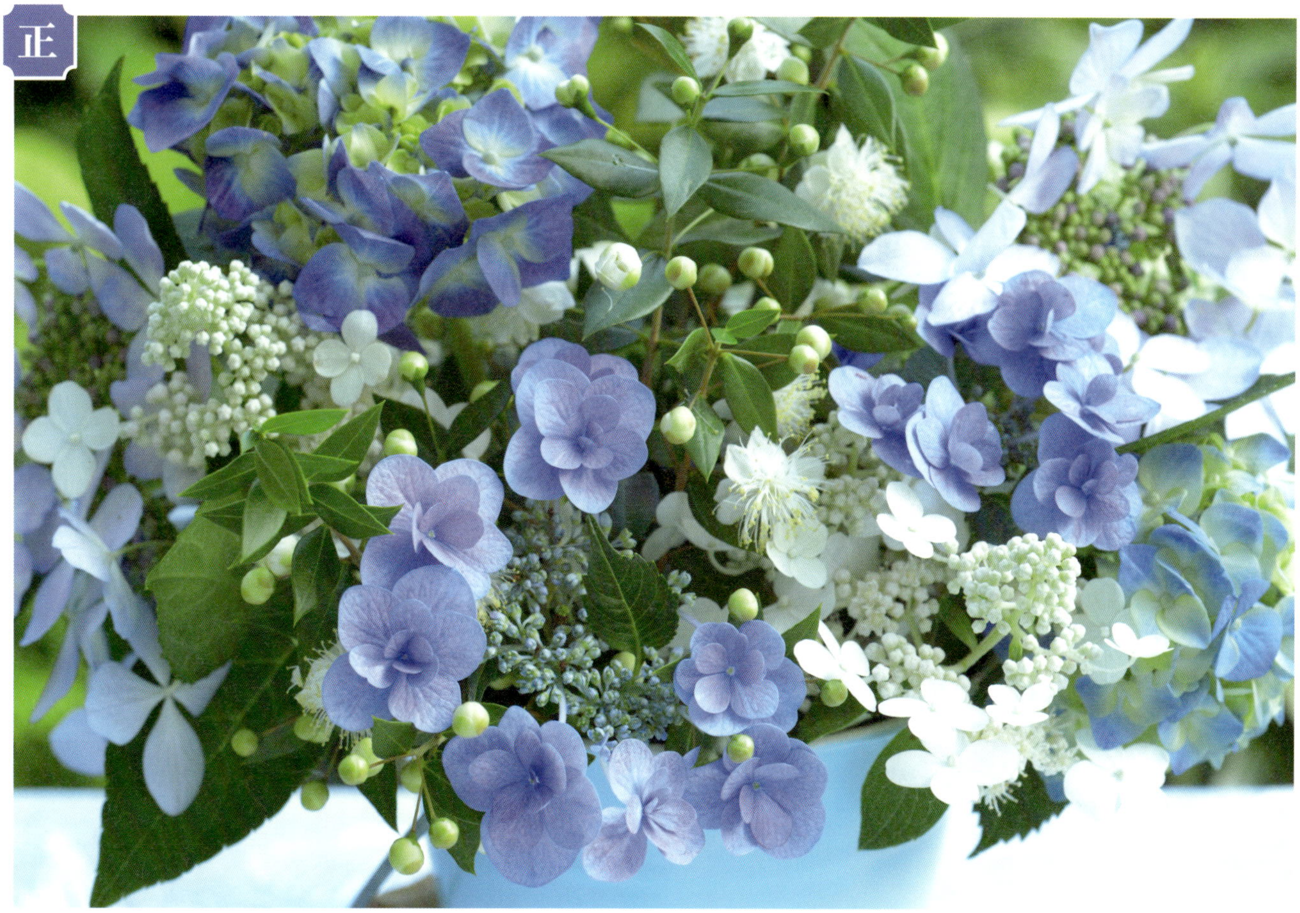

まちがいは**5つ**。全部見つけられますか？

誤

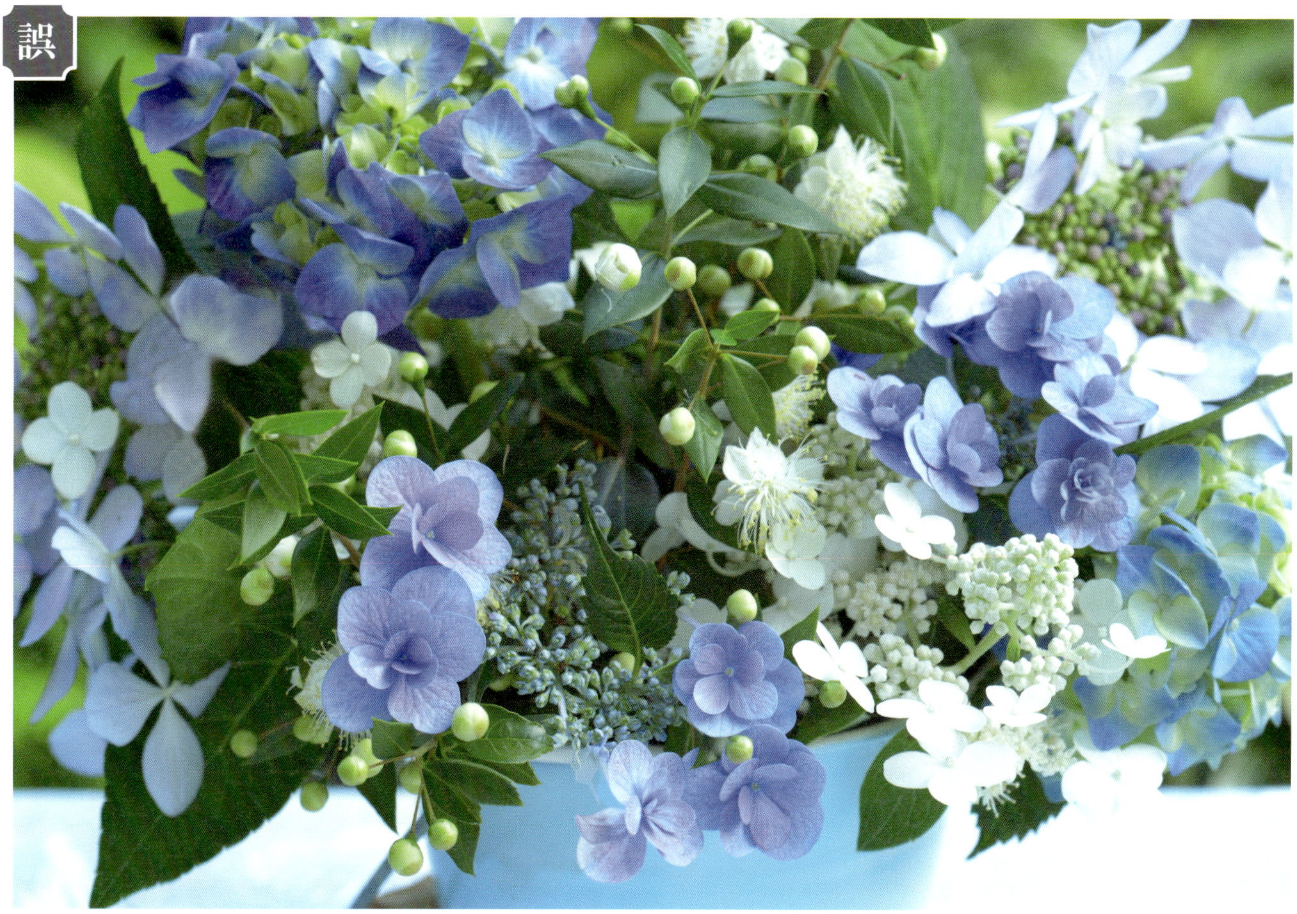

☞答えは72ページ

6 小さい秋

カラスウリとジュズサンゴの実、そしてセンニチコウ（千日紅）の花が夕陽色に染まっています。センニチコウは名前のとおり、鮮やかな色が長く続きます。

解答にかかった時間（1回目）	分	秒
解答にかかった時間（2回目）	分	秒

正

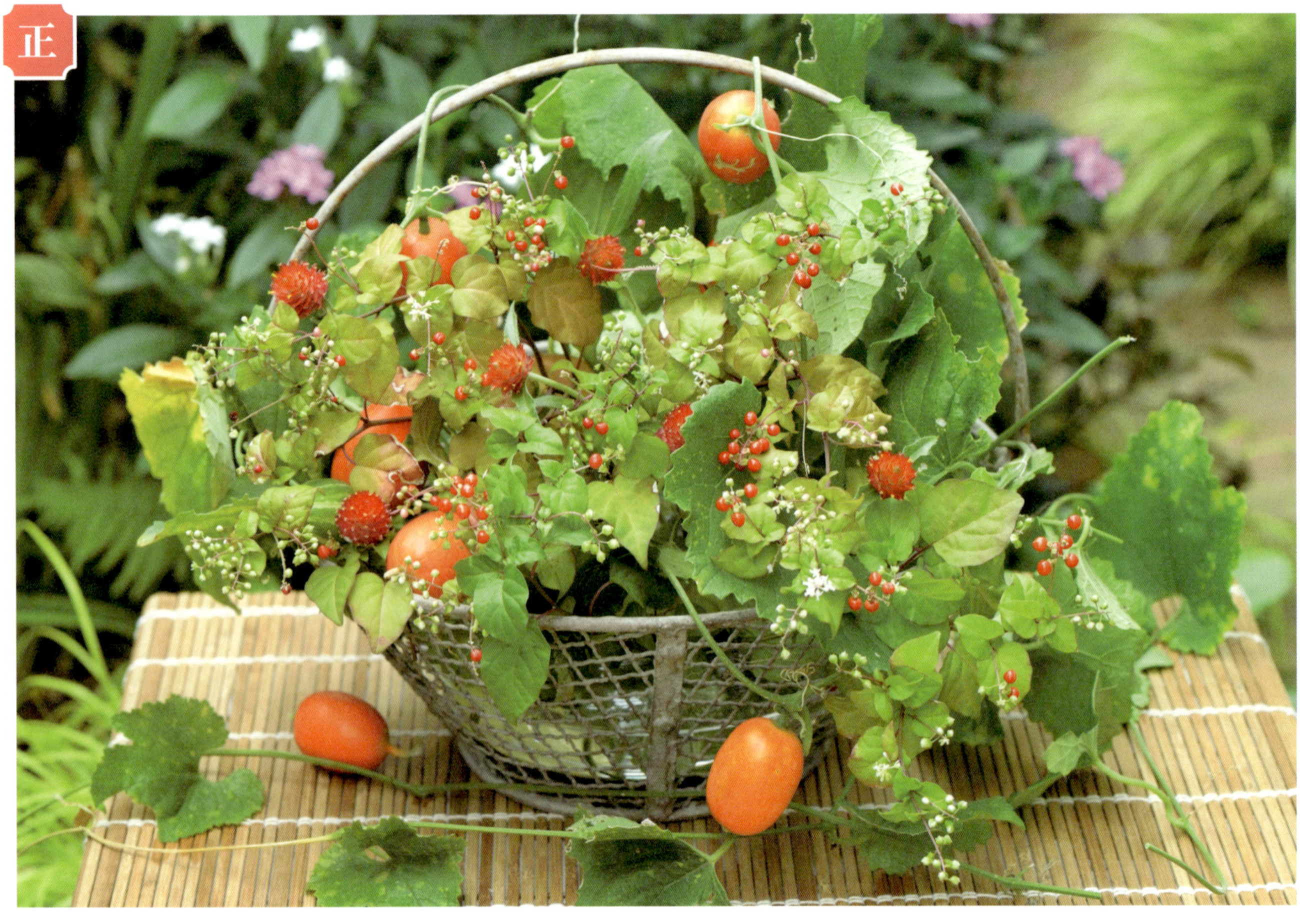

まちがいは**5つ**。全部見つけられますか？

誤

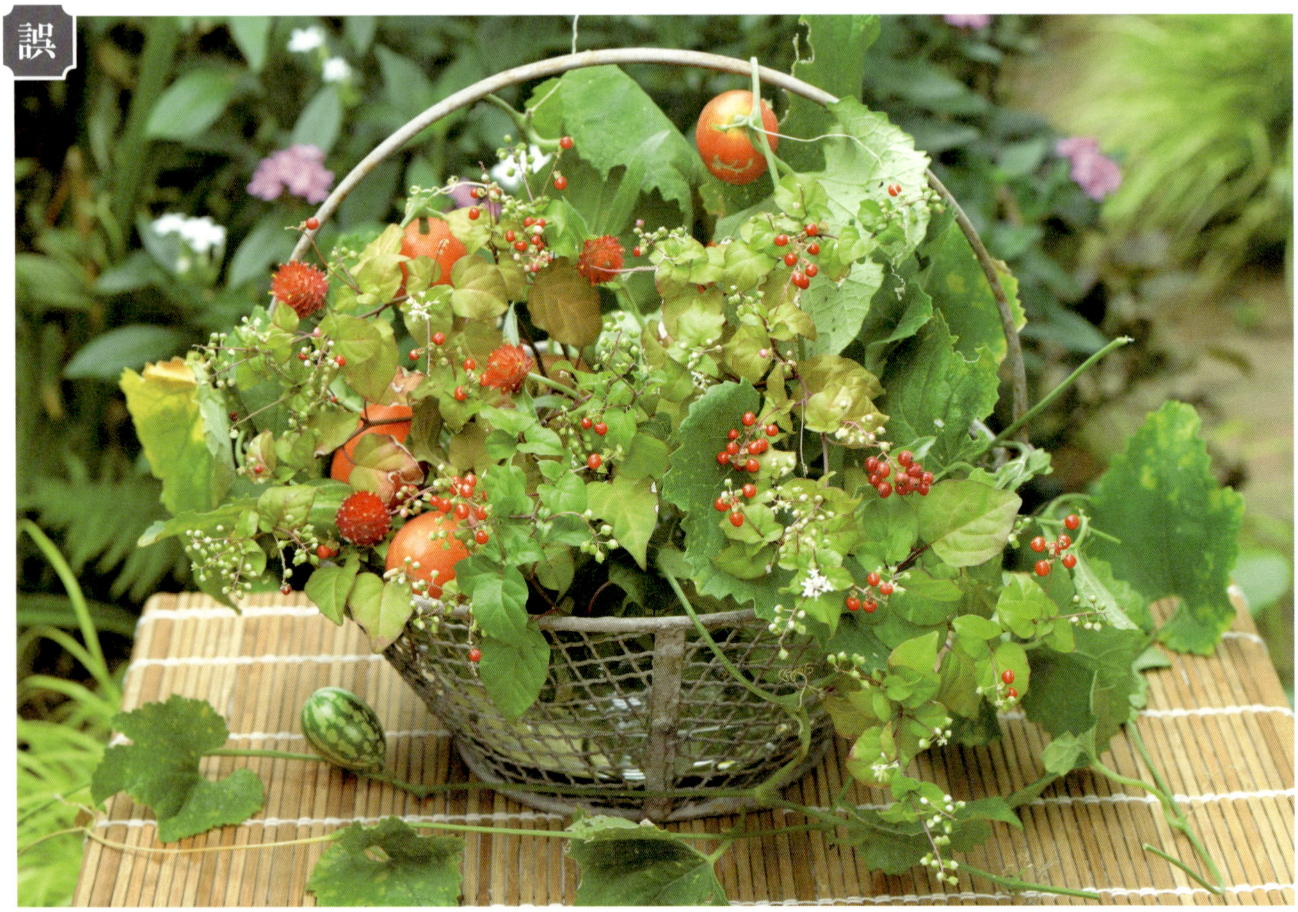

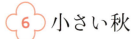

☞答えは72ページ

7 シックな寄せ植え

秋から春の花壇の主役、パンジー。斑入りの葉や、シルバー系のカラーリーフプランツ（葉の色味を楽しむ植物）と寄せ植えすると、シックに仕上がります。

正

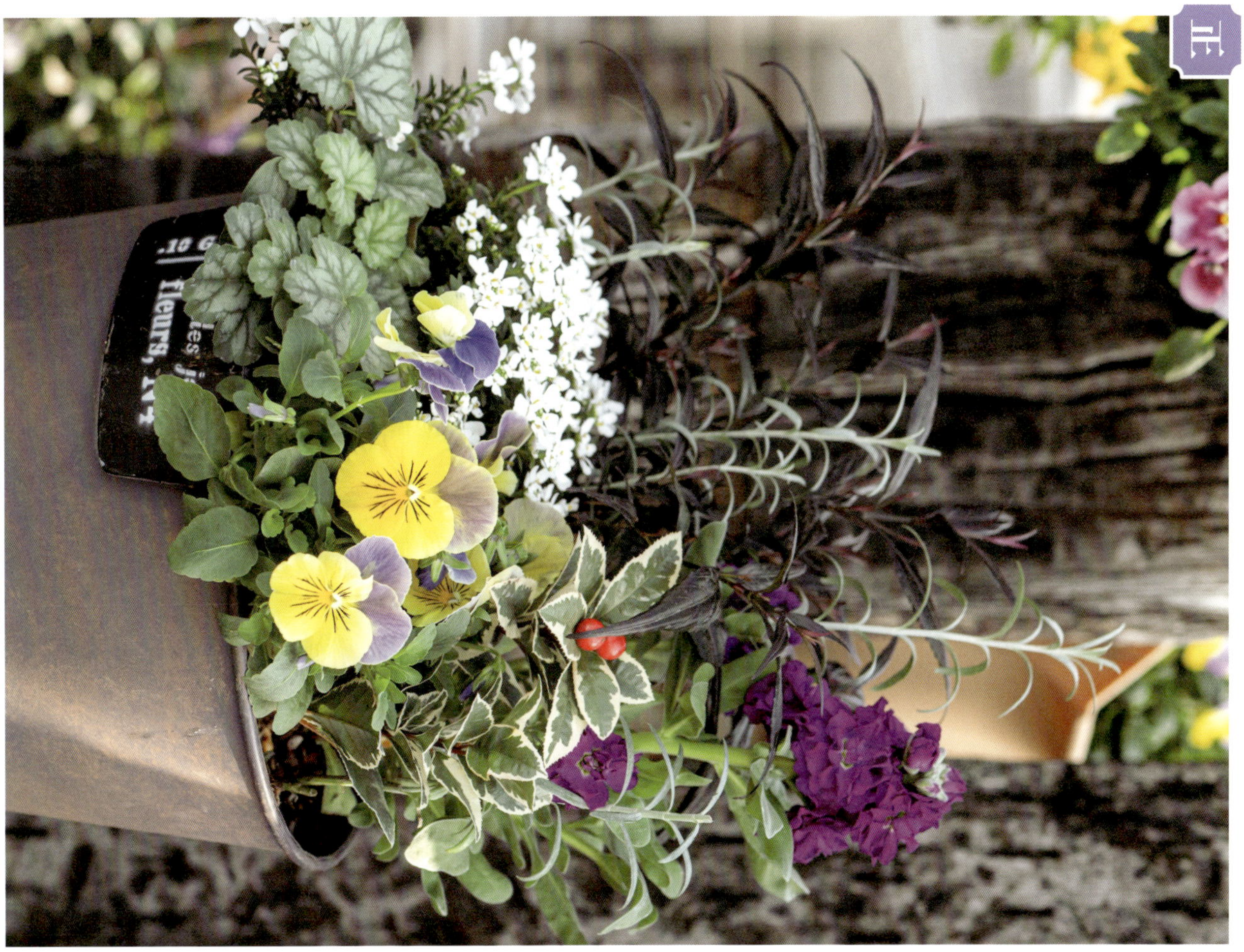

まちがいは**5つ**。全部見つけられますか？

誤

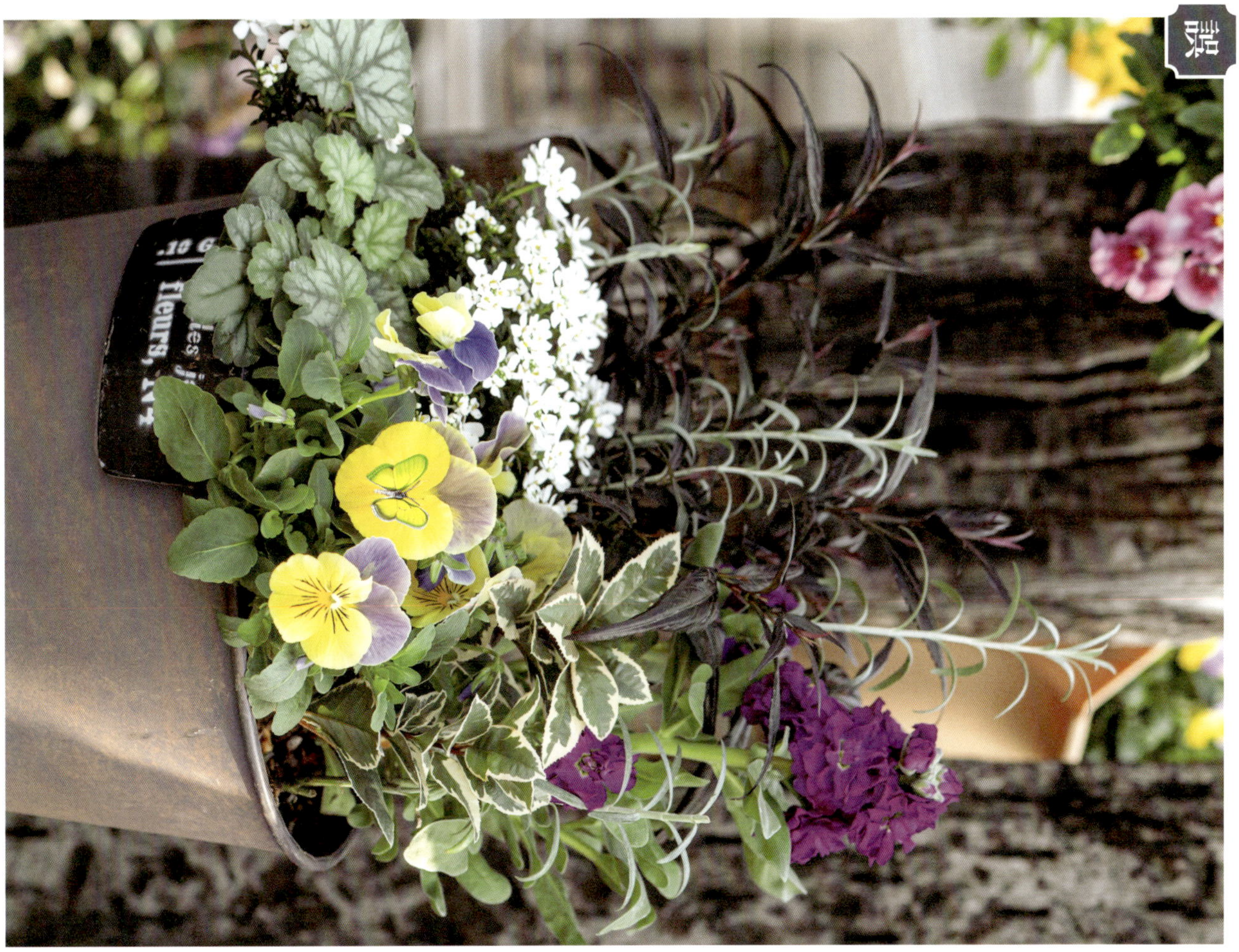

解答にかかった時間（1回目）　　分　　秒

解答にかかった時間（2回目）　　分　　秒

答えは72ページ

8 元気カラー

ビタミンカラーに元気がもらえる花たちは、黄色がコレオプシス、赤銅色がヘリオプシス(姫ヒマワリ)。どちらもキク科の外来種です。

解答にかかった時間（1回目） 分 秒	解答にかかった時間（2回目） 分 秒

正

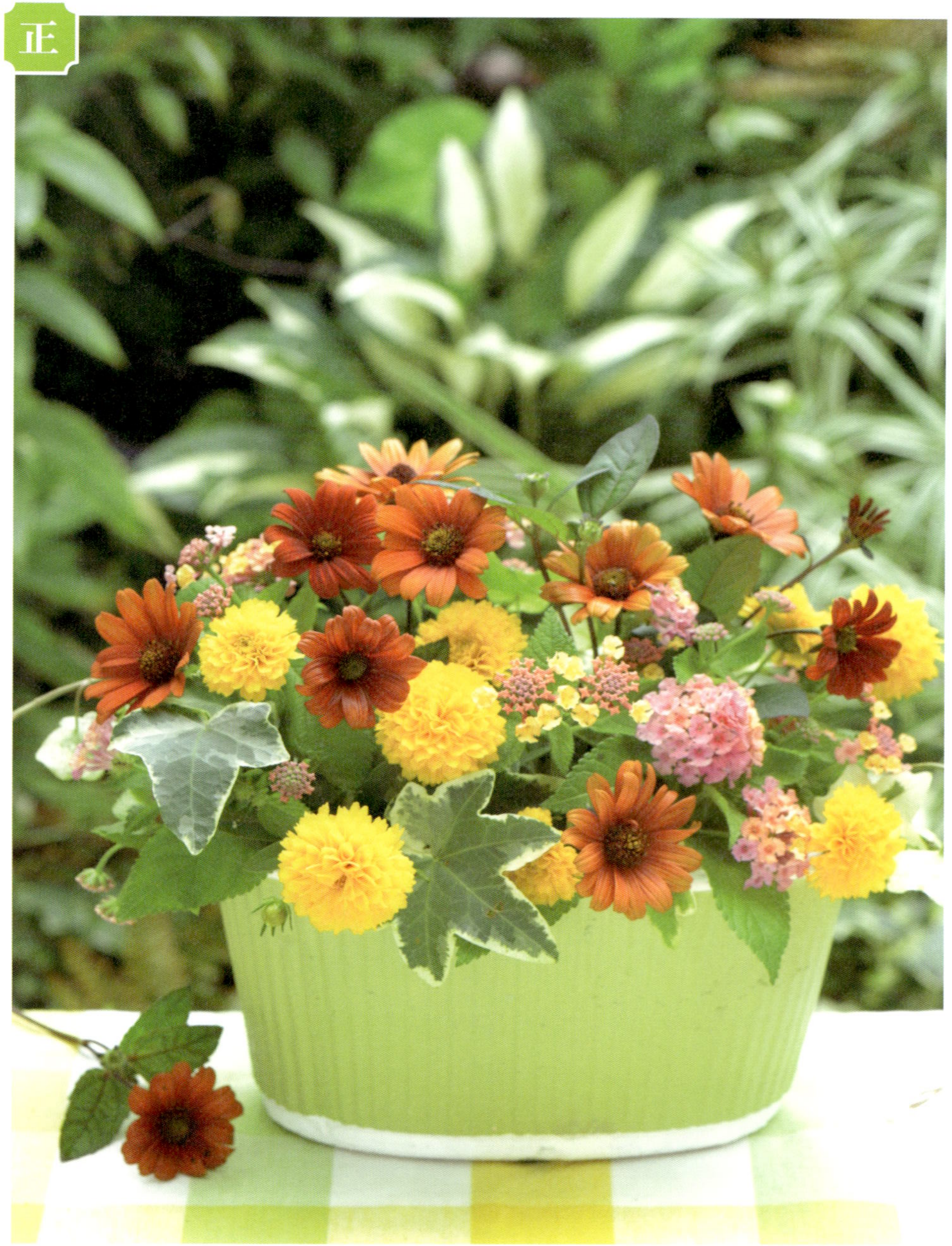

まちがいは**5つ**。全部見つけられますか？

誤

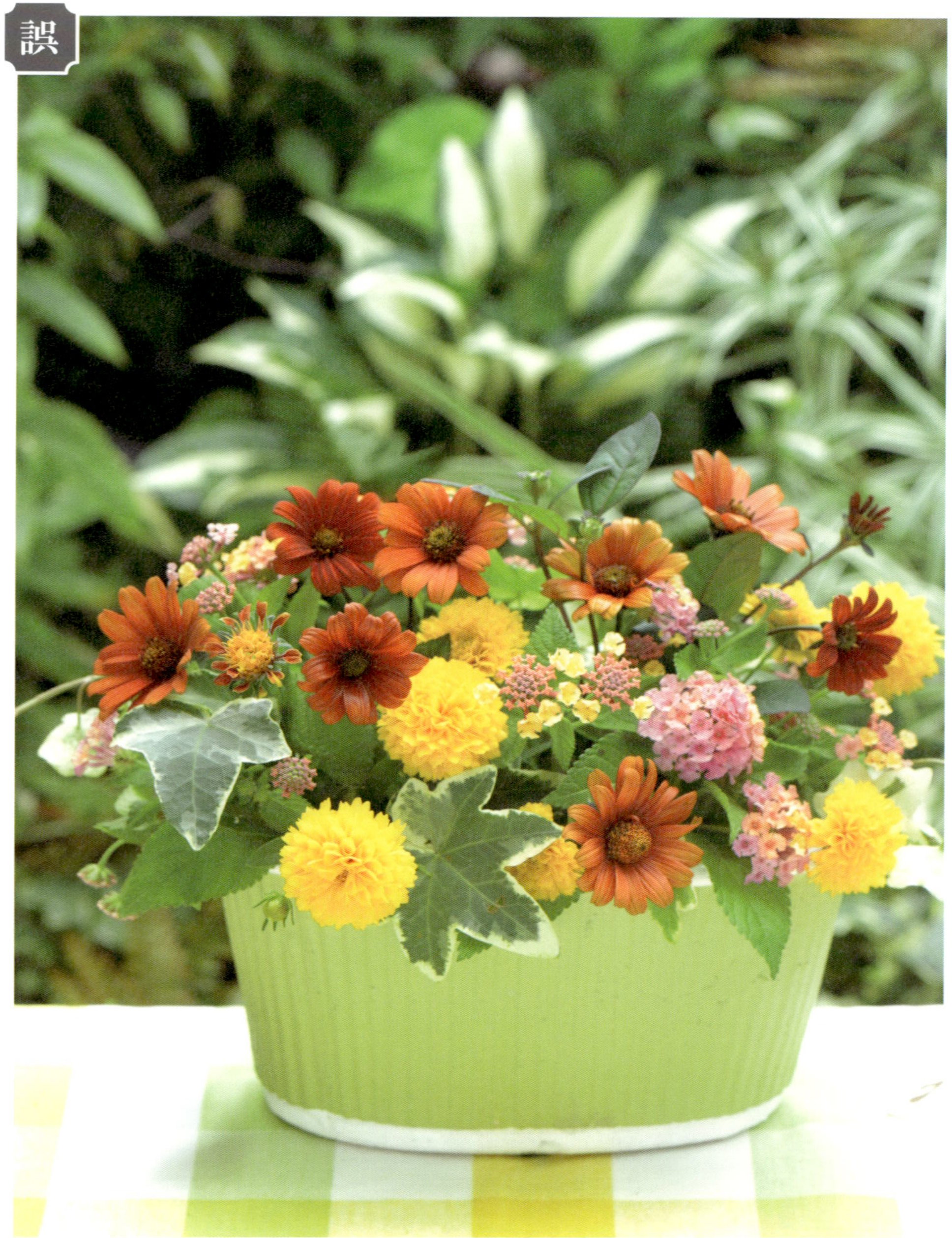

答えは72ページ

解答にかかった時間（1回目）	分　秒
解答にかかった時間（2回目）	分　秒

9 クリスマス飾り

おしゃれな庭木として人気のコニファーの小枝に、マンリョウの赤い実が映えます。白い丸穂はラグラス、和名はウサギノオ（ウサギの尾）。

正

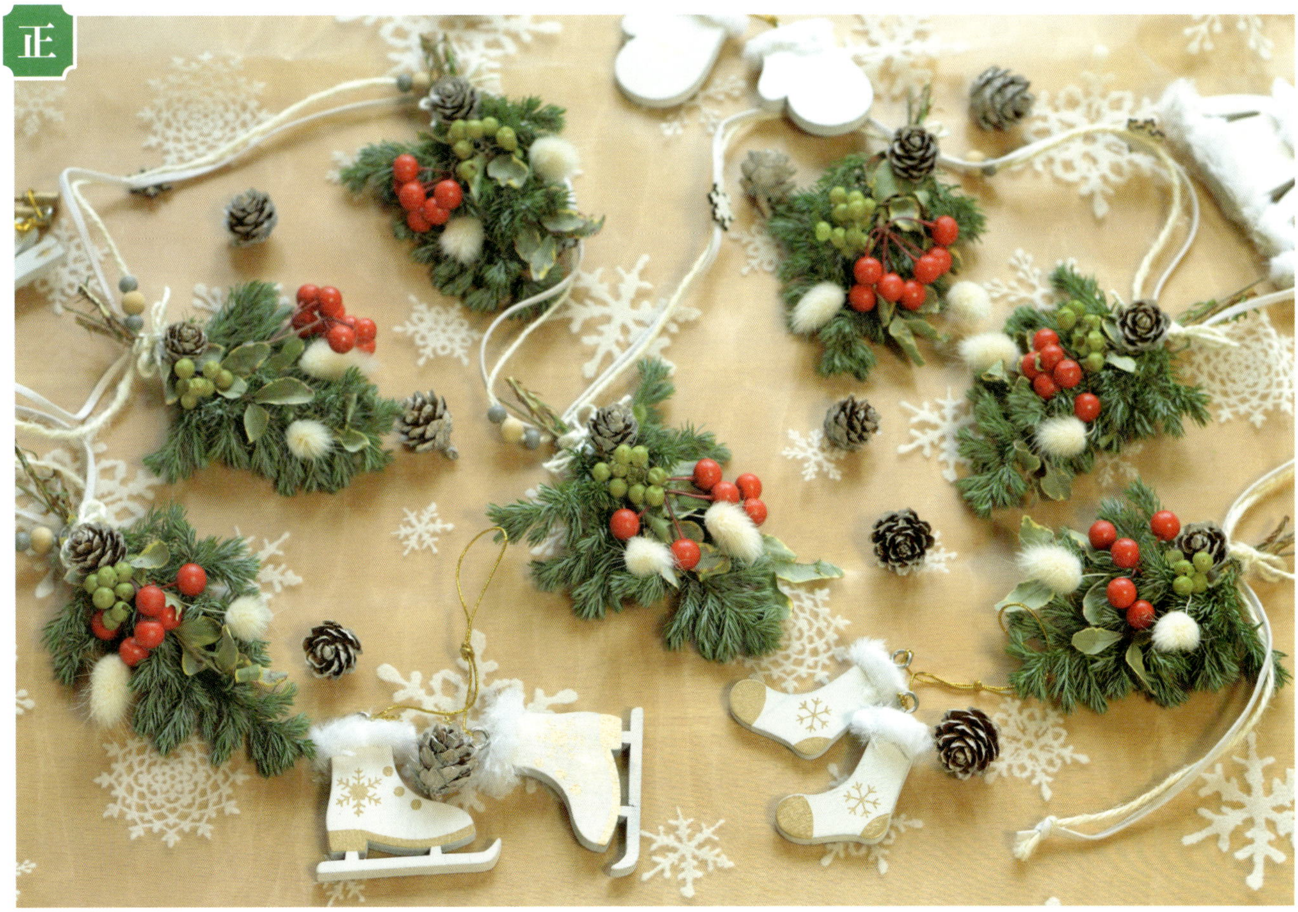

まちがいは**5つ**。全部見つけられますか？

誤

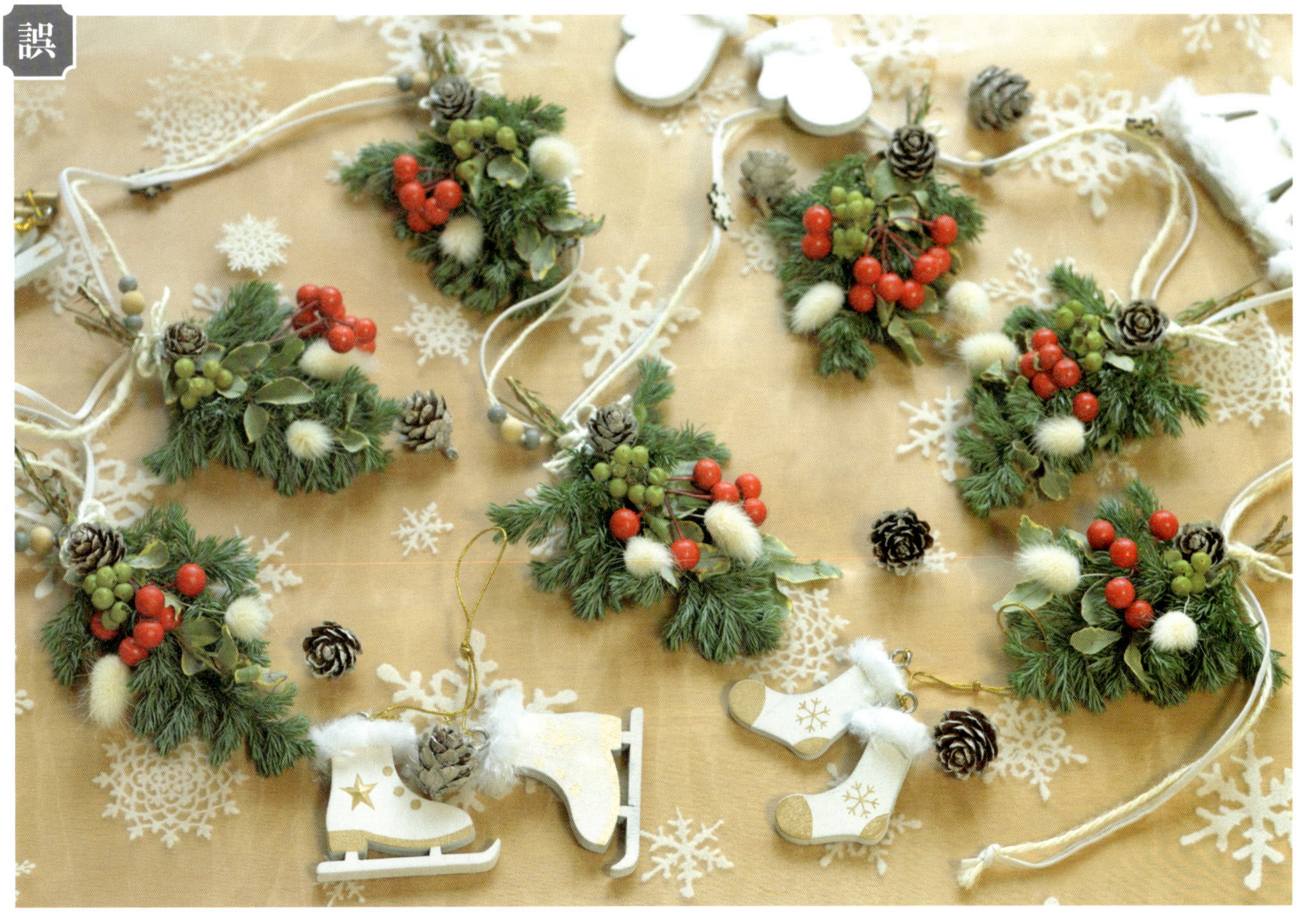

☞答えは 73 ページ

10

朝露にぬれて

みずみずしく咲くチューリップ。刷毛ではいたような濃いピンクのすじ模様、かわいらしい背丈が特徴的な、プリティプリンセスという品種です。

正

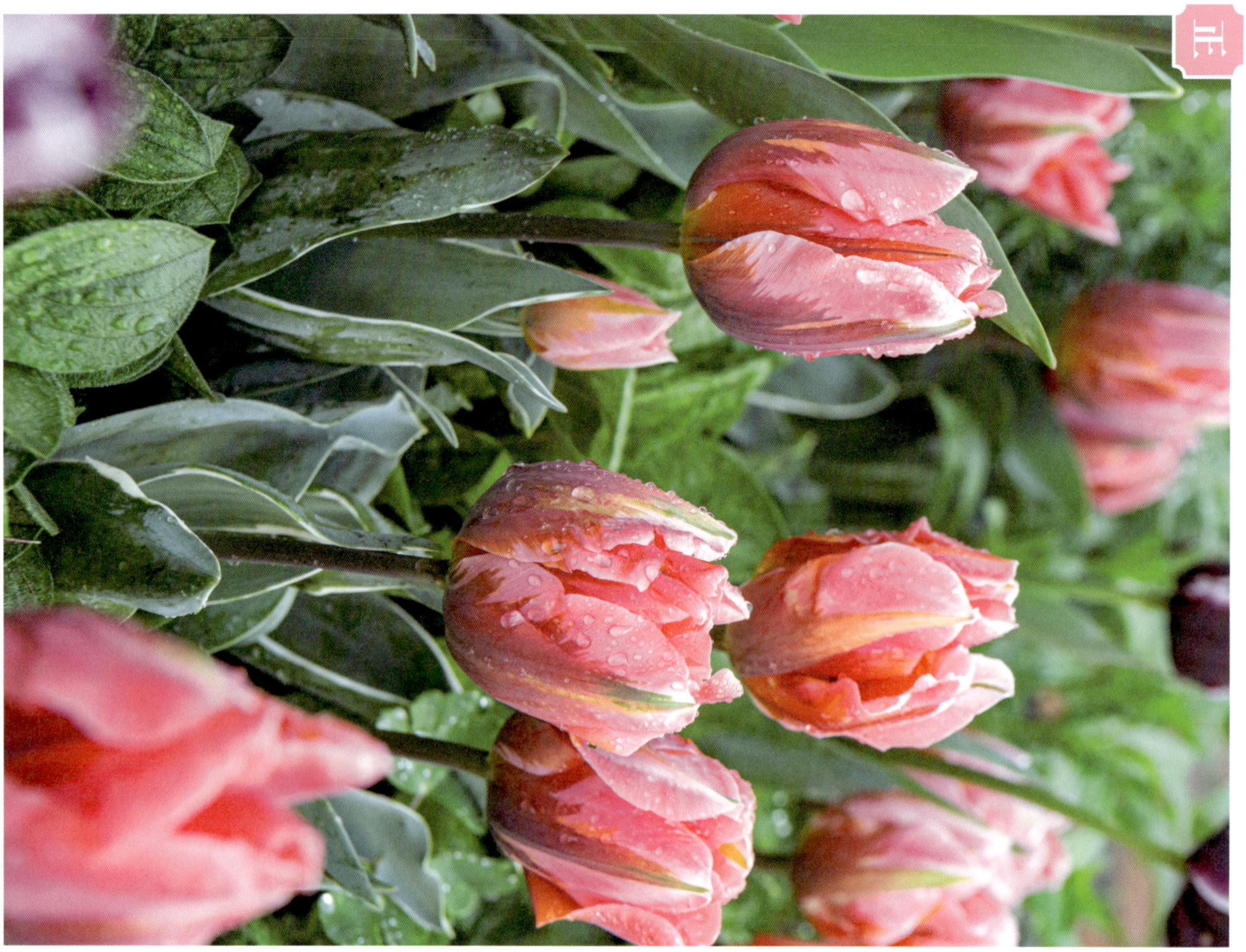

まちがいは**5つ**。全部見つけられますか?

誤

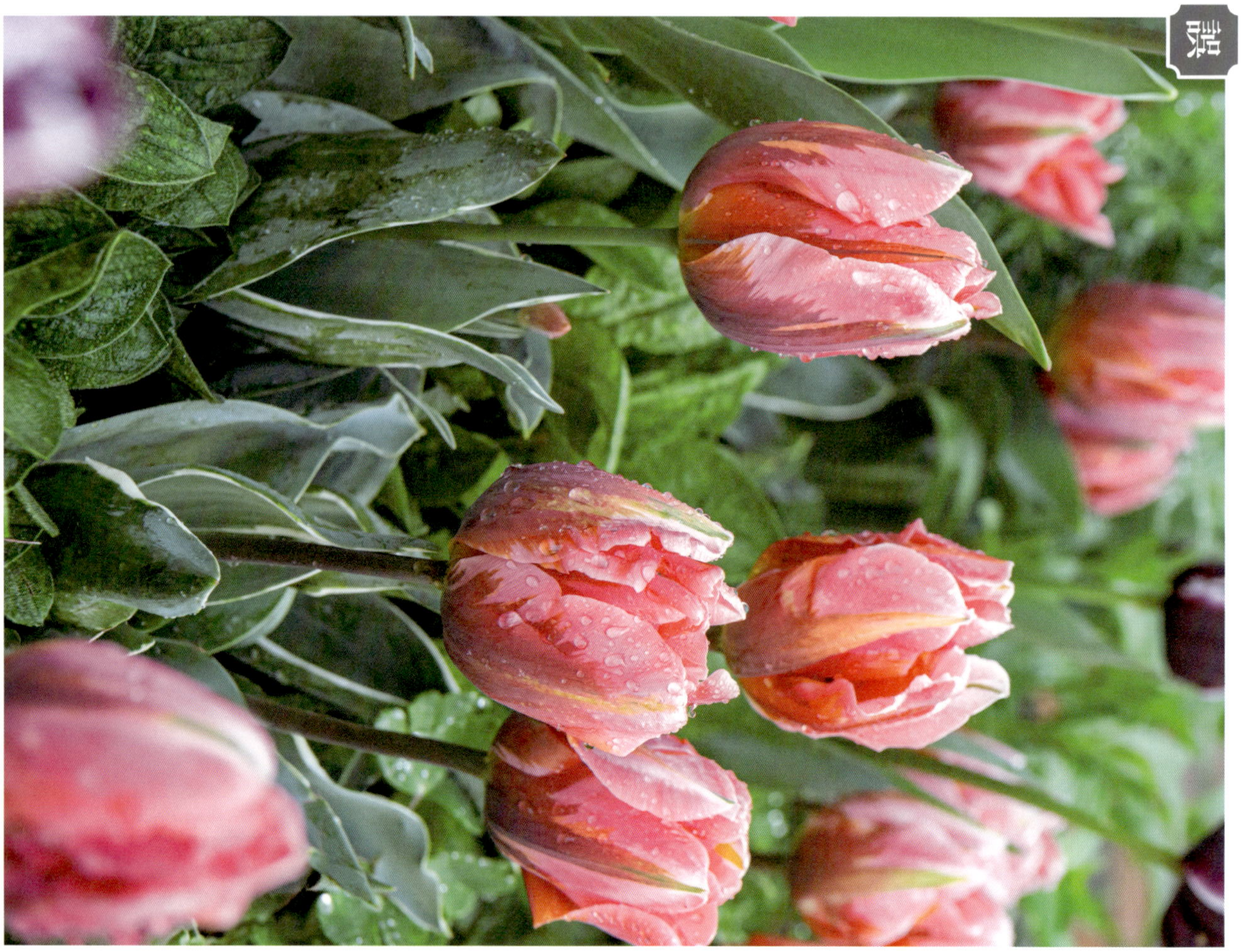

解答にかかった時間(1回目)　分　秒

解答にかかった時間(2回目)　分　秒

答えは73ページ

解答にかかった時間（1回目）	分	秒
解答にかかった時間（2回目）	分	秒

11 陽射しに舞う花

まるで蝶がひらひらと舞っているよう。透明感のある水色がかった大柄のパンジーと、鮮やかな黄色のビオラのハーモニー。

正

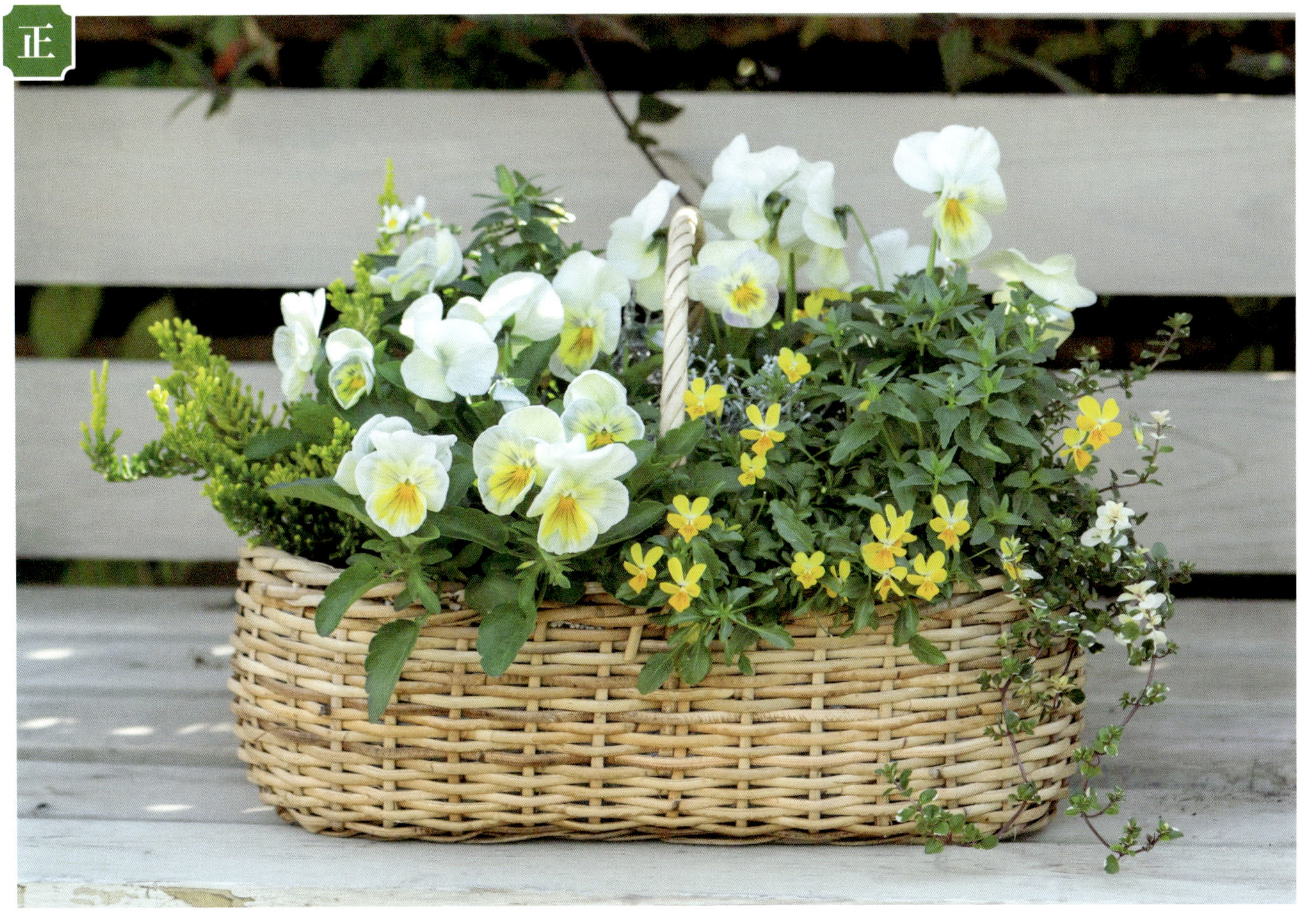

まちがいは**5つ**。全部見つけられますか？

誤

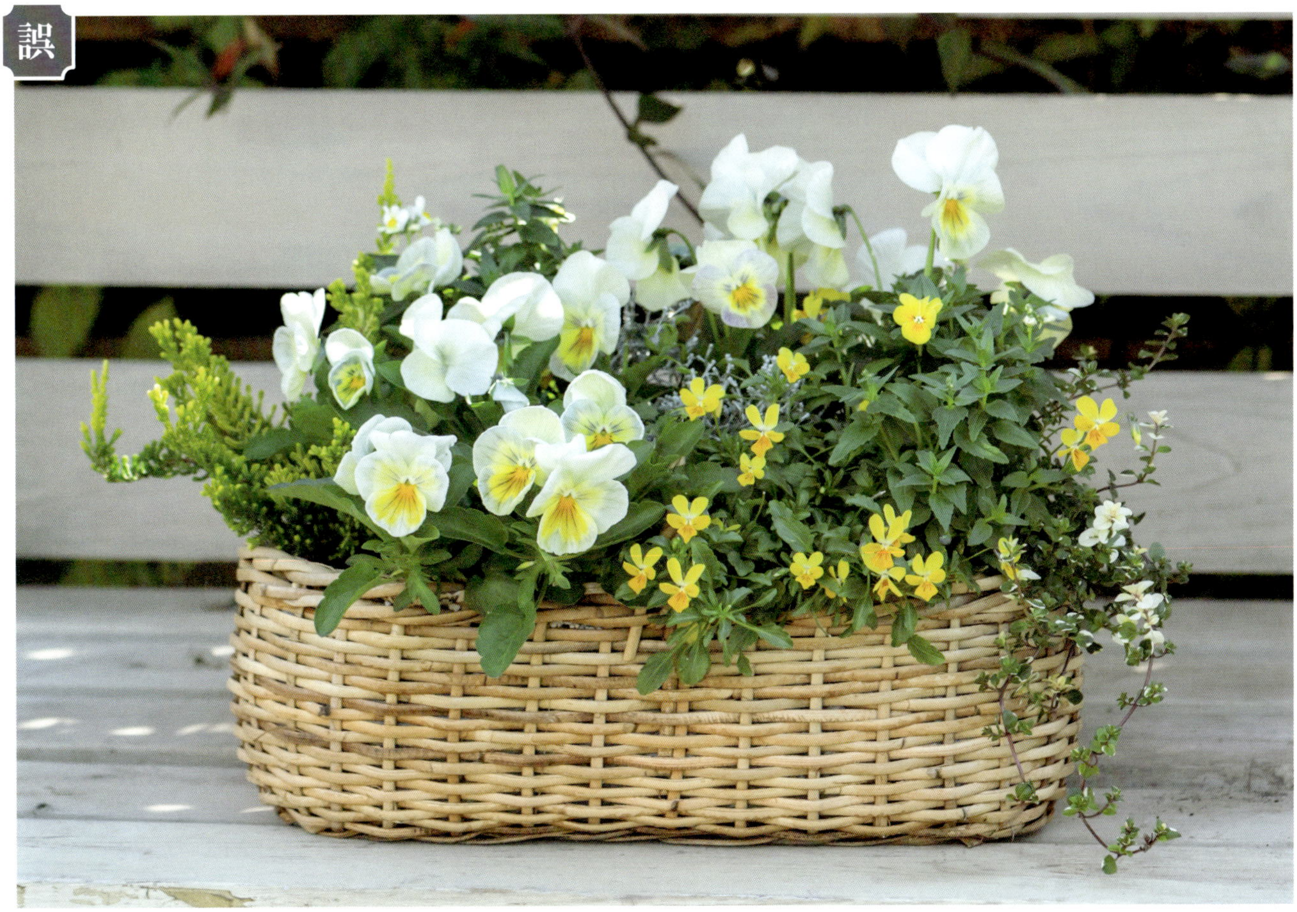

☞答えは73ページ

12 冬の蝶々

正

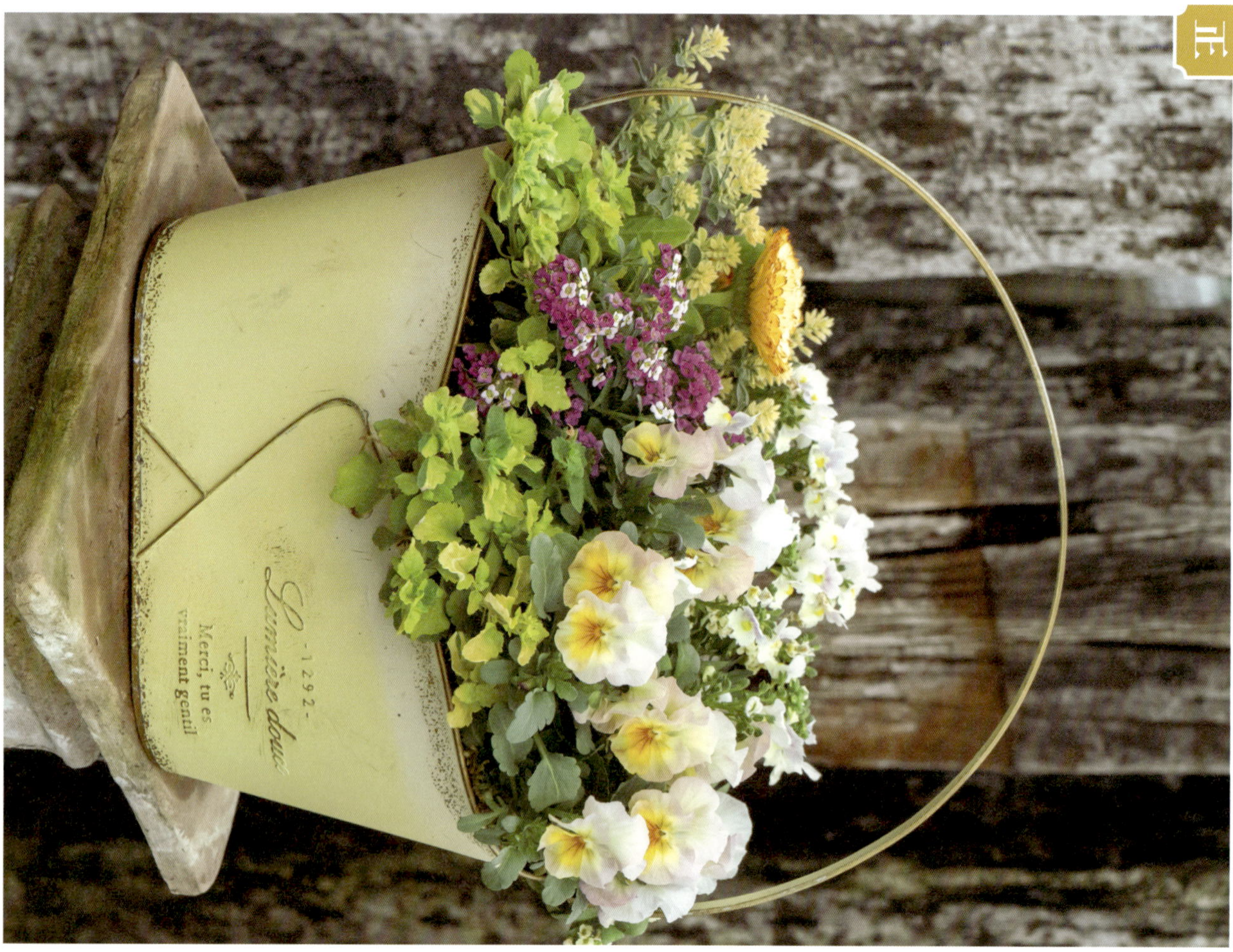

やわらかなニュアンスカラーのビオラが冬の鉢を彩っています。アクセントになっている紫の小花はスイートアリッサム。アブラナ科の多年草です。

まちがいは5つ。全部見つけられますか？

誤

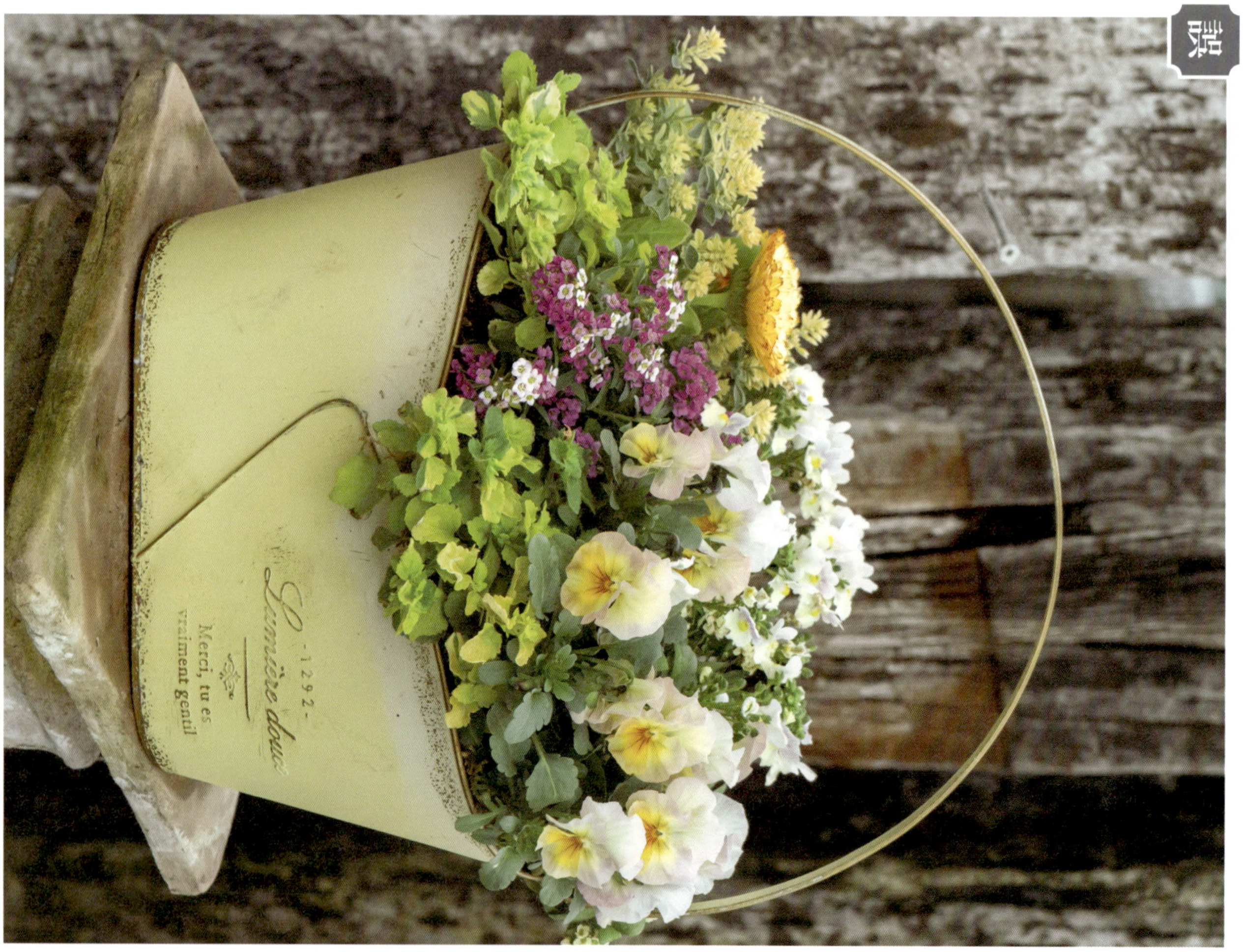

解答にかかった時間（1回目）　分　秒

解答にかかった時間（2回目）　分　秒

答えは73ページ

13 クリスマスローズ

クリスマスの声を聞く頃に開花するので、この名がつきました。これは華やかな八重咲き品種。ピンクの小花はヒマラヤユキノシタです。

解答にかかった時間（1回目）　分　秒

解答にかかった時間（2回目）　分　秒

正

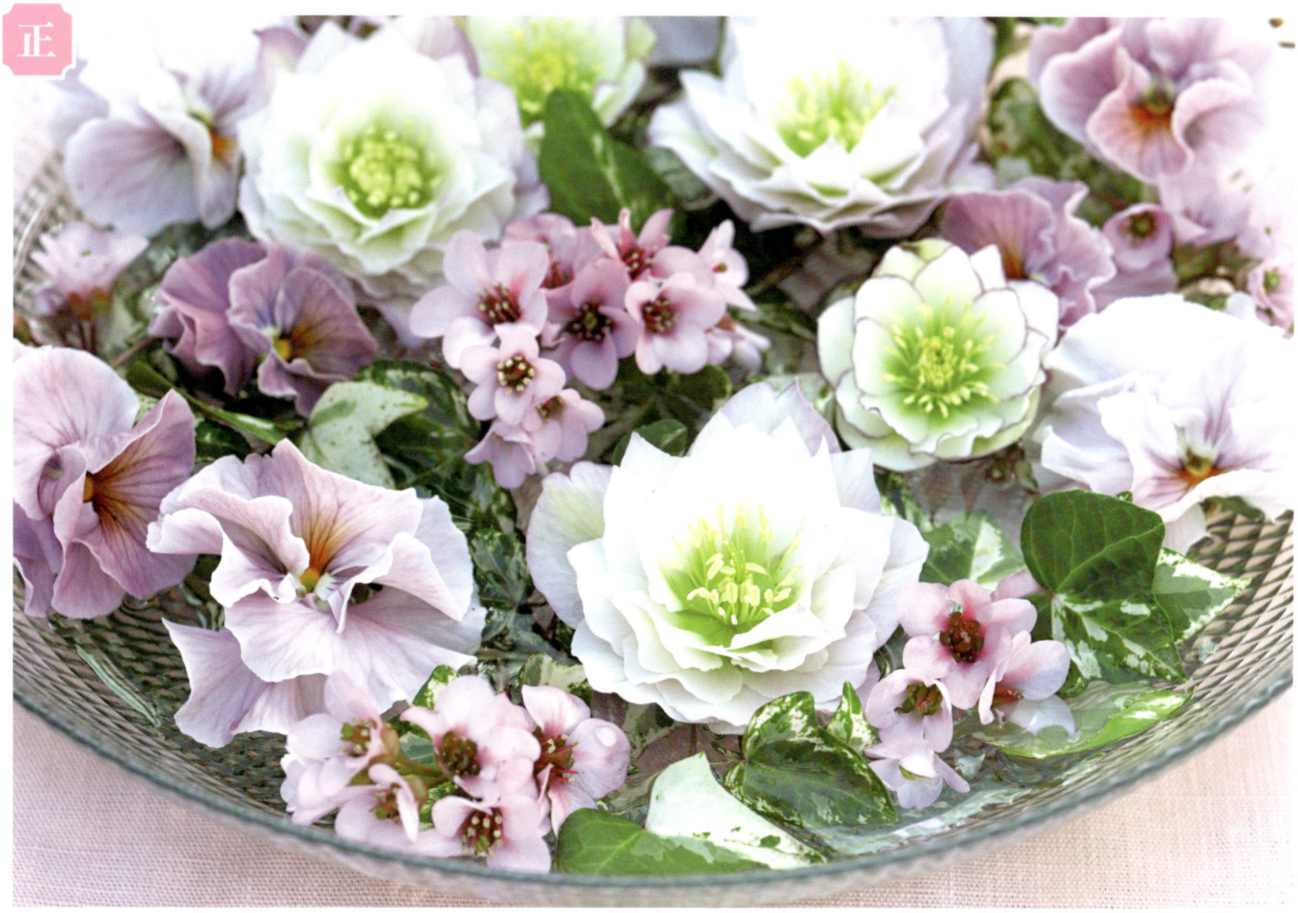

まちがいは**5つ**。全部見つけられますか？

誤

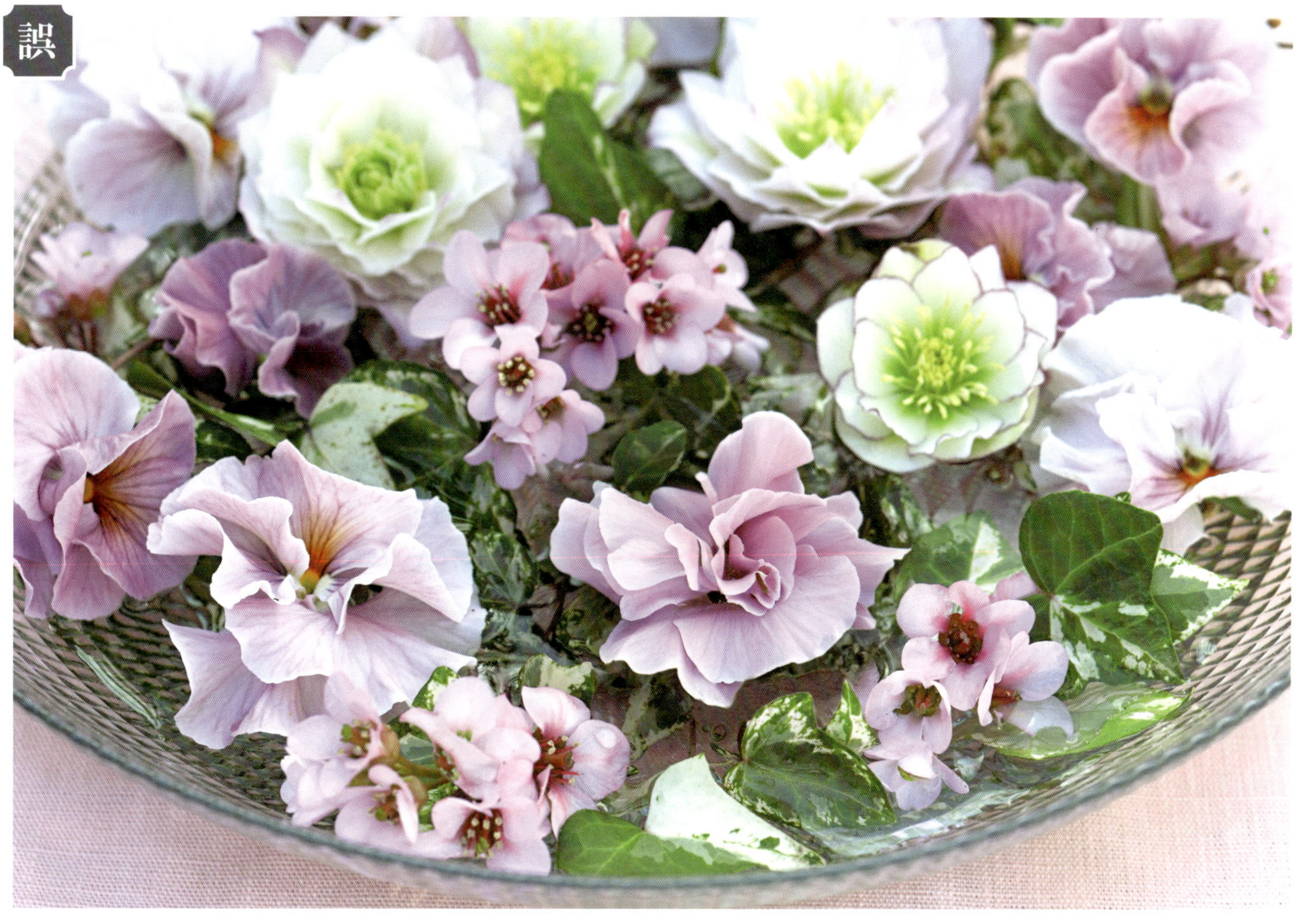

☞答えは 73 ページ

14 チューリップの庭

八重咲きのチューリップは突然変異がきっかけで生まれたそう。アプリコット色の花びらがふんわりと折り重なって咲く様子が可憐です。

解答にかかった時間（1回目）	分	秒

解答にかかった時間（2回目）	分	秒

正

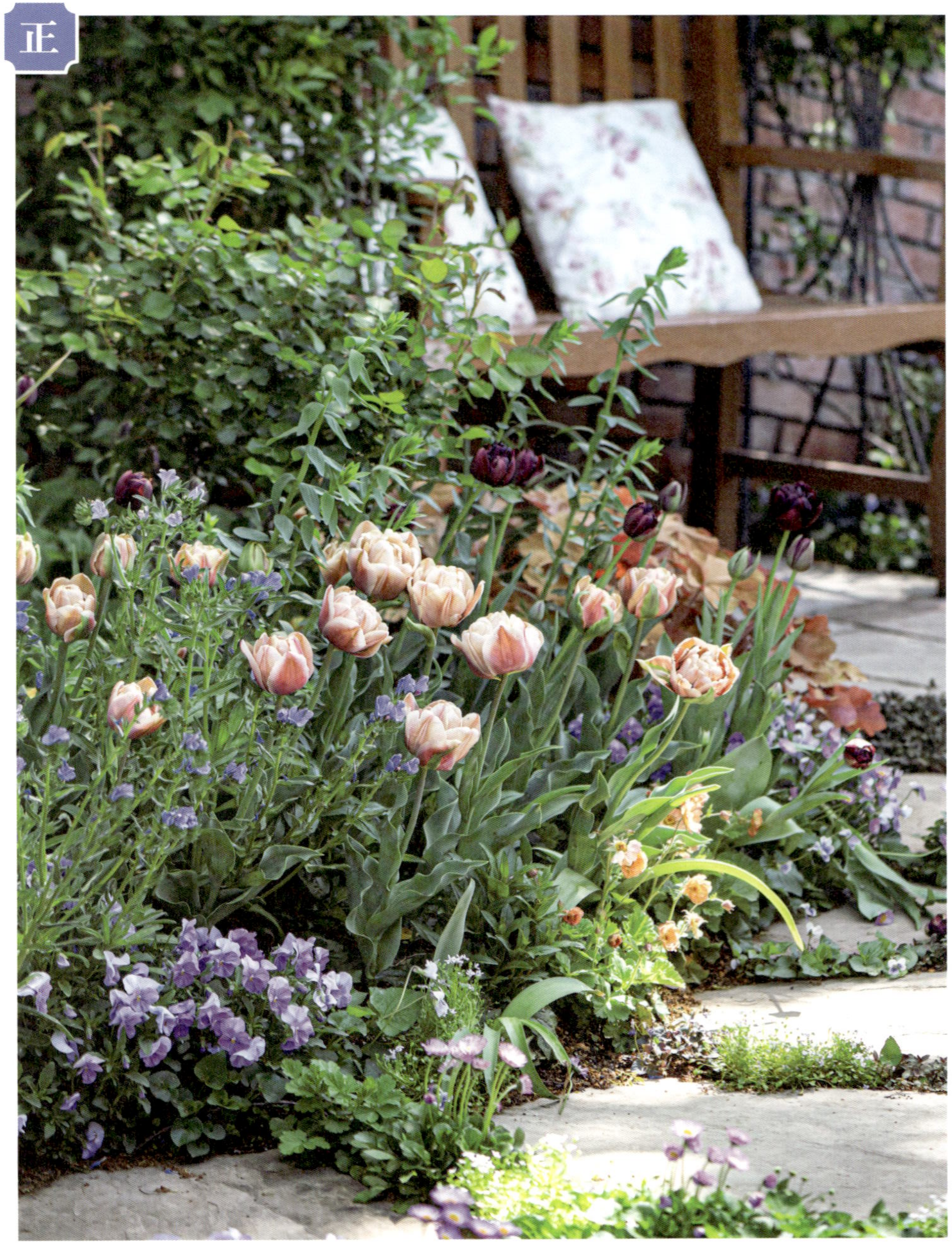

まちがいは**5つ**。全部見つけられますか？

誤

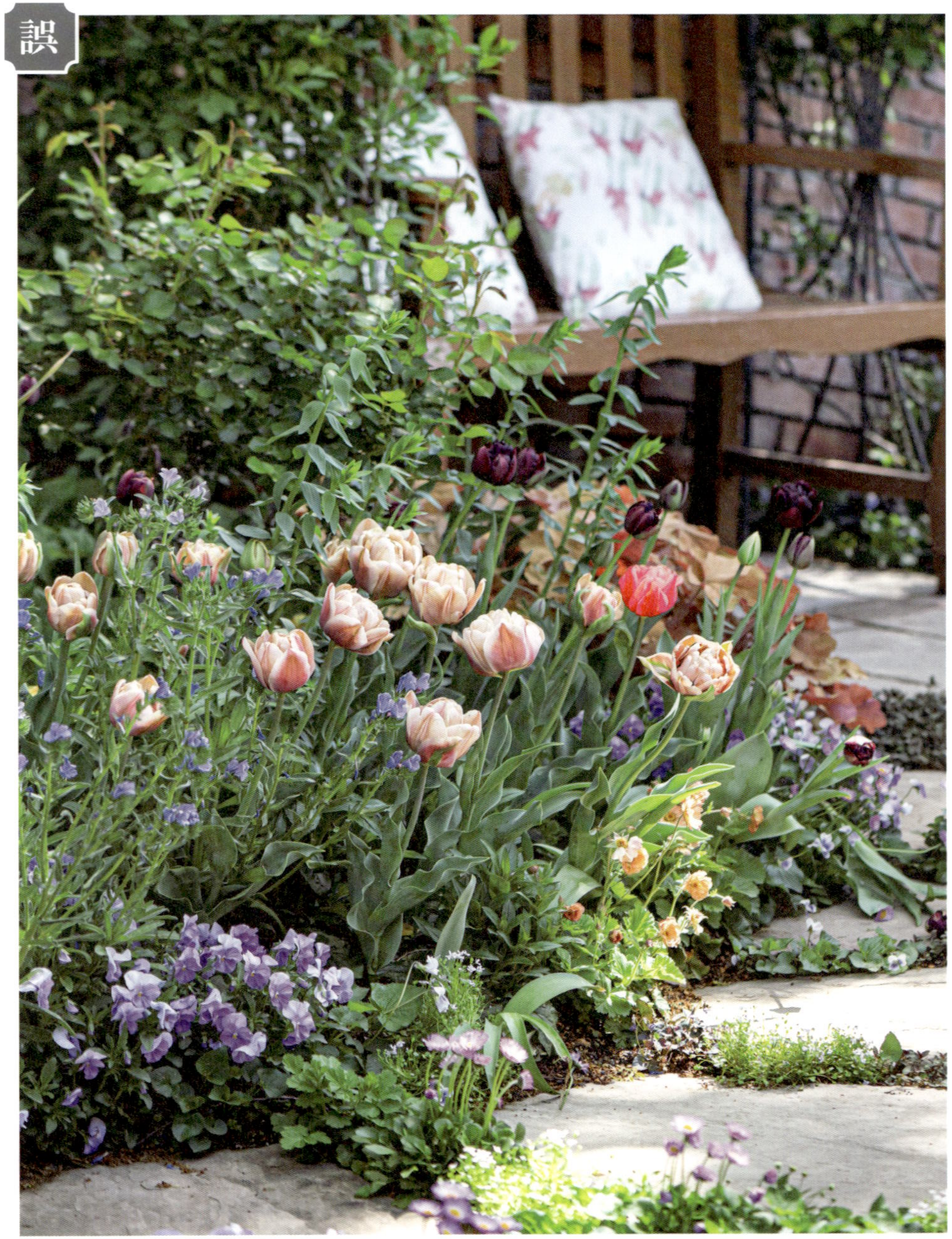

答えは73ページ

解答にかかった
時間（1回目）　分　秒

解答にかかった
時間（2回目）　分　秒

15 晴れやかに、夏

キンポウゲ科のラナンキュラスが、晴れやかな花姿で元気をくれます。涼やかな西洋マツムシソウ（薄紫）やブルーのネモフィラが、いい脇役に。

正

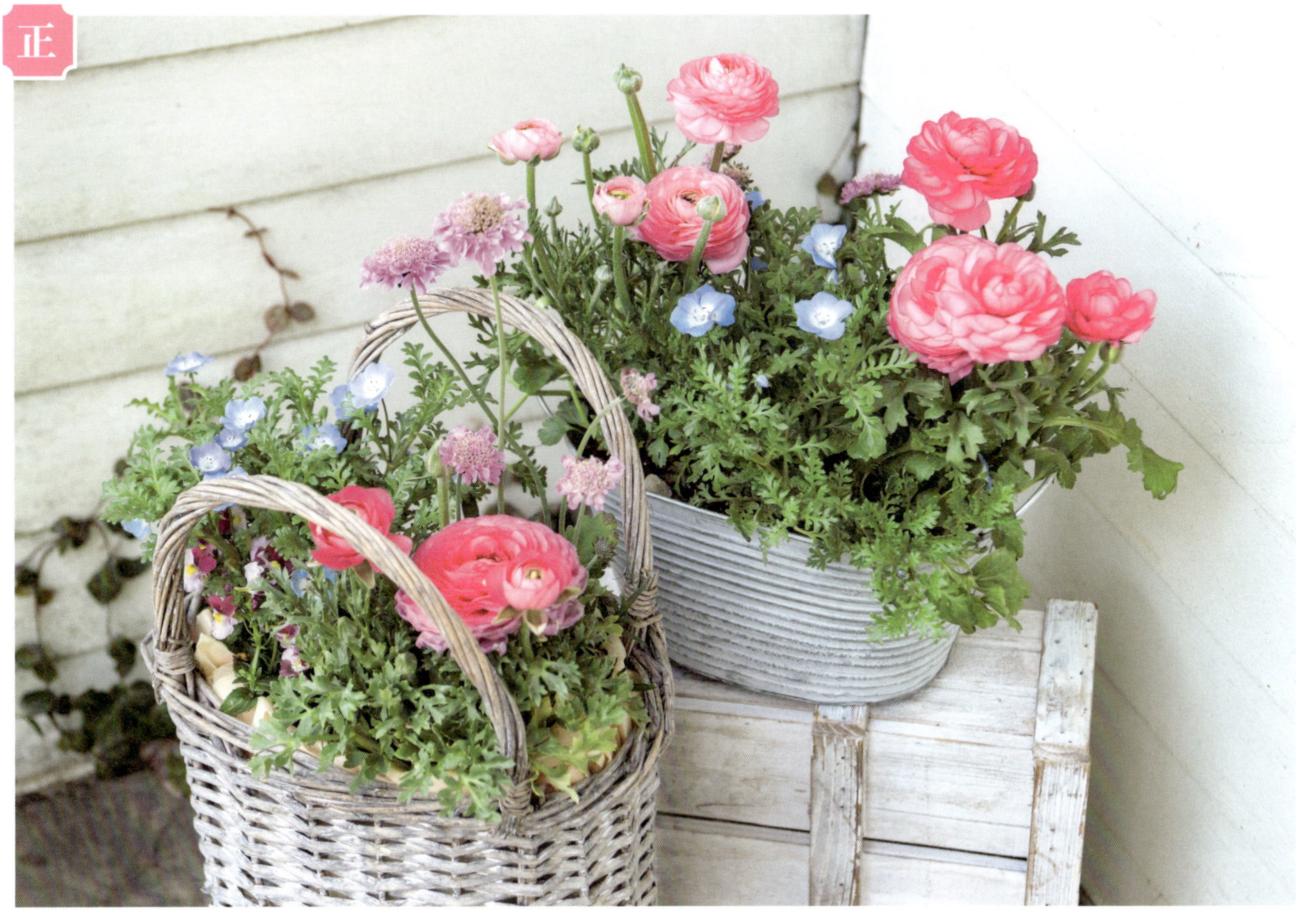

まちがいは**5つ**。全部見つけられますか？

誤

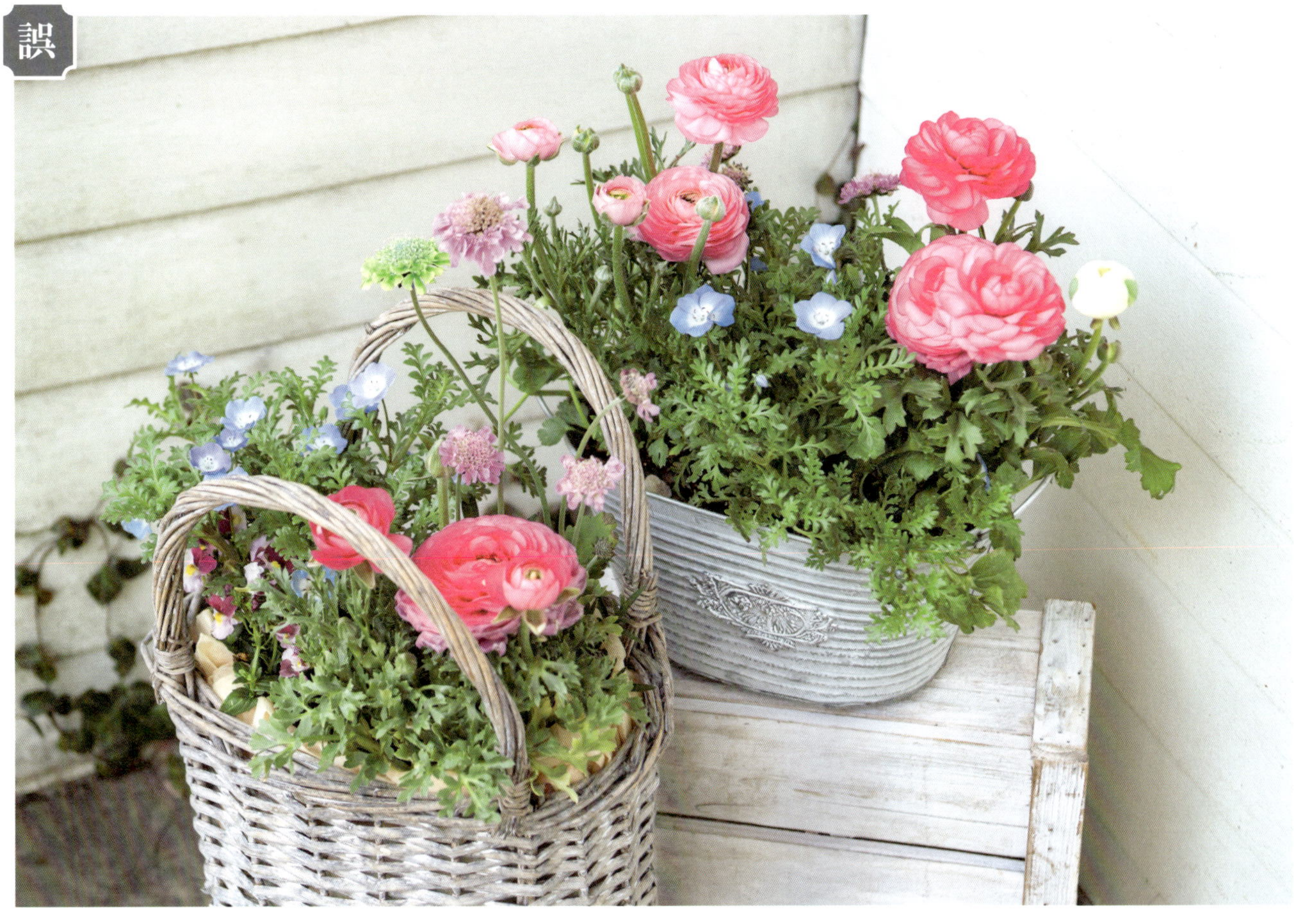

☞答えは 73 ページ

16 クジャクソウ

キク科のクジャクソウたちが、まるでポンポンのよう。秋の七草・フジバカマの間から顔をのぞかせている青紫の花穂は、サルビアの一種です。

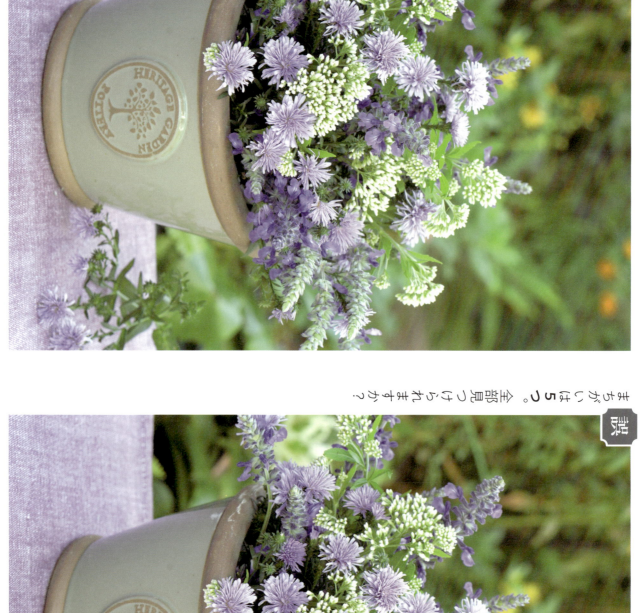

解答にかかった時間（1回目）	分	秒

解答にかかった時間（2回目）	分	秒

正

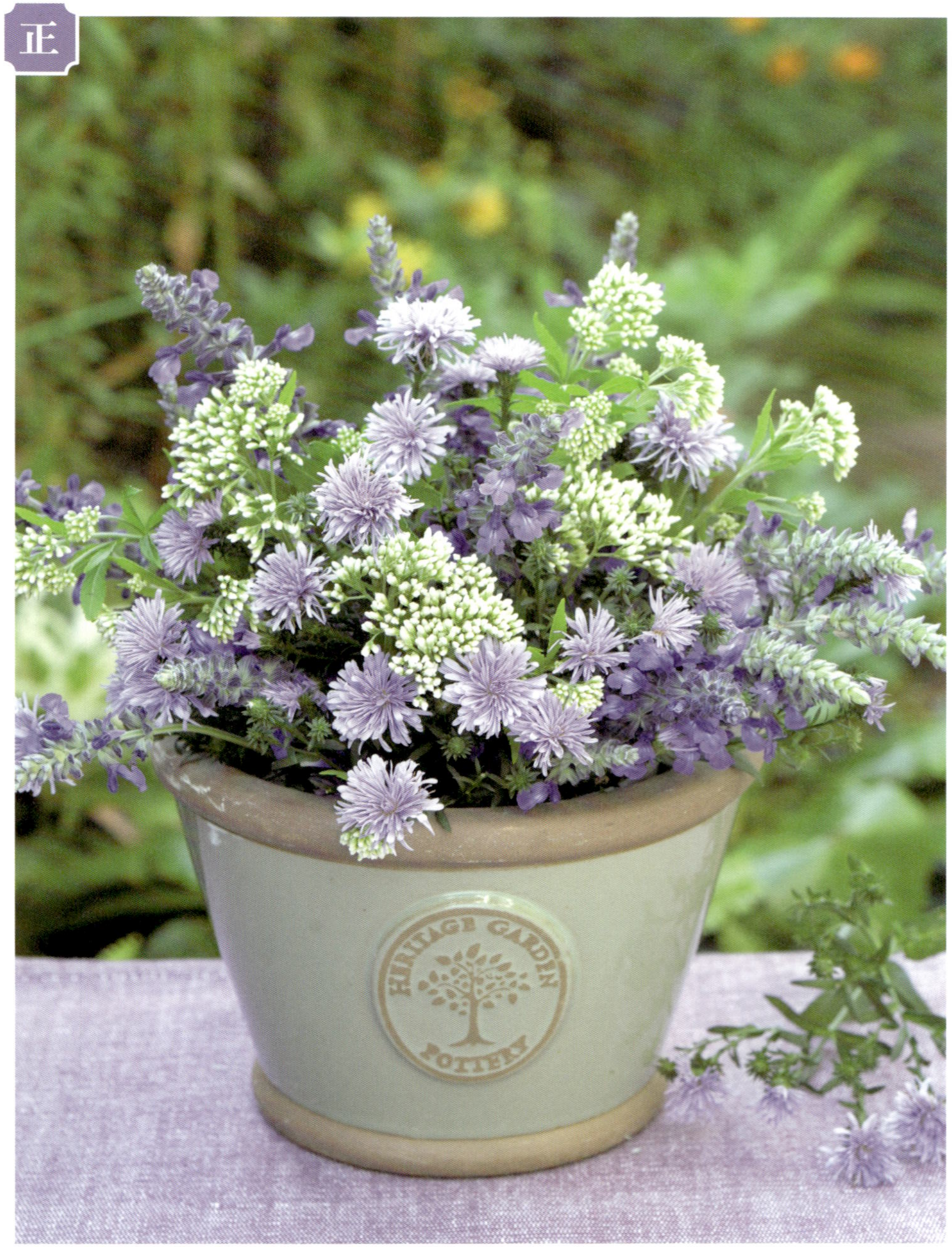

まちがいは**5つ**。全部見つけられますか？

誤

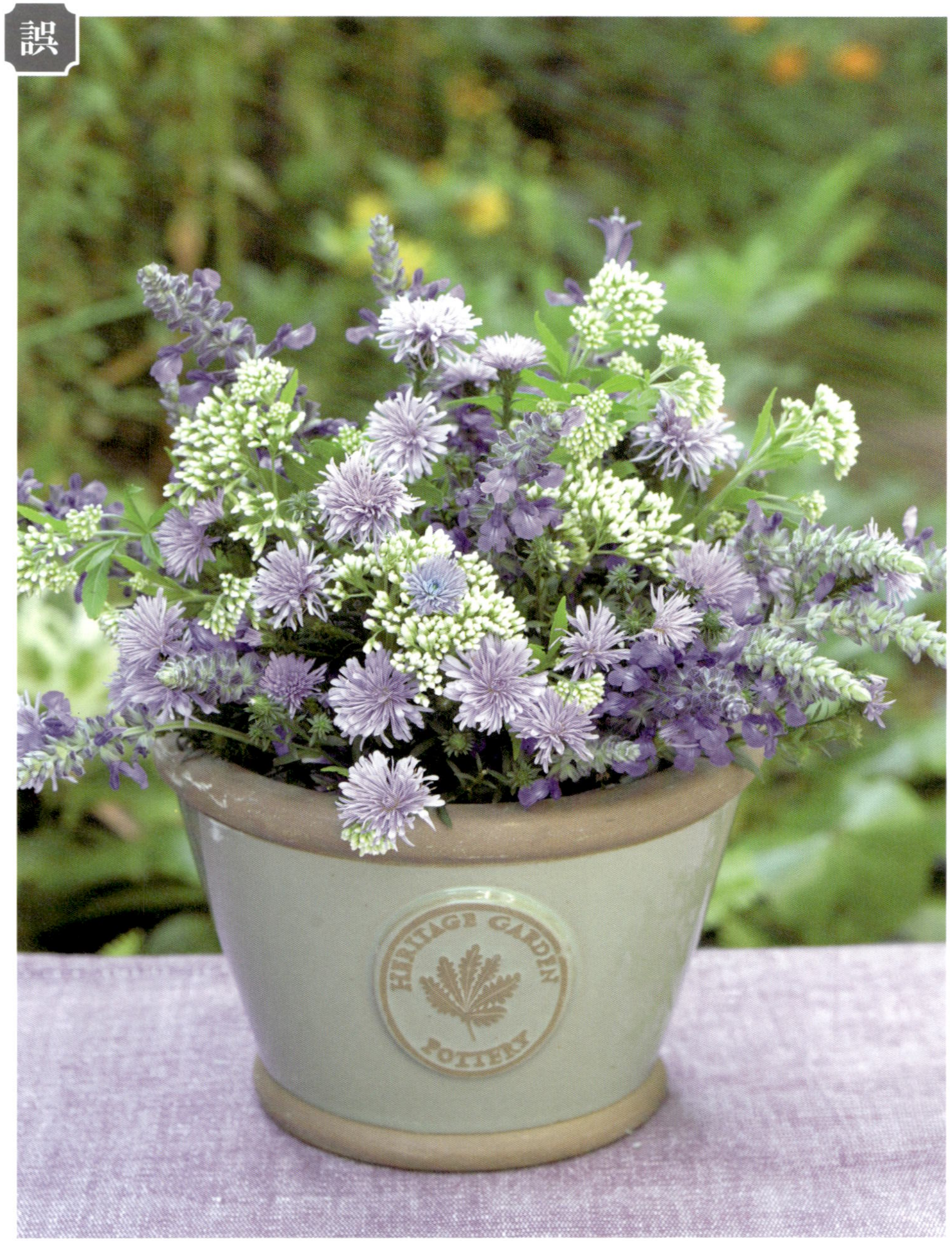

答えは73ページ

17 秋の炎

炎のような鮮やかな色でおなじみのケイトウから、セロシア（ノゲイトウ）を。黒葉の中に浮かび上がる、観賞用トウガラシの赤も効いています。

解答にかかった時間（1回目）　分　秒

解答にかかった時間（2回目）　分　秒

正

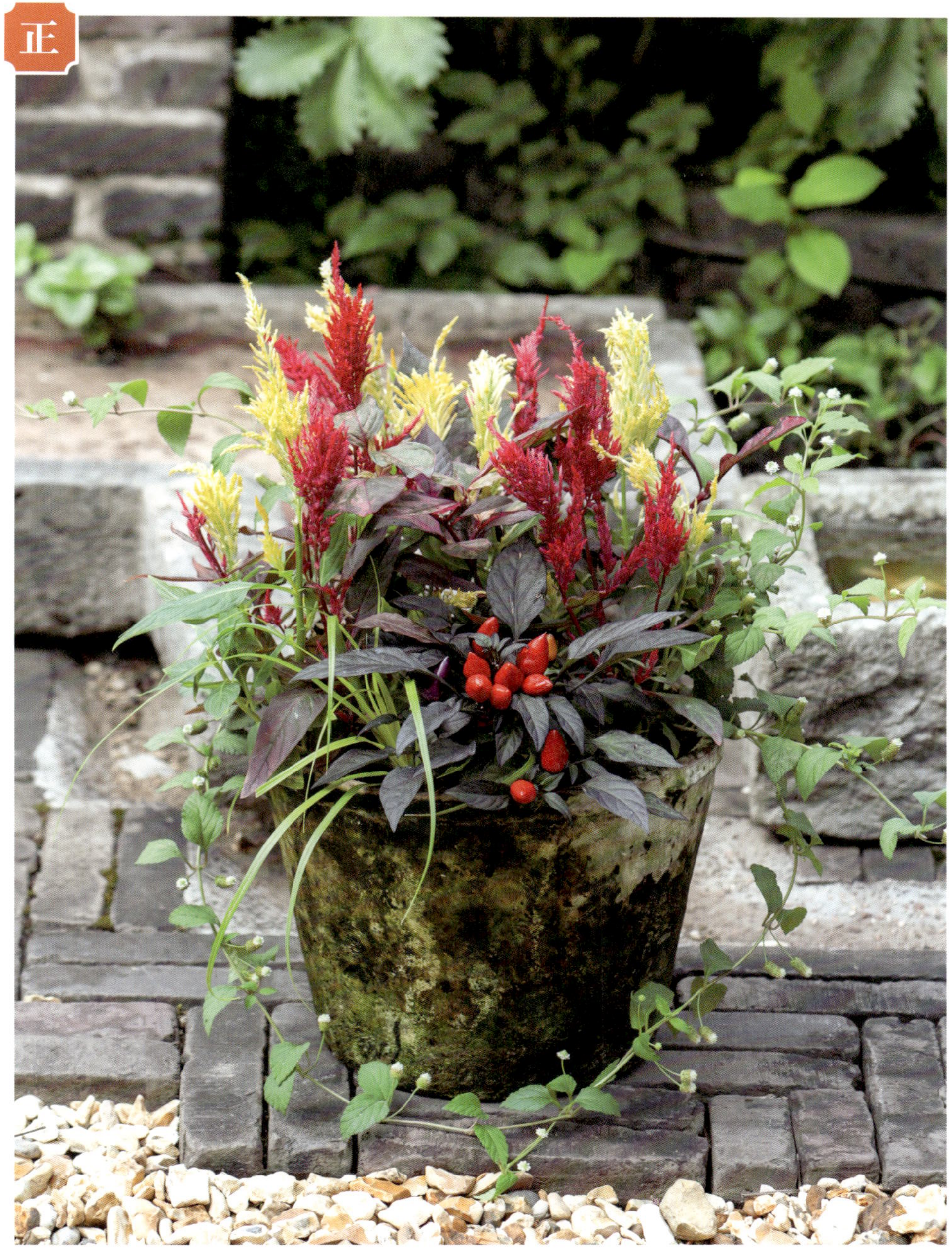

誤

まちがいは**5つ**。全部見つけられますか？

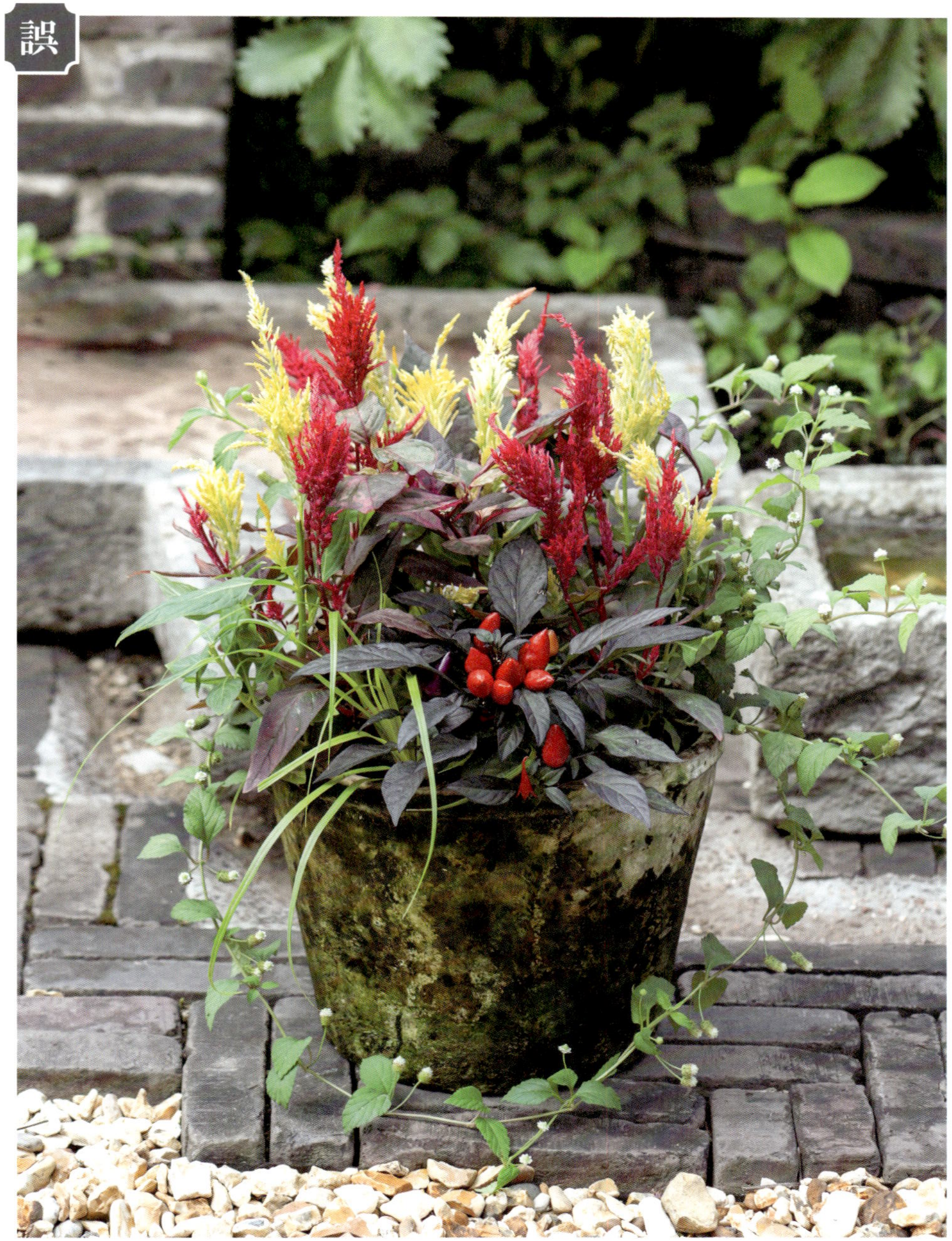

答えは74ページ

18 おいしそう？

キュートに純白のフリルを巻いているのは葉ボタンです。ビオラは発色のよい、エッグタルトという品種。なんだかおなかがすいてきませんか？

正

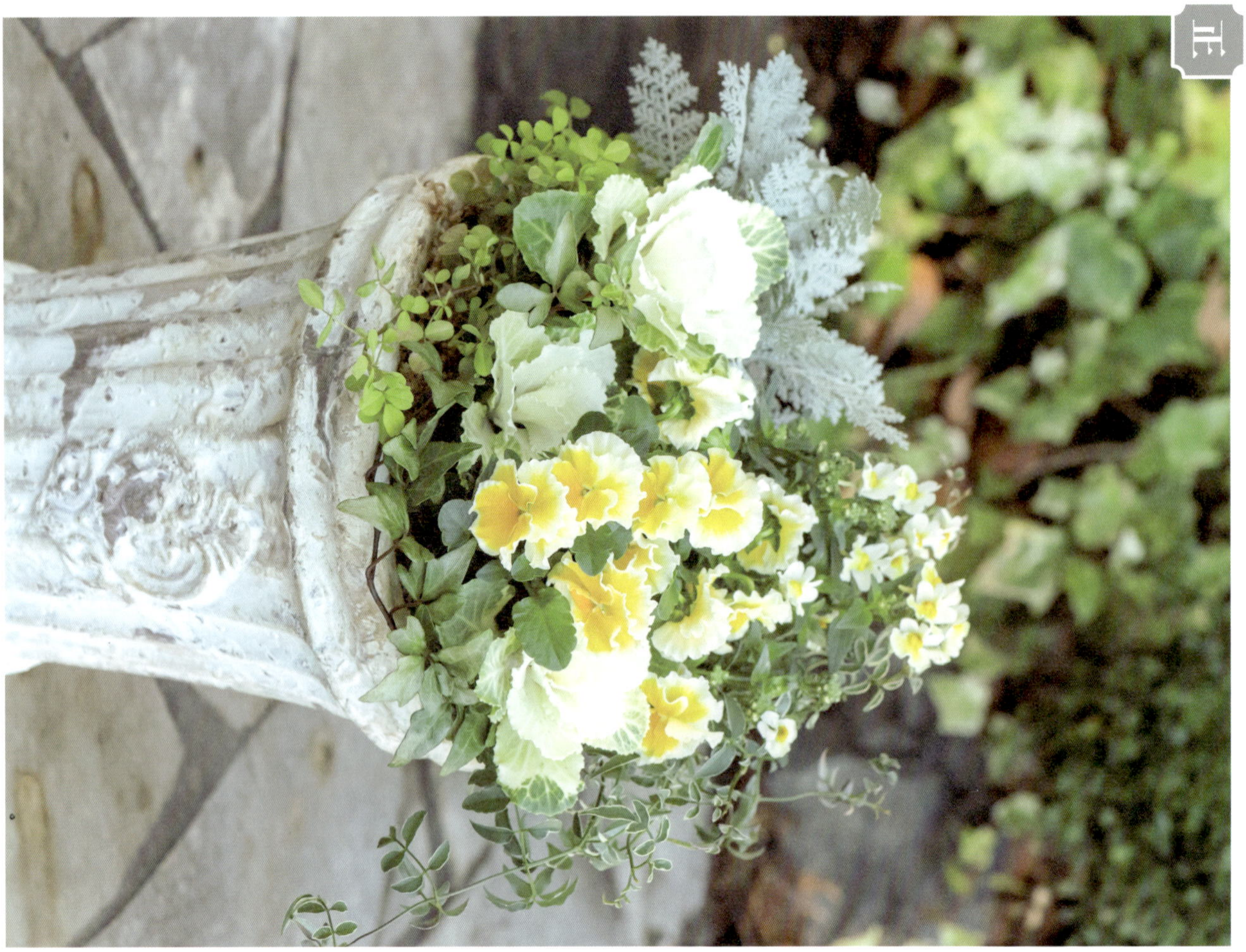

まちがいは**5つ**。全部見つけられますか？

誤

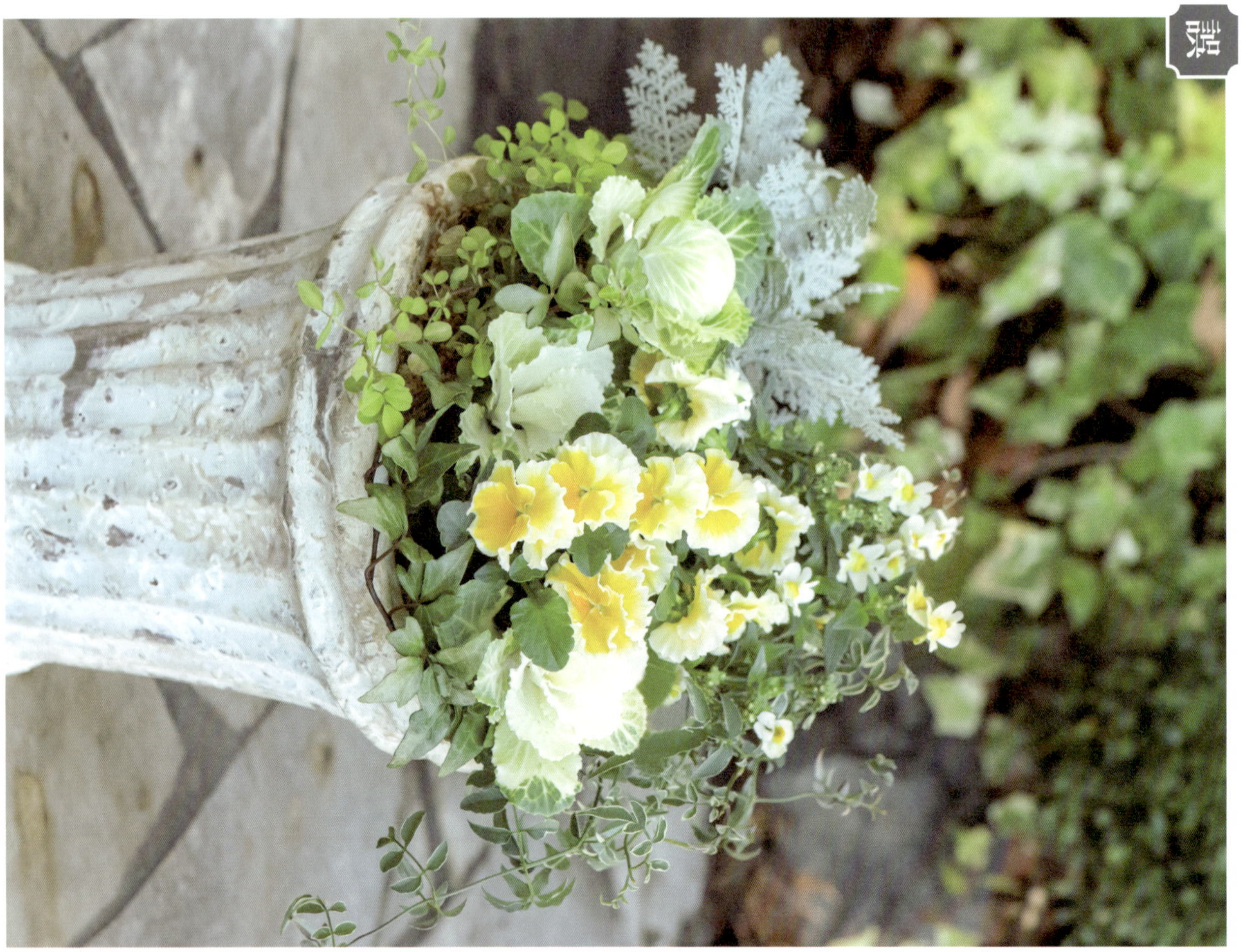

解答にかかった時間（1回目）　分　秒

解答にかかった時間（2回目）　分　秒

答えは74ページ

19 鮮やかに七変化

中南米原産で、色鮮やかな小花をこんもりと咲かせるランタナ。時間がたつと徐々に花色が変わるため、シチヘンゲという和名がついています。

解答にかかった時間（1回目）　分　秒

解答にかかった時間（2回目）　分　秒

正

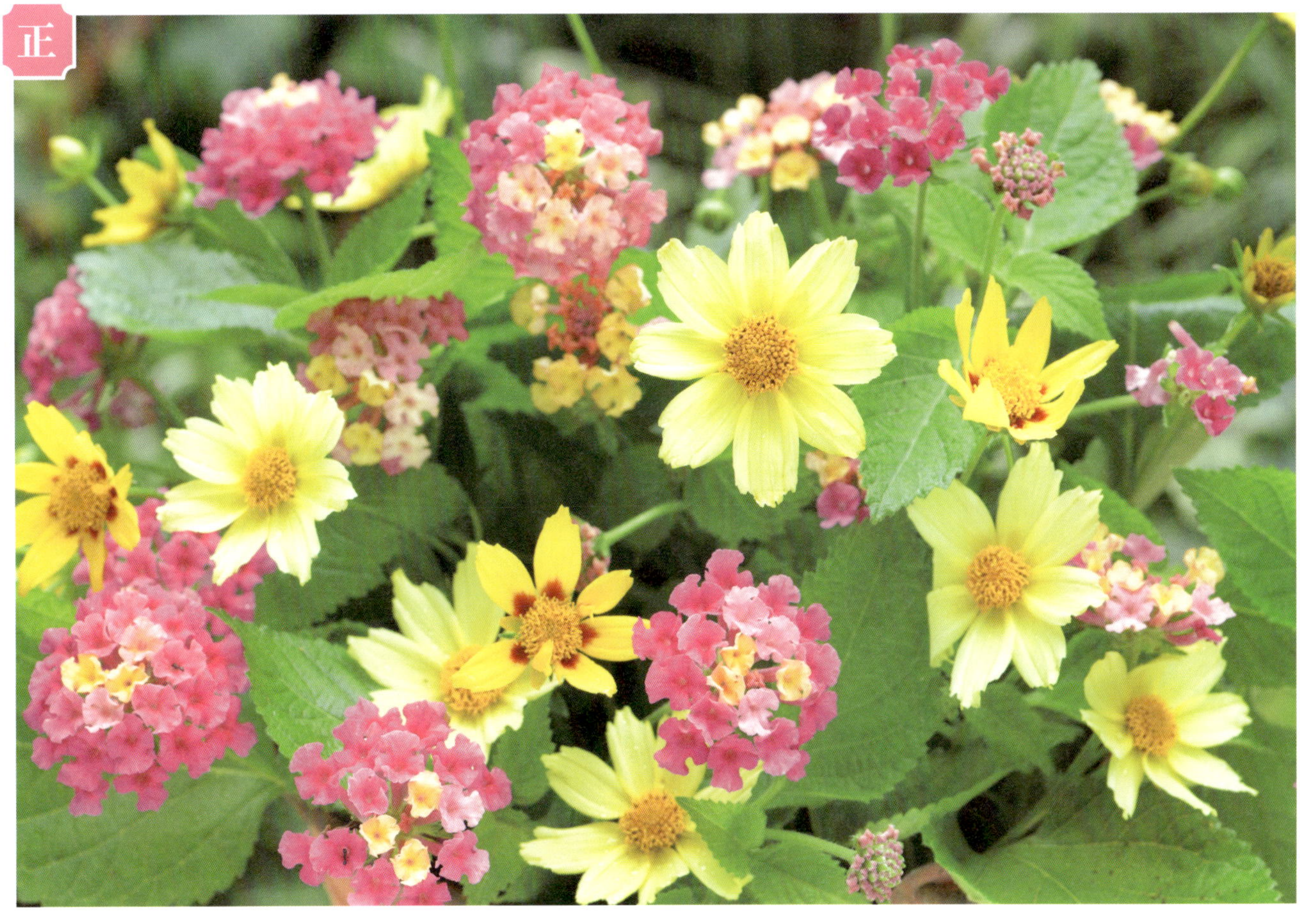

まちがいは**5つ**。全部見つけられますか？

誤

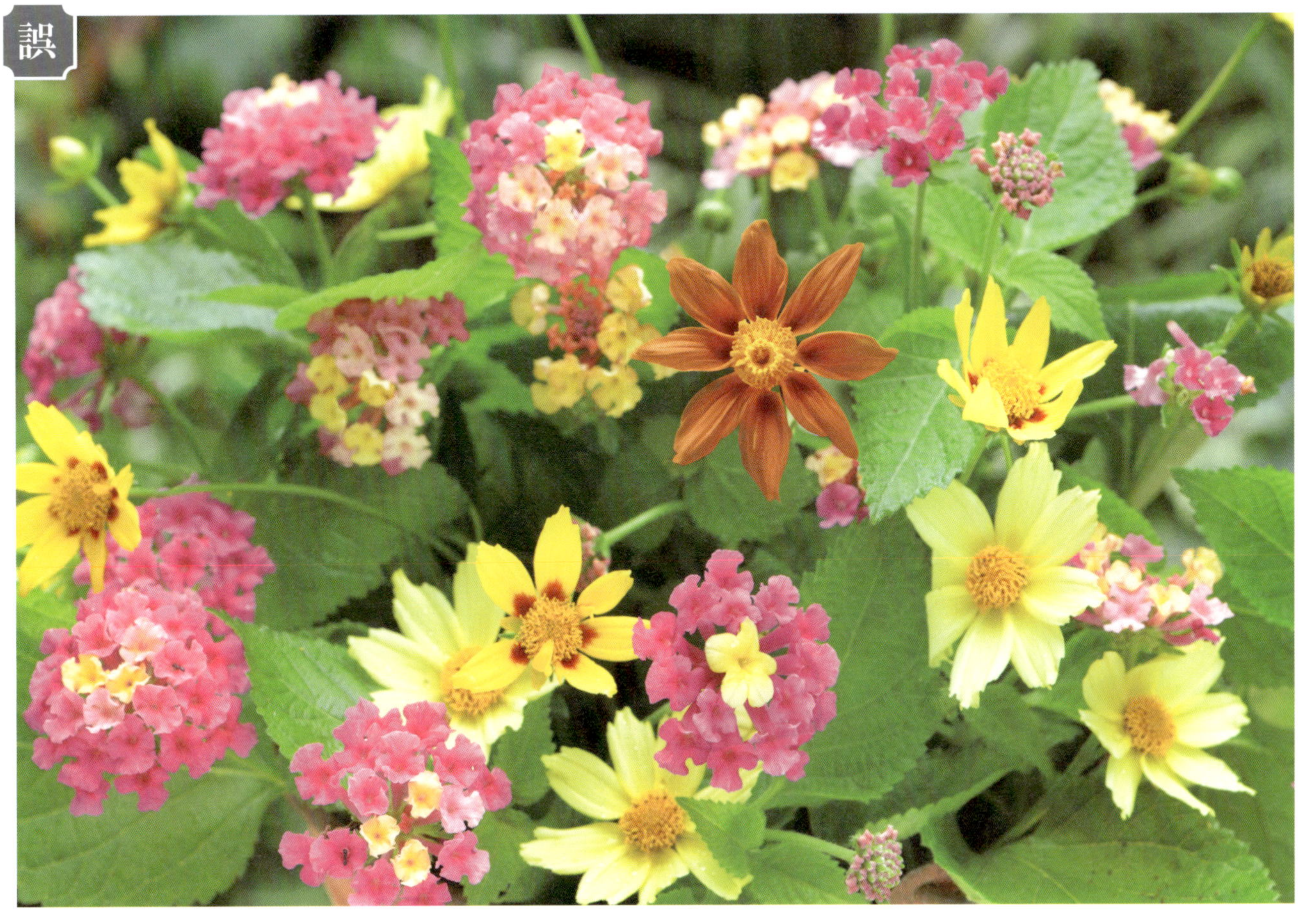

☞答えは 74 ページ

解答にかかった
時間（1回目）　分　秒

解答にかかった
時間（2回目）　分　秒

20 クリスマスリース

青みがかった銀葉が美しいコロラドトウヒと、同じく銀葉のミモザをベースに。トウガラシやペッパーベリーのまっ赤な実がアクセント。

正

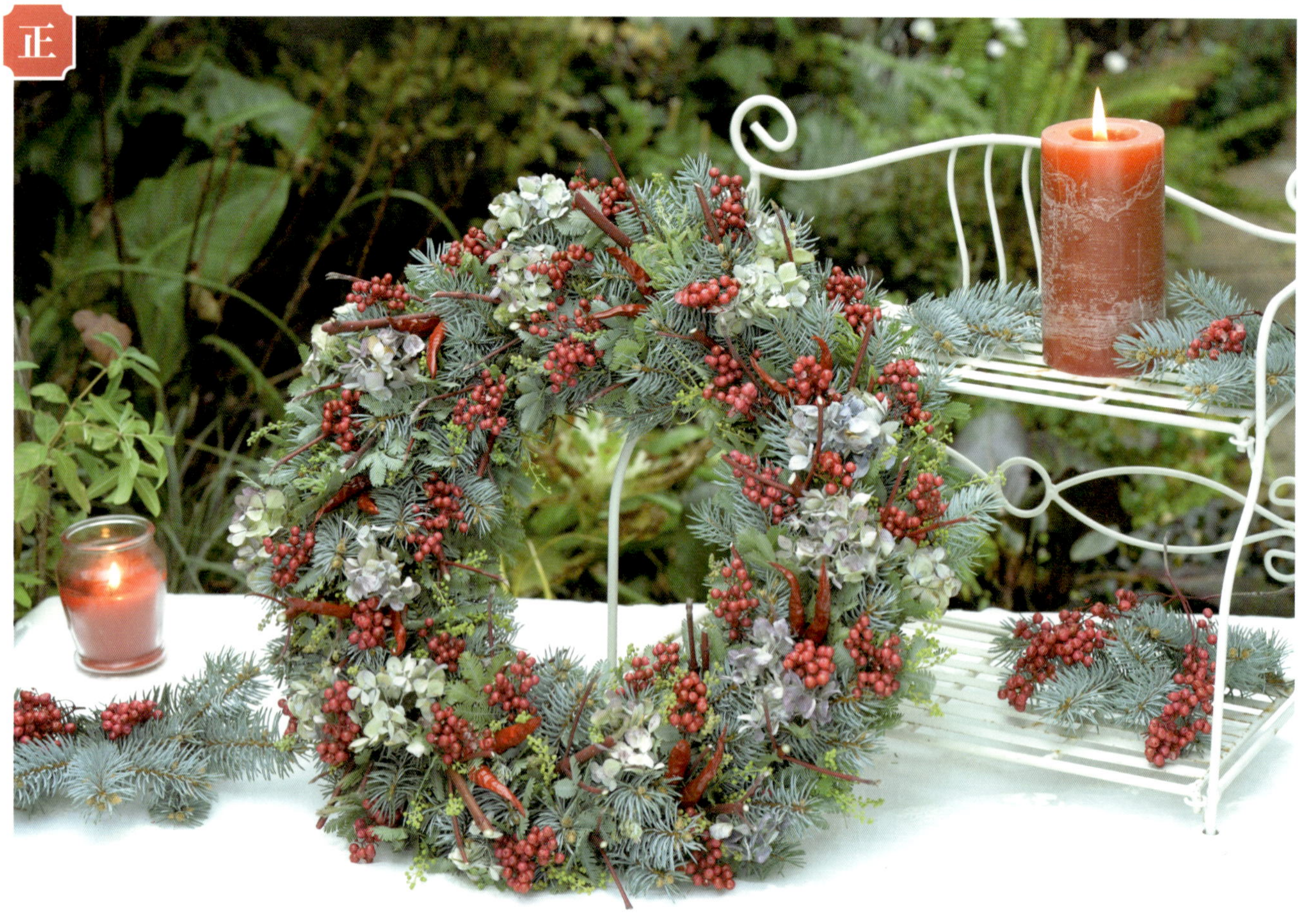

まちがいは**5つ**。全部見つけられますか？

誤

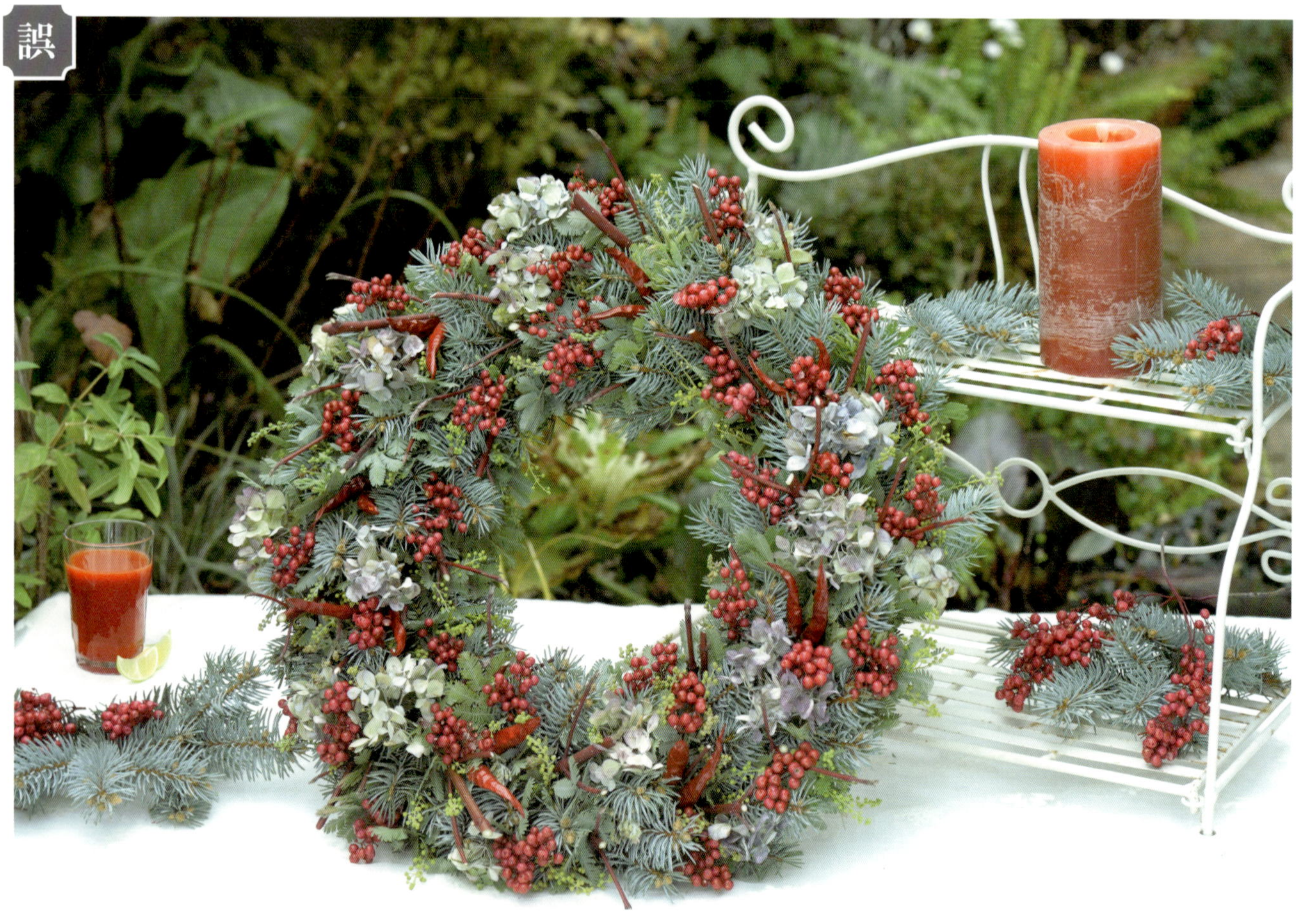

☞答えは 74 ページ

21 あふれる春

春が鉢からあふれんばかり！ 主役のマーガレット ソレミオはちょっと変わった品種。花芯の部分が盛り上がって、花びらの中がタンポポのようです。

正

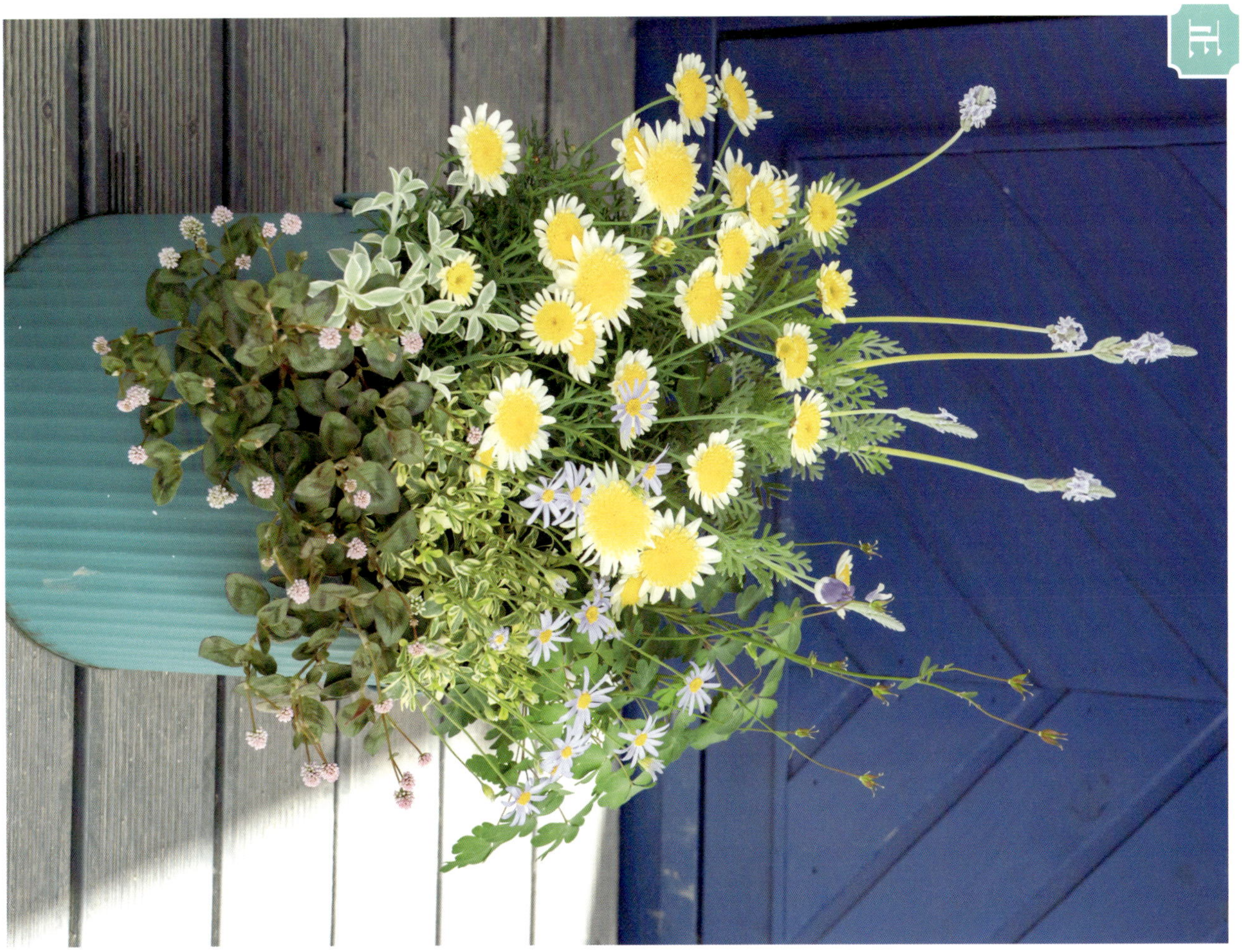

まちがいは**5つ**。全部見つけられますか？

誤

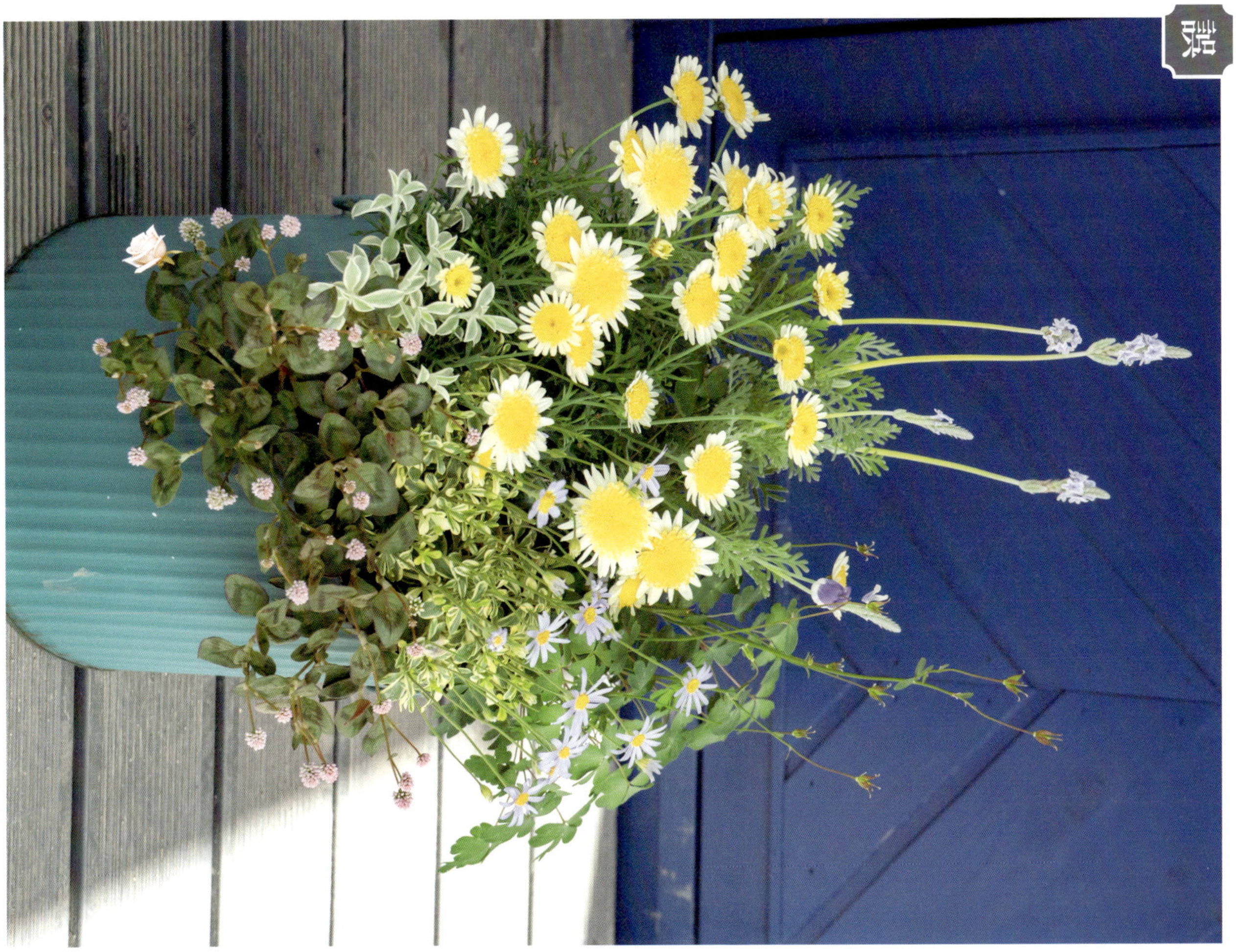

解答にかかった時間（1回目）　分　秒

解答にかかった時間（2回目）　分　秒

答えは74ページ

解答にかかった
時間（１回目）　　分　　秒

解答にかかった
時間（２回目）　　分　　秒

22 春爛漫

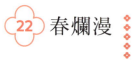

淡い赤のラナンキュラスは、異種間交配で生まれた新しい種。花芯がアネモネのように盛り上がり、花びらにはシルクのようなつやがあります。

正

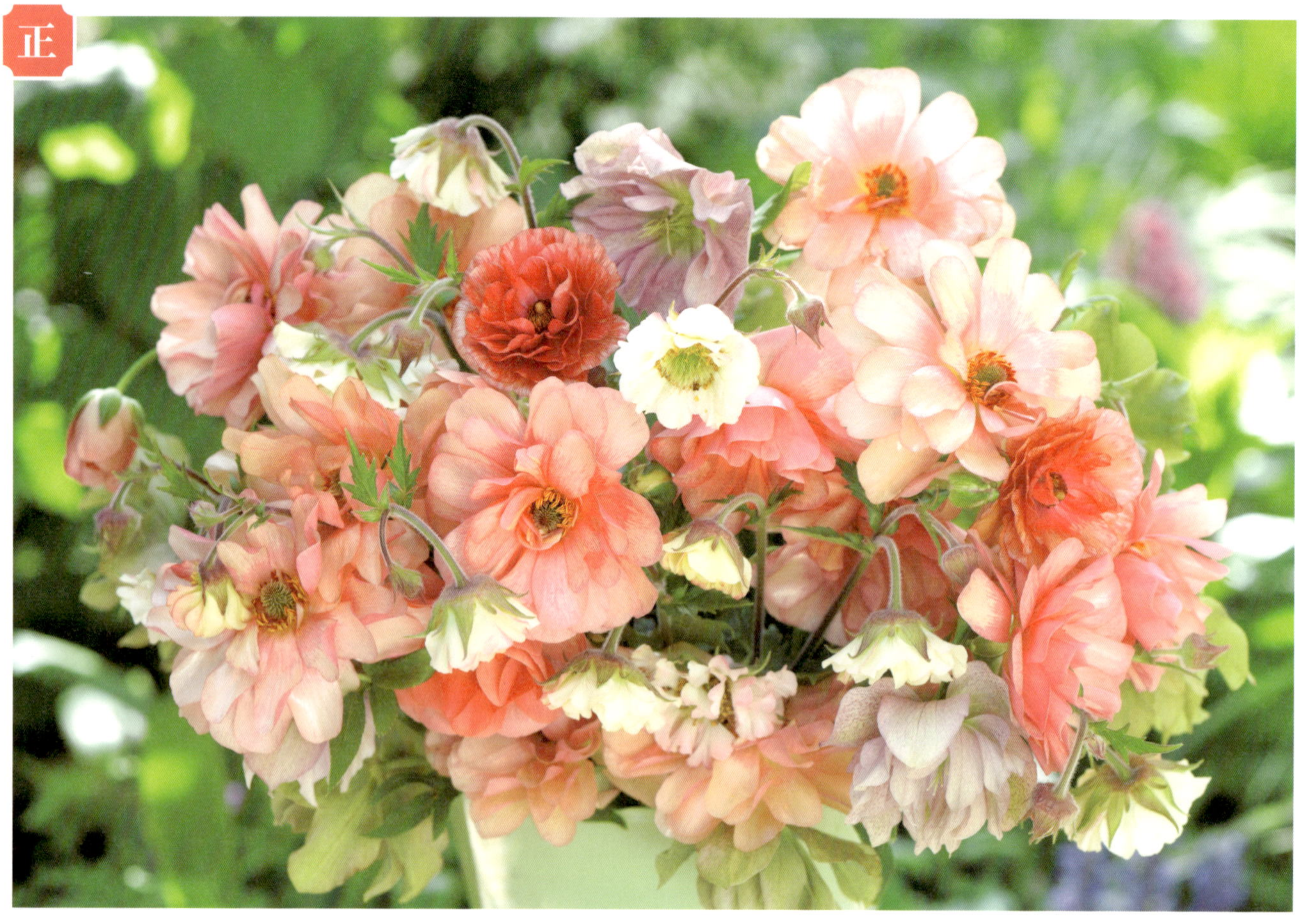

まちがいは**5つ**。全部見つけられますか？

誤

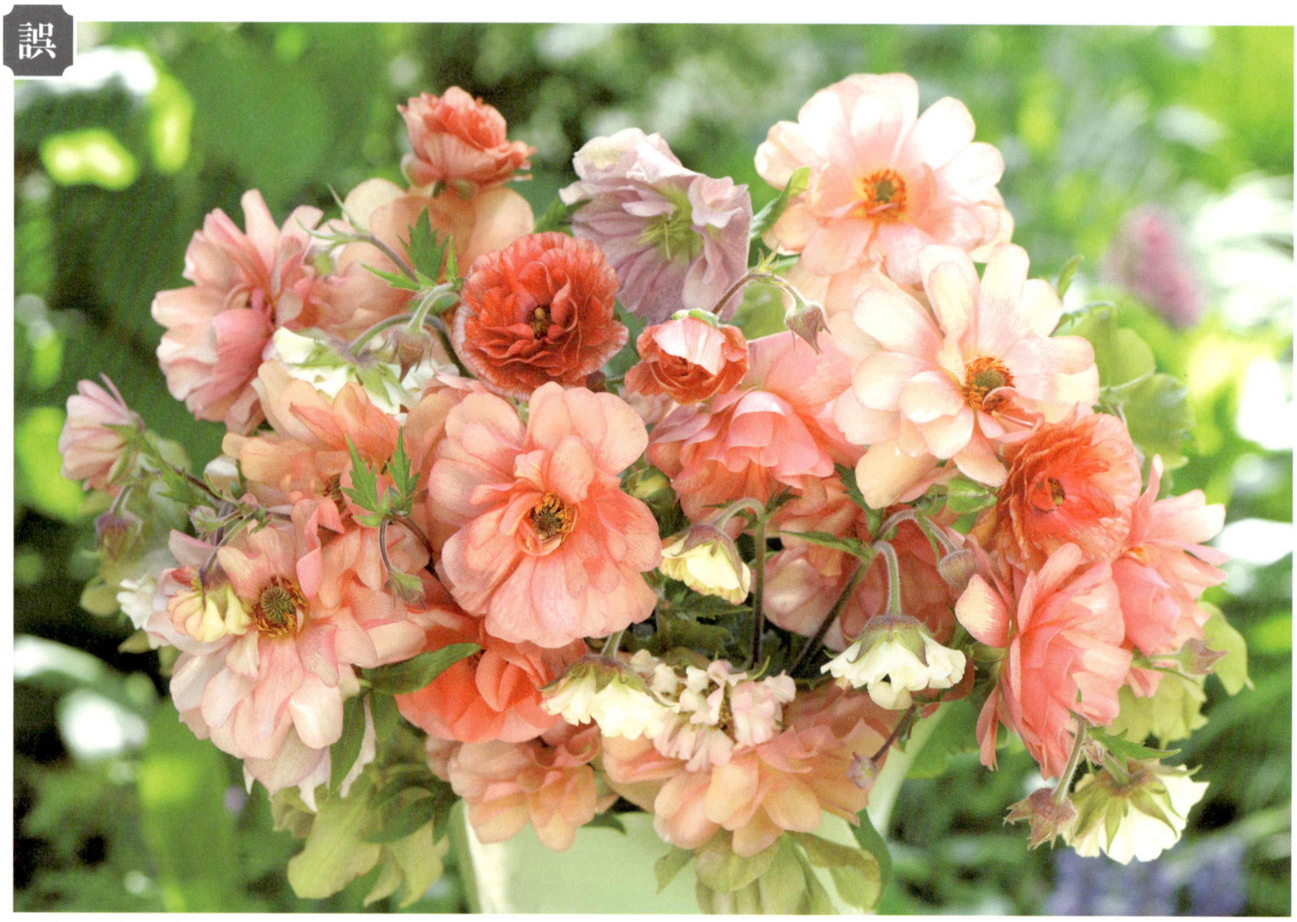

☞答えは74ページ

23 シックに咲いて

濃い紫やチョコレート色などのダークカラーで咲くチューリップ（ポールシェラー）は、シックで端麗な花姿が人気です。

正

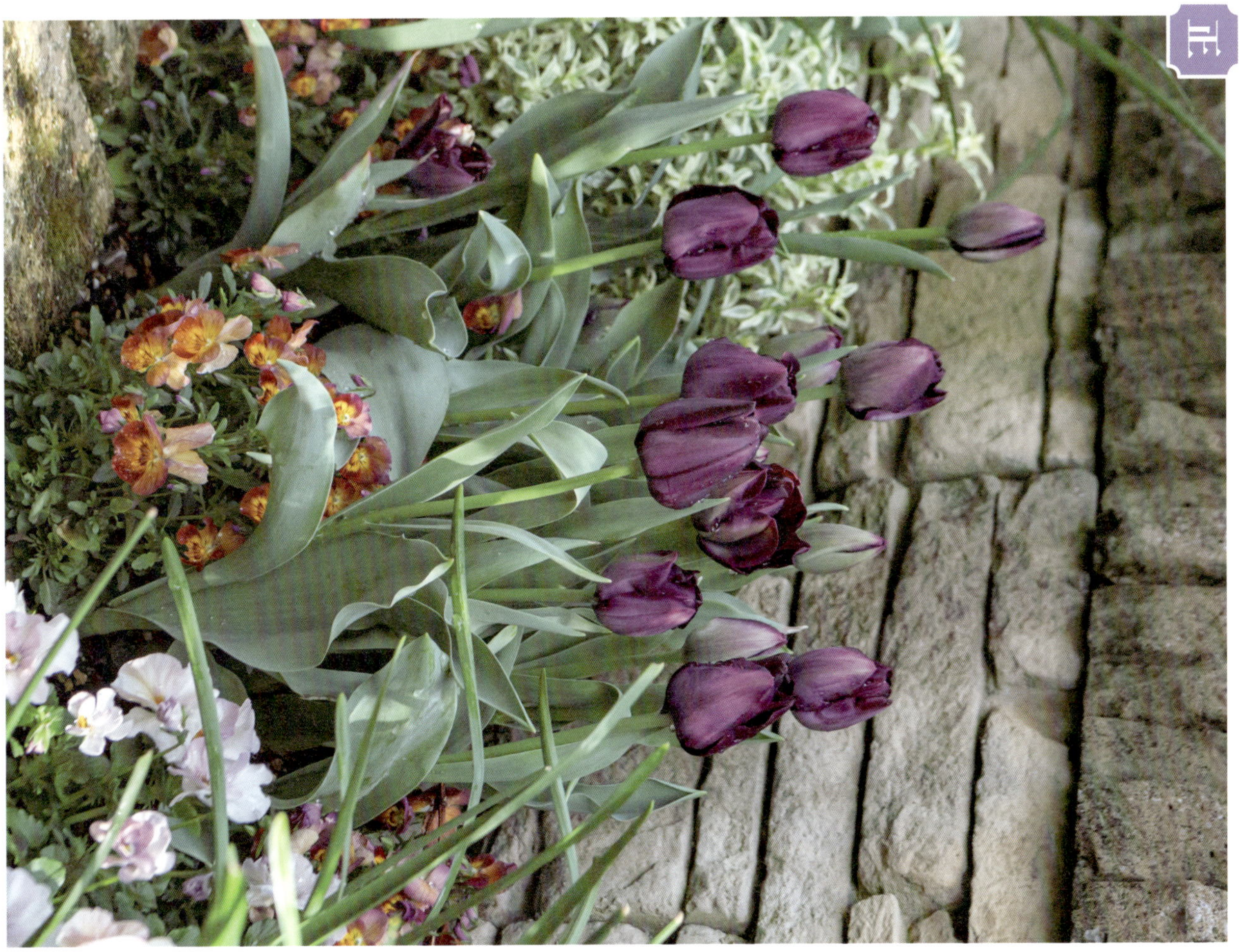

まちがいは**5つ**。全部見つけられますか？

誤

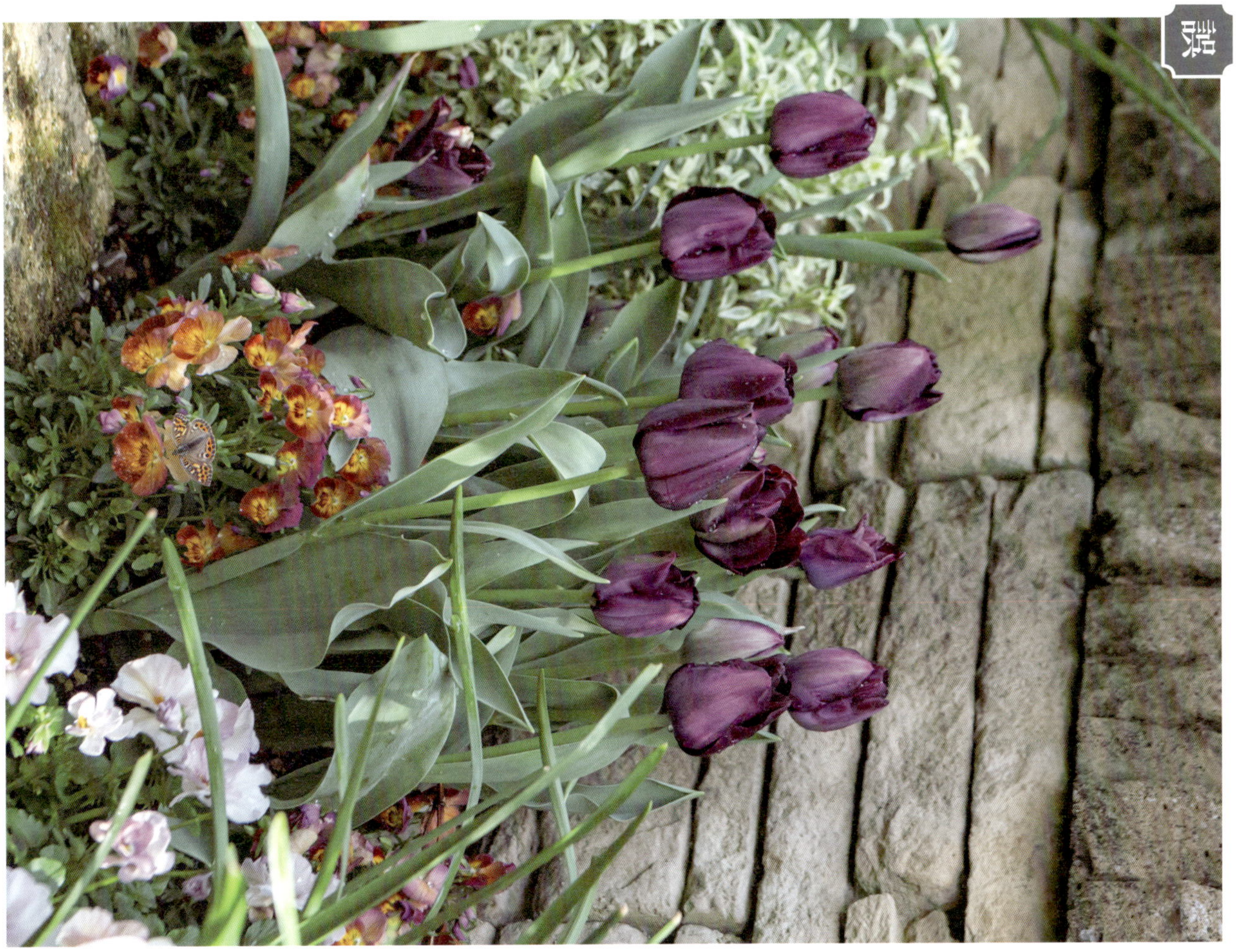

解答にかかった時間（1回目）　分　秒

解答にかかった時間（2回目）　分　秒

答えは74ページ

24 トルコギキョウの競演

切り花でおなじみのトルコギキョウですが、近年は苗ものも増えています。パープル、ピンク、覆輪（ふち色）タイプに八重咲きと、4種があでやかに。

正

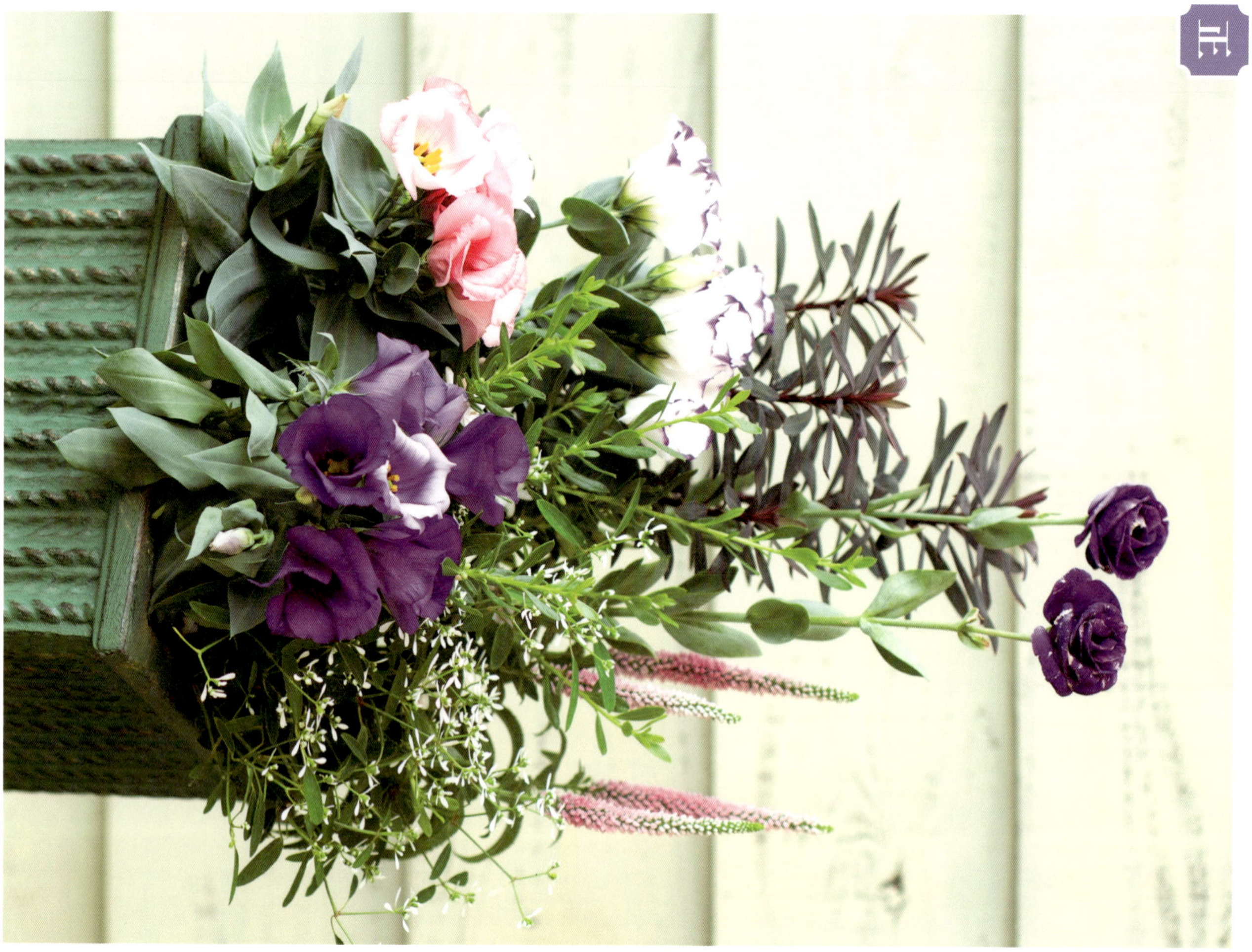

まちがいは**5つ**。全部見つけられますか？

誤

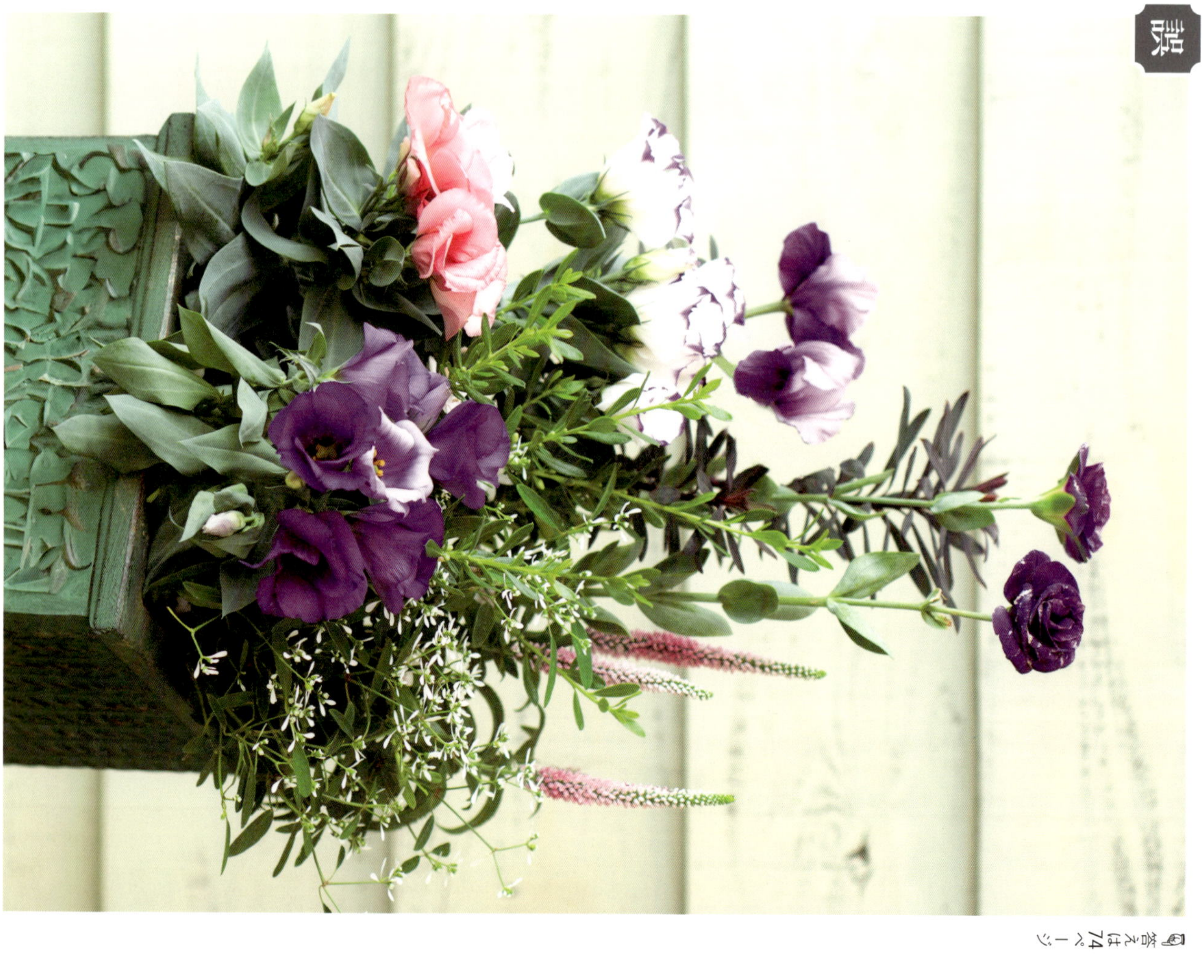

解答にかかった時間（1回目）　分　秒

解答にかかった時間（2回目）　分　秒

答えは74ページ

解答にかかった
時間（1回目）　分　秒

解答にかかった
時間（2回目）　分　秒

25 ツリガネズイセン

キク科のローダンセマムの間から顔をのぞかせるのは、ヒアシンスの仲間のツリガネズイセン。リンリンと音がしそうな愛らしい形が特徴です。

正

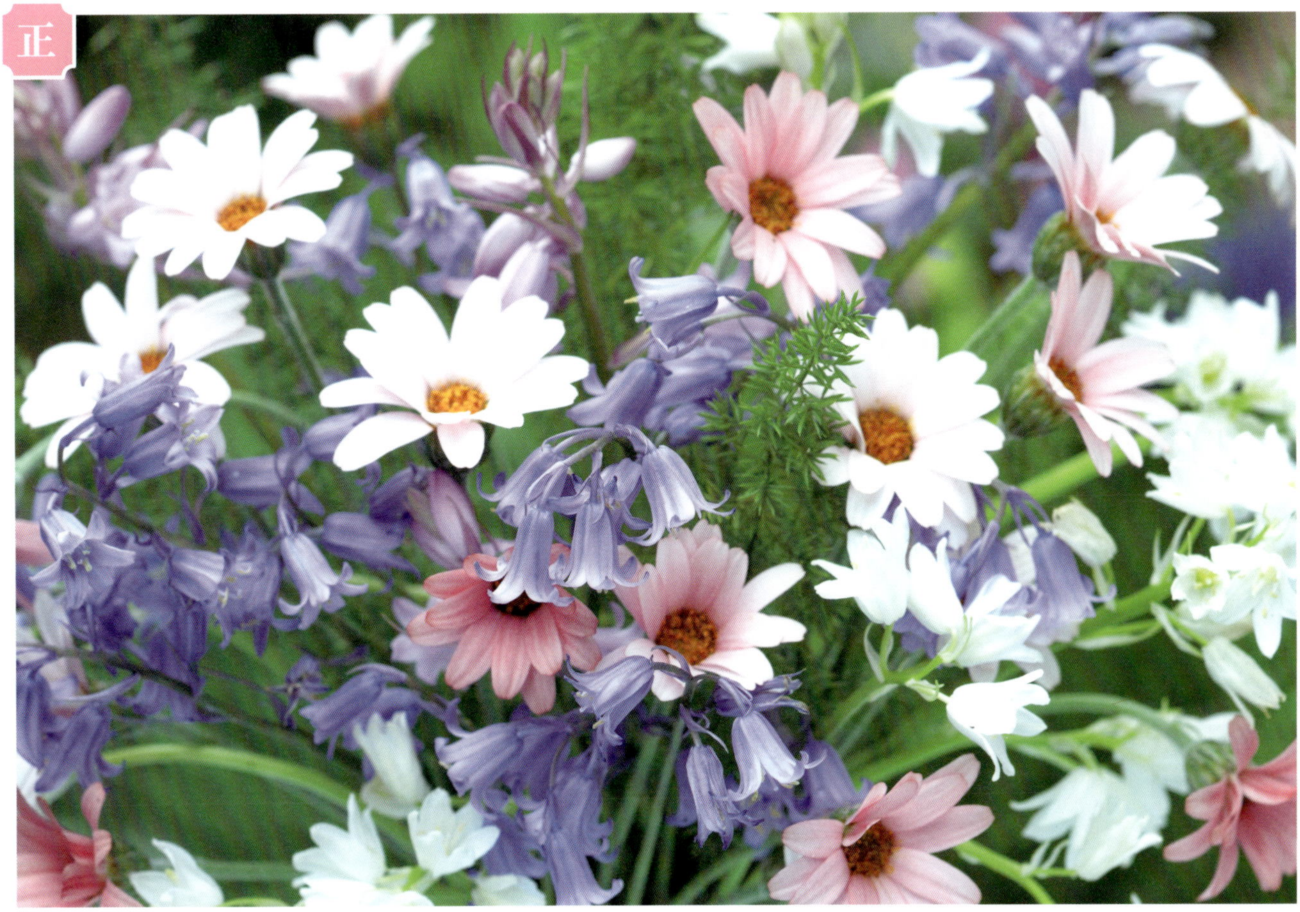

まちがいは**5つ**。全部見つけられますか？

誤

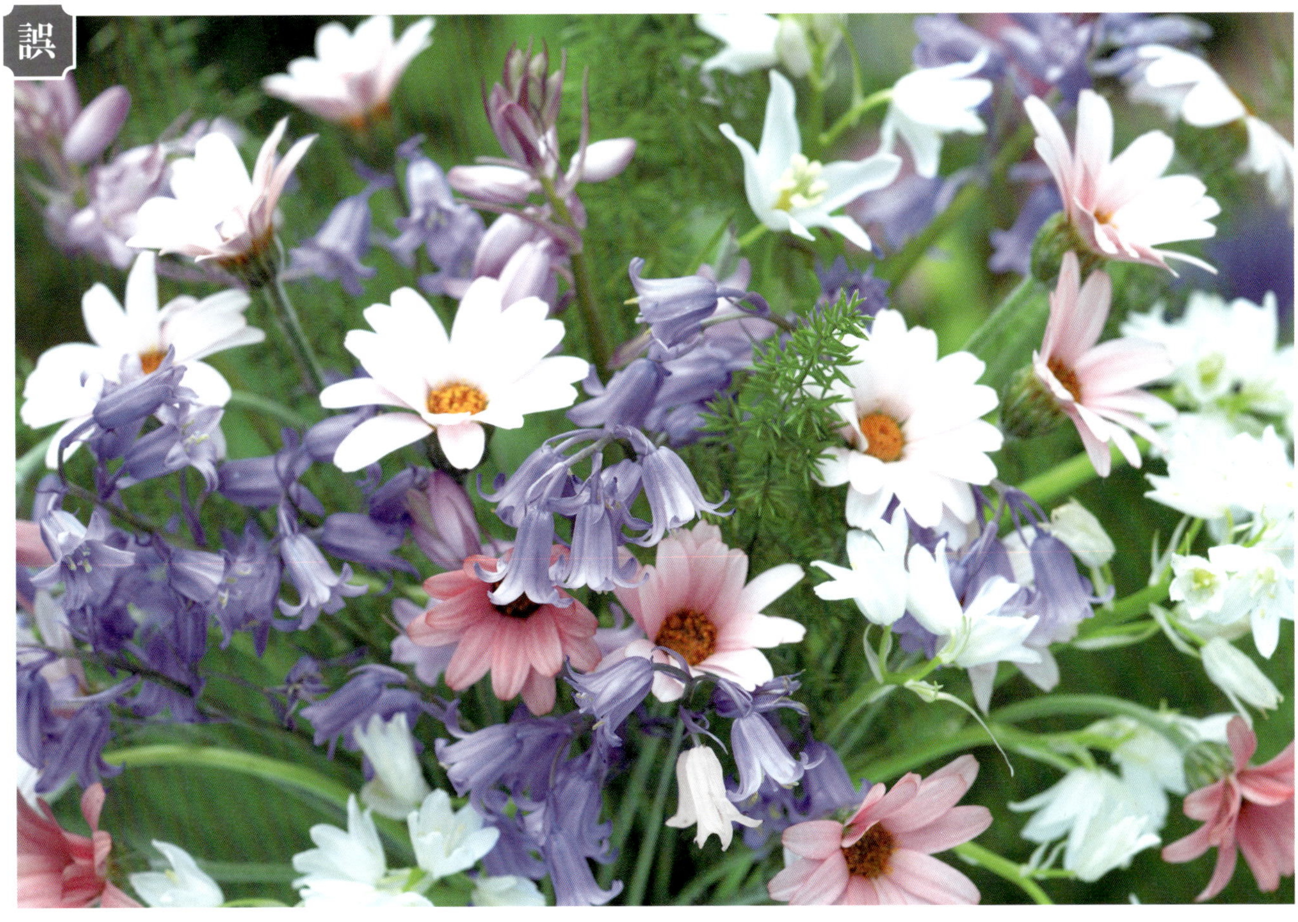

☞答えは 75 ページ

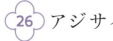

26 アジサイ

この「筑紫の風」というアジサイは、花がこんもり丸くつく手まり咲きと八重咲き、両方を兼ね備えた珍しい品種です。可憐でいて、華やかです。

解答にかかった時間（1回目）	分	秒
解答にかかった時間（2回目）	分	秒

正

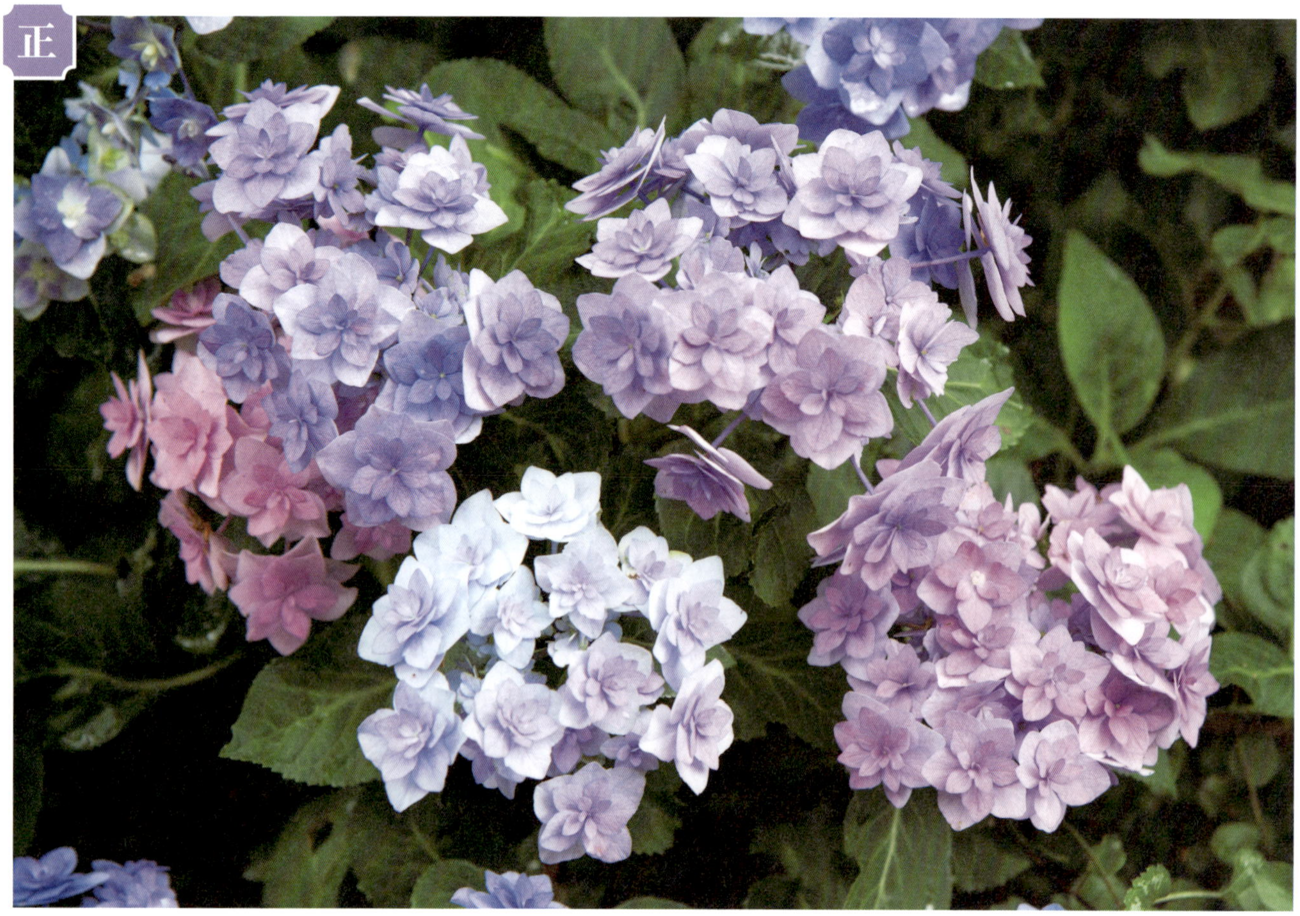

まちがいは**5つ**。全部見つけられますか？

誤

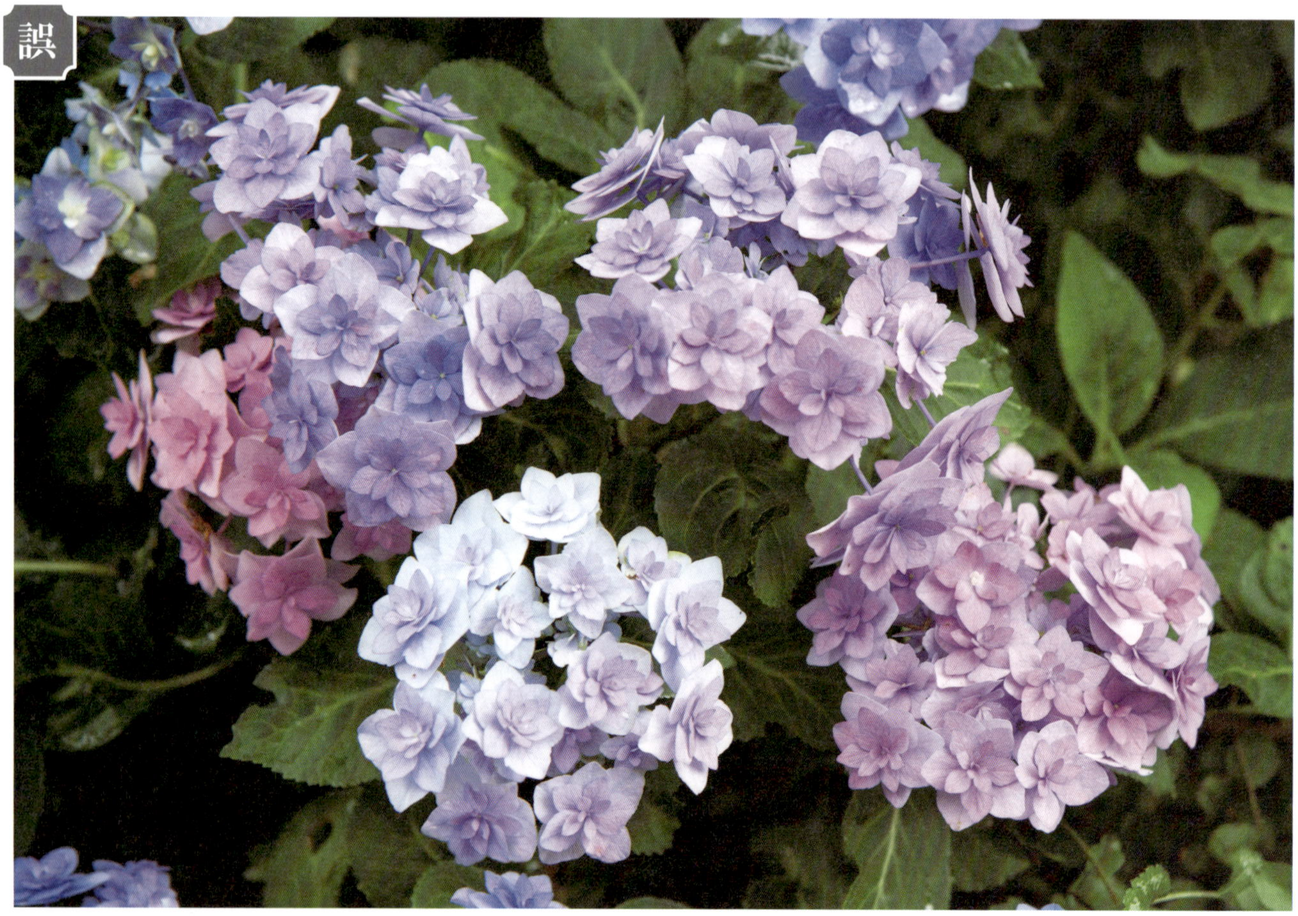

☞答えは 75 ページ

27 ポットマム

正

鉢植え(ポット)の洋菊=ポットマムの深い赤が秋を感じさせます。マリーゴールドの朱色や、カラーリーフの色合いも興を添えていますね。

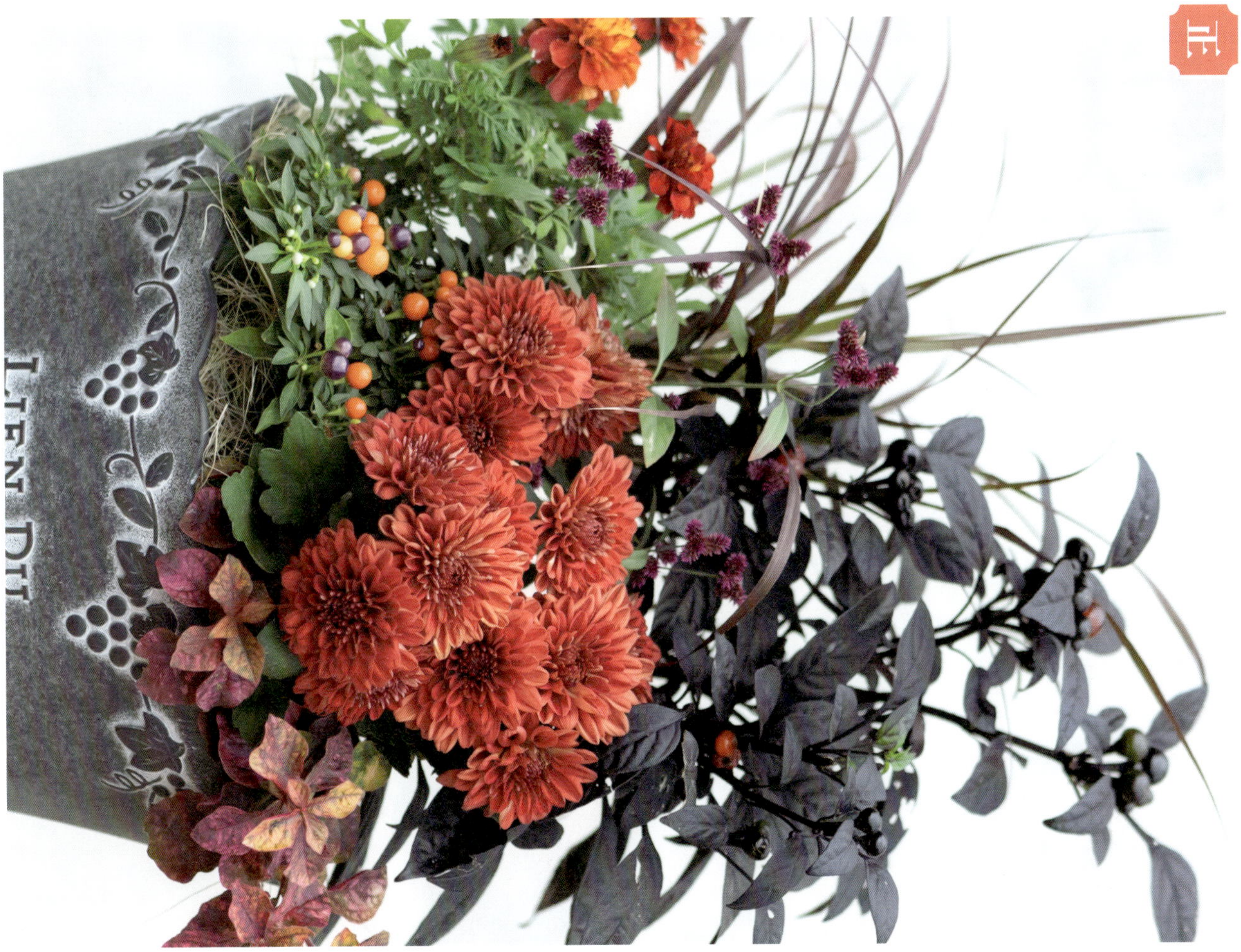

まちがいは**5つ**。全部見つけられますか?

誤

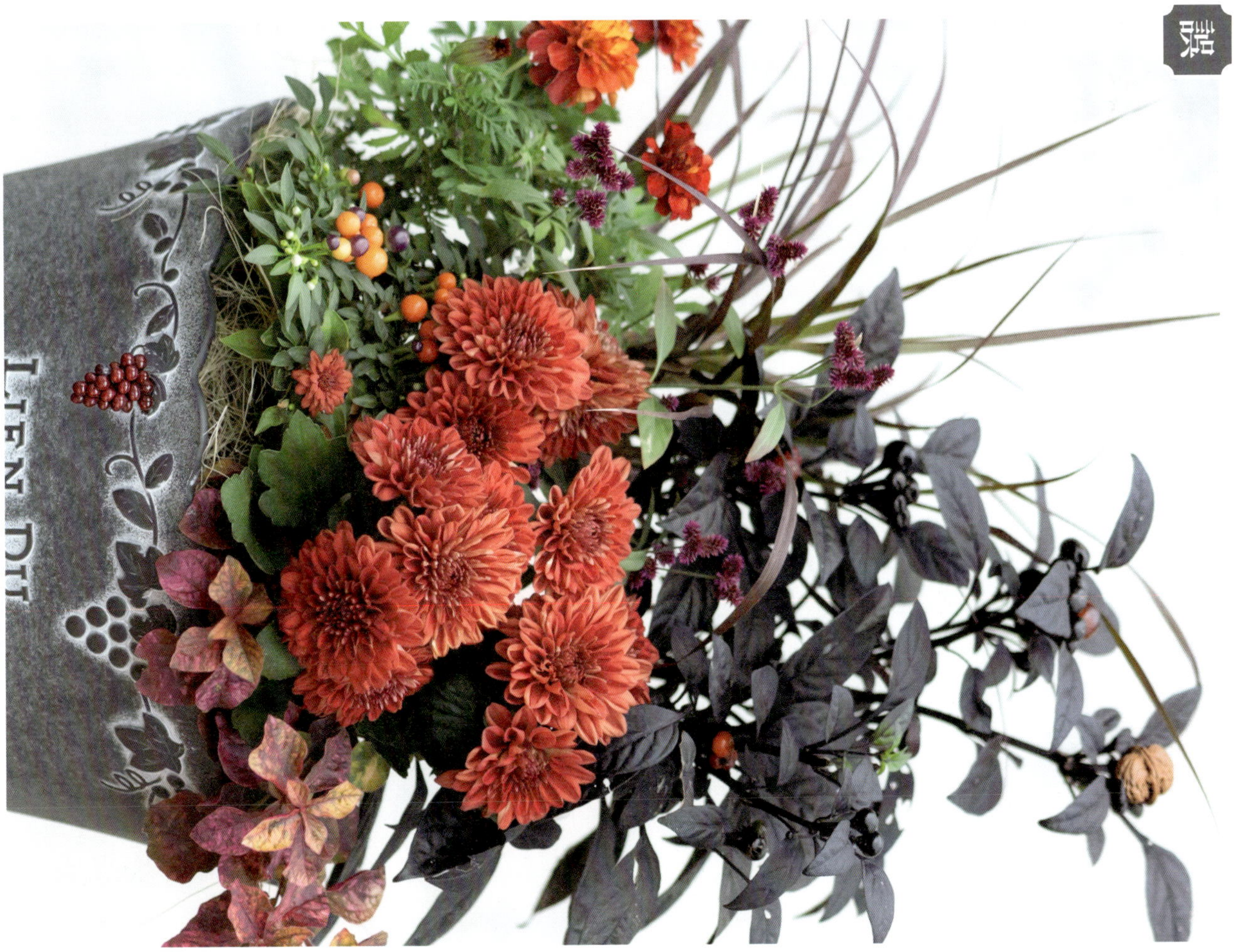

解答にかかった時間(1回目)　分　秒

解答にかかった時間(2回目)　分　秒

答えは75ページ

28 冬もほっこり

寒さに強い花材を選べば、冬も寄せ植えが楽しめます。ラナンキュラスの濃い花色が、小春日和の陽射しにあたたかみを添えてくれます。

正

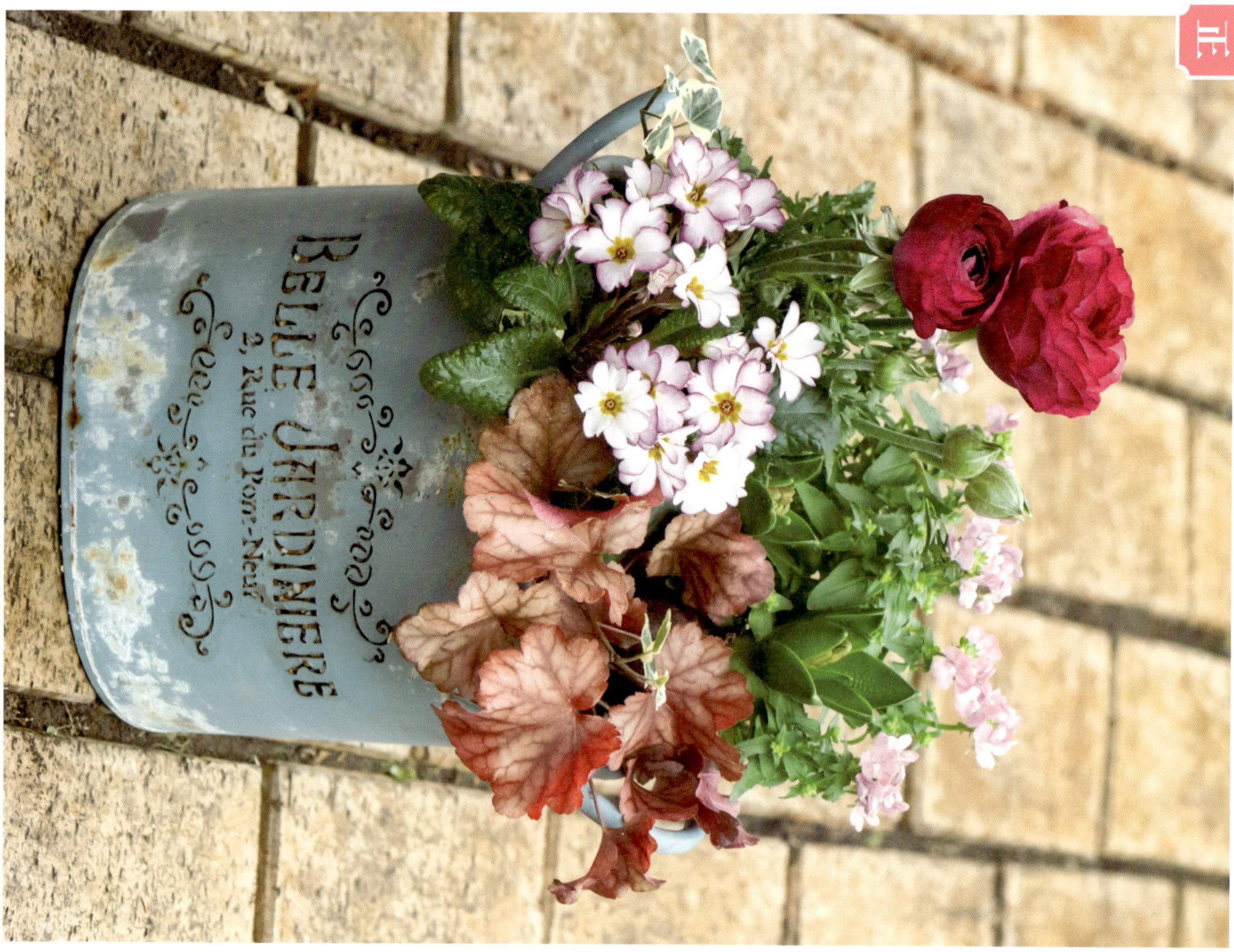

まちがいは**5つ**。全部見つけられますか？

誤

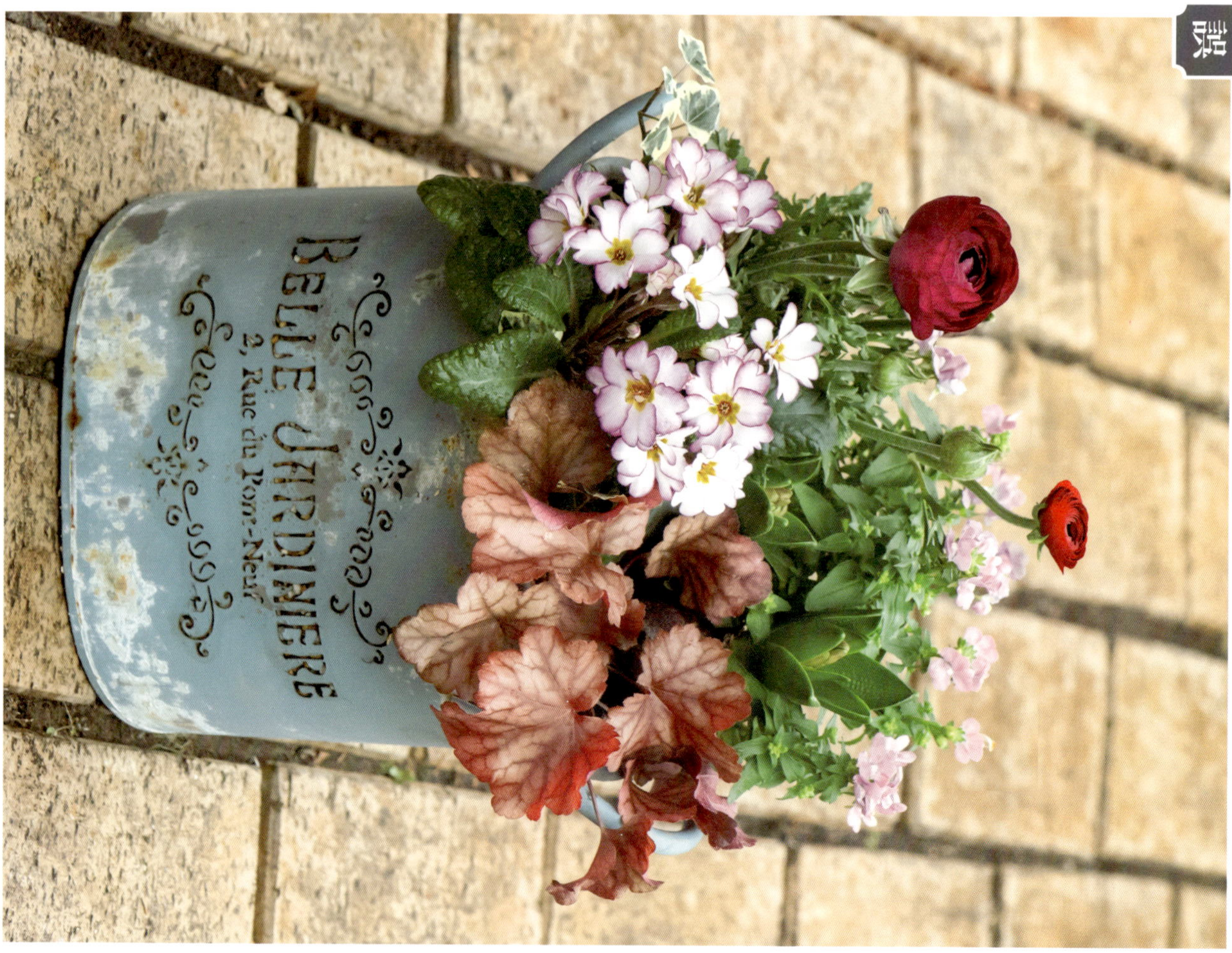

解答にかかった時間（1回目）　分　秒

解答にかかった時間（2回目）　分　秒

答えは75ページ

29 盛夏をたんまり

お皿に盛りつけた花々はまるで料理のよう。色のバランスをとって、すき間なくたっぷりと。薄ピンクの花と、手前の薄紫の小花はバーベナです。

解答にかかった
時間（1回目）　分　秒

解答にかかった
時間（2回目）　分　秒

正

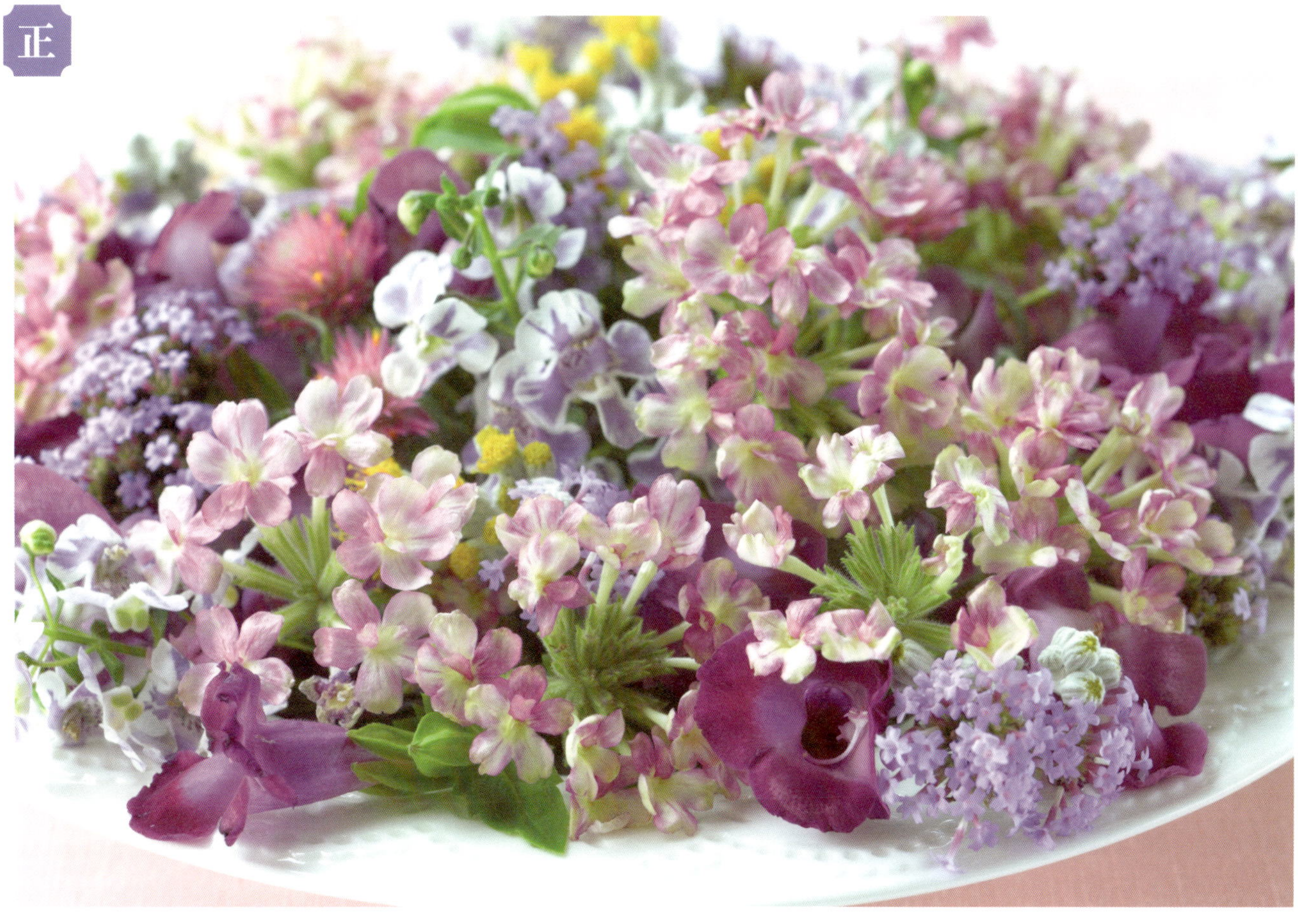

まちがいは**5つ**。全部見つけられますか？

誤

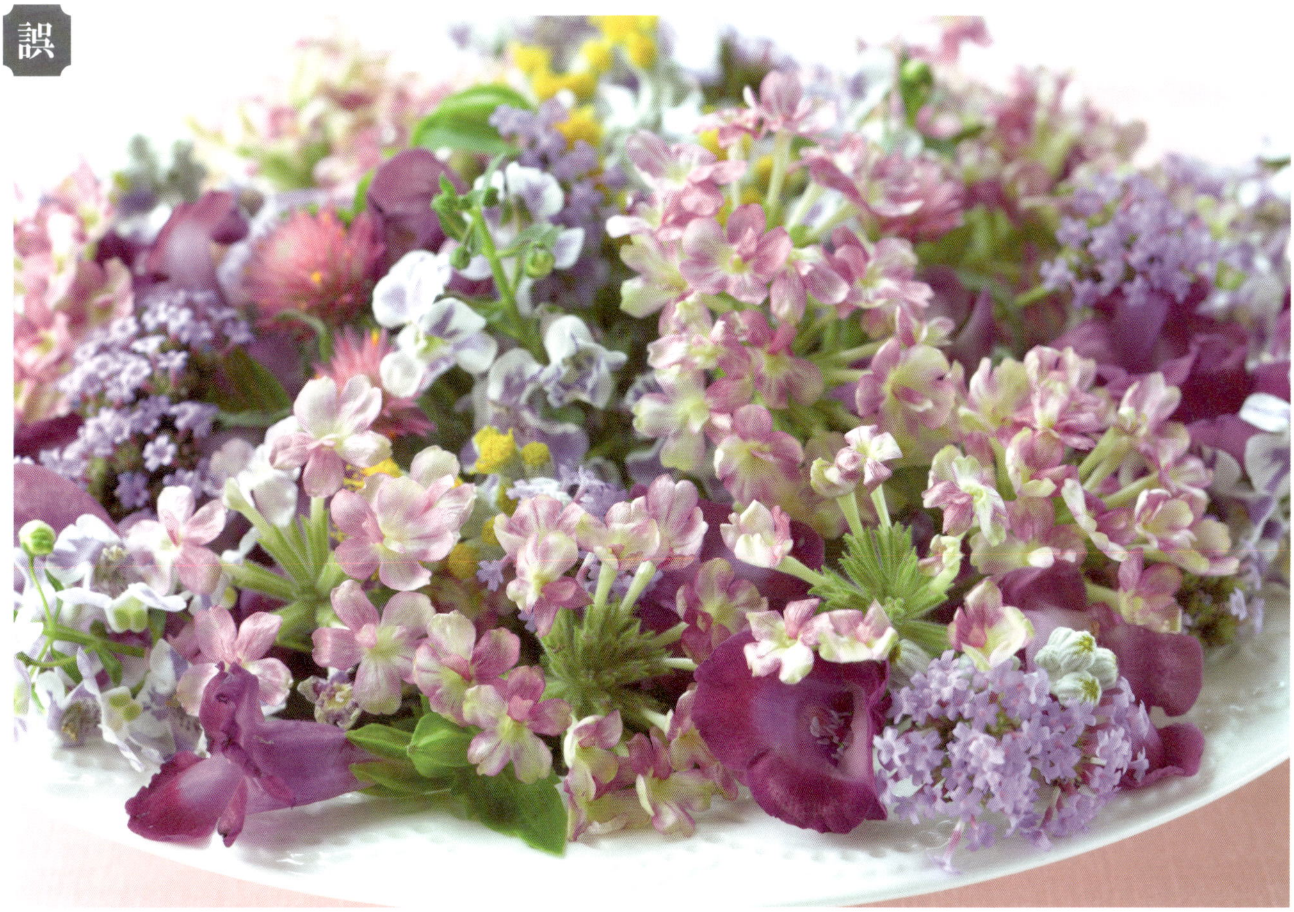

☞答えは 75 ページ

30 秋色ロマン

セロシア（ノゲイトウ）の鮮やかなピンクを、トルコギキョウやフジバカマの白い花が引き立てます。シックな鉢に秋の景色を収めました。

正

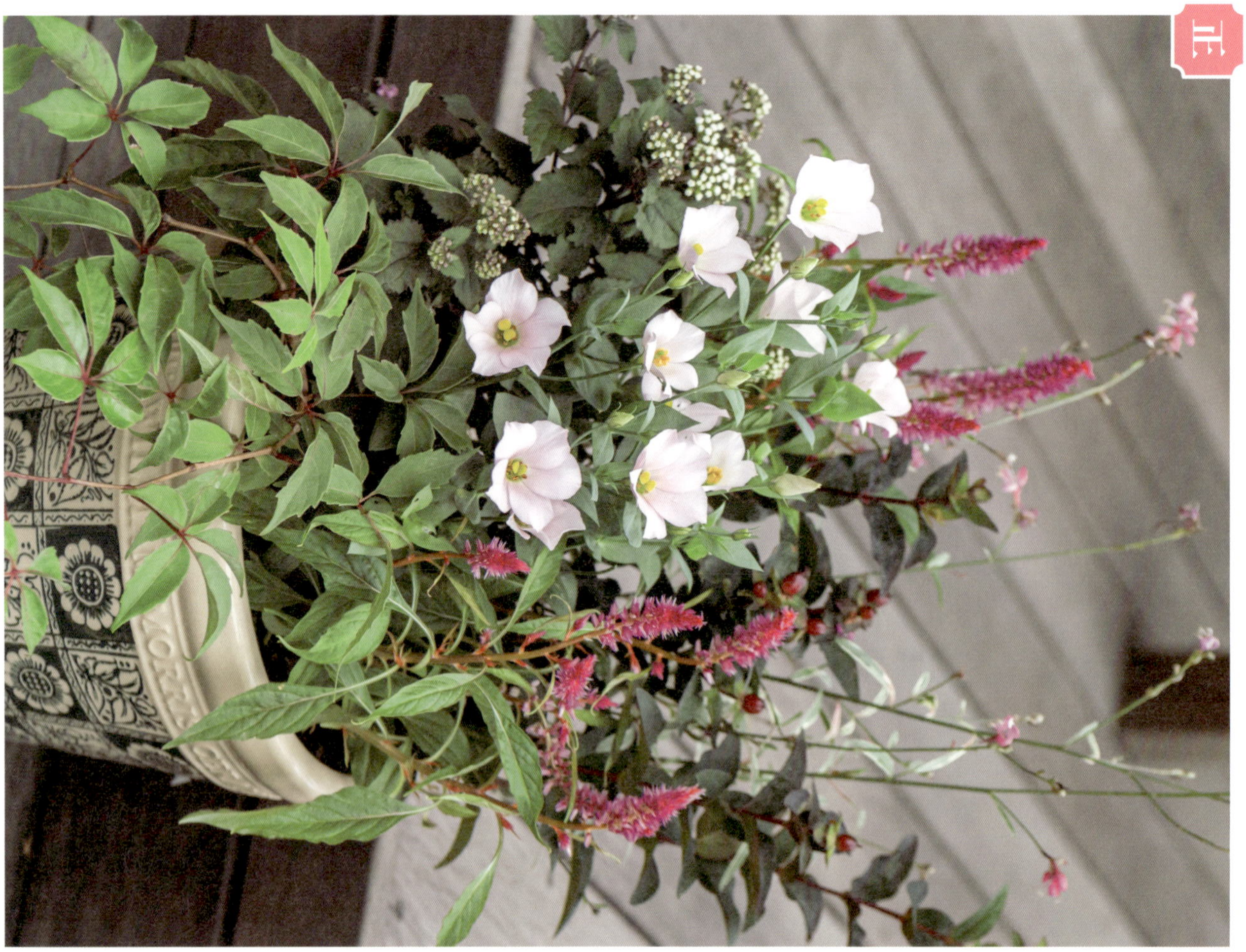

まちがいは**5つ**。全部見つけられますか？

誤

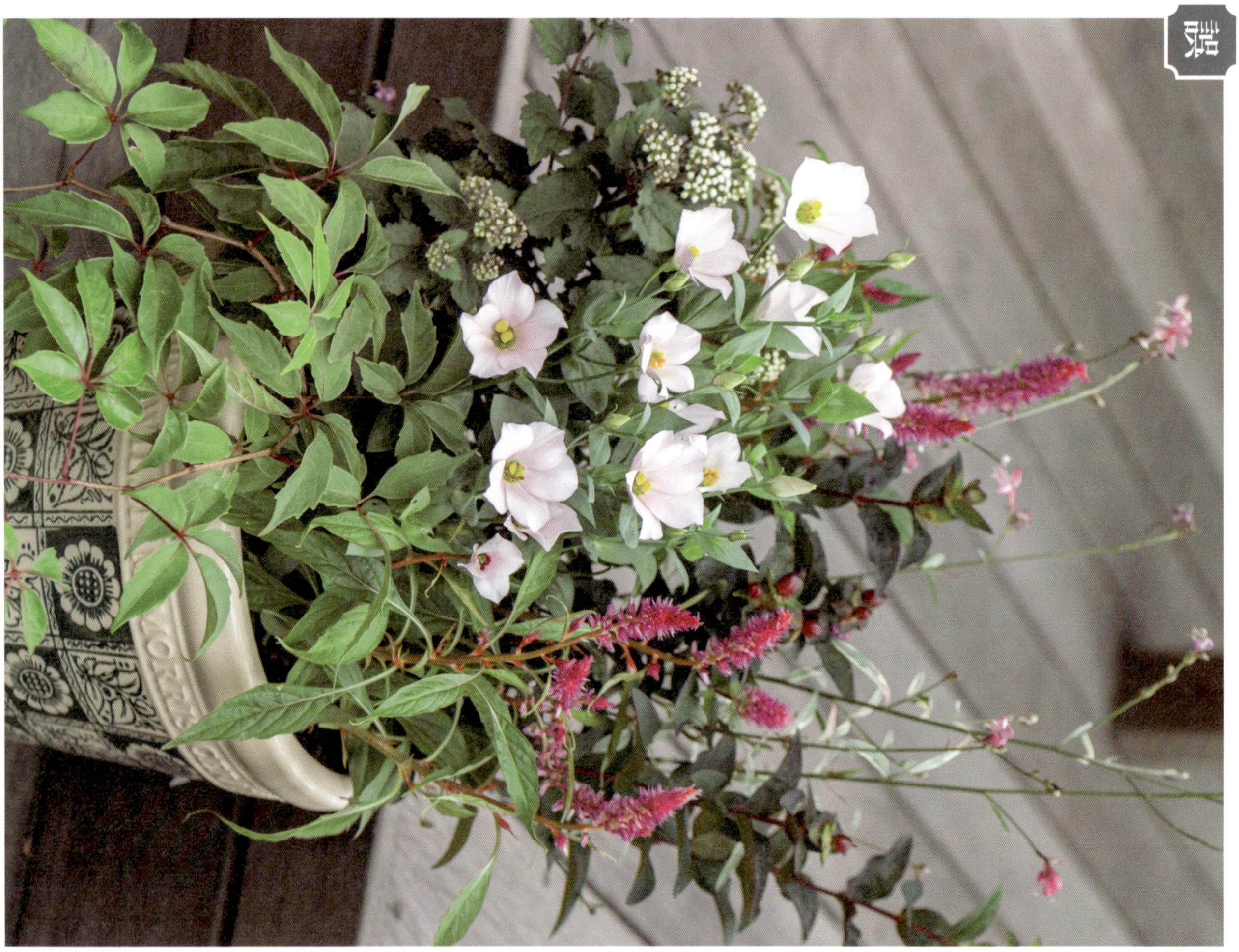

解答にかかった時間（1回目）　分　秒

解答にかかった時間（2回目）　分　秒

答えは75ページ

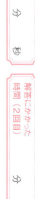

解答にかかった時間（1回目）　分　秒

解答にかかった時間（2回目）　分　秒

31 恵みのリース

ハスの実や松ぼっくり、スターアニス（八角）などの大地の実りが、楽しいリースになりました。メキシカンセージの藤色の花穂にハッとします。

正

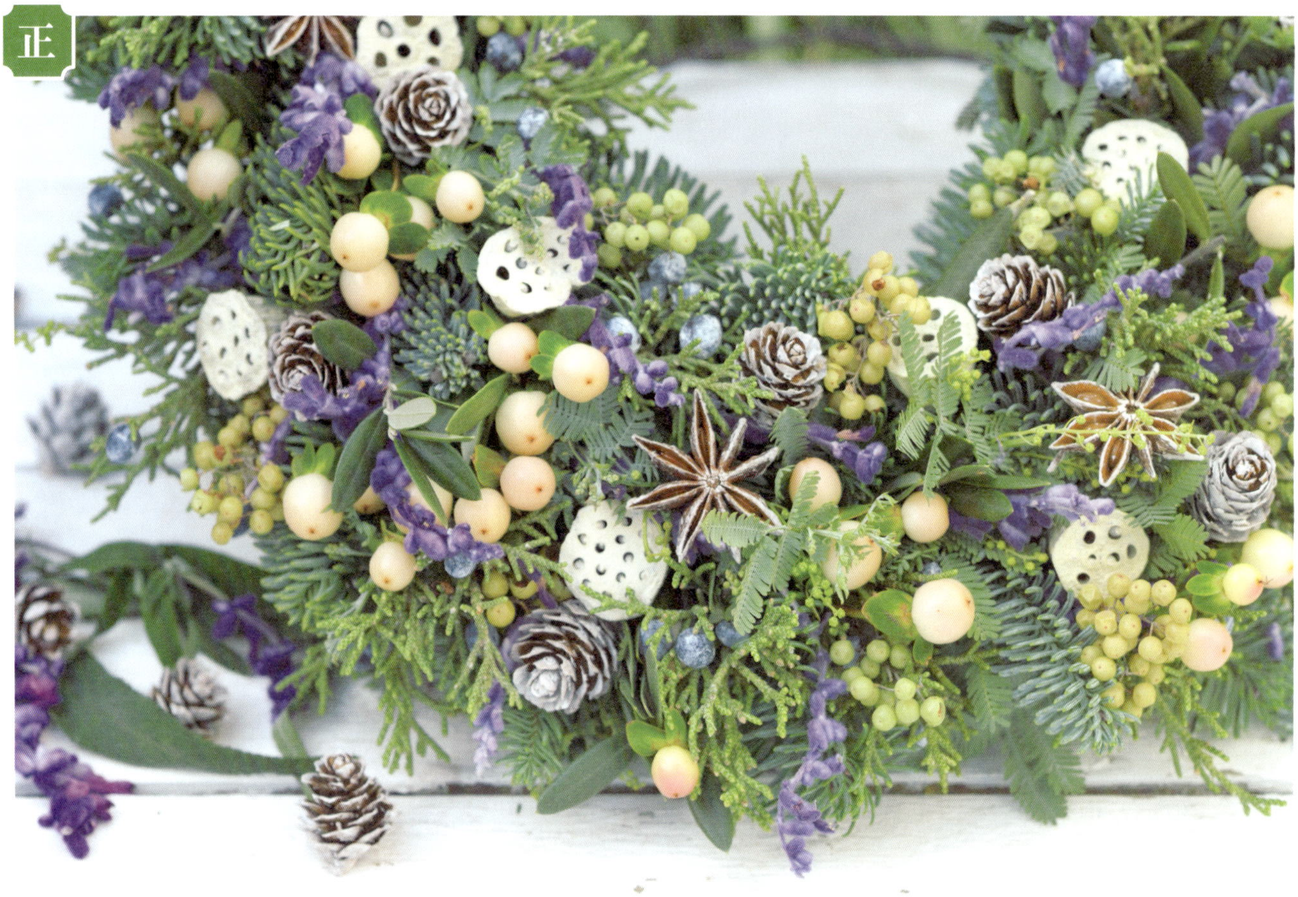

まちがいは**5つ**。全部見つけられますか？

誤

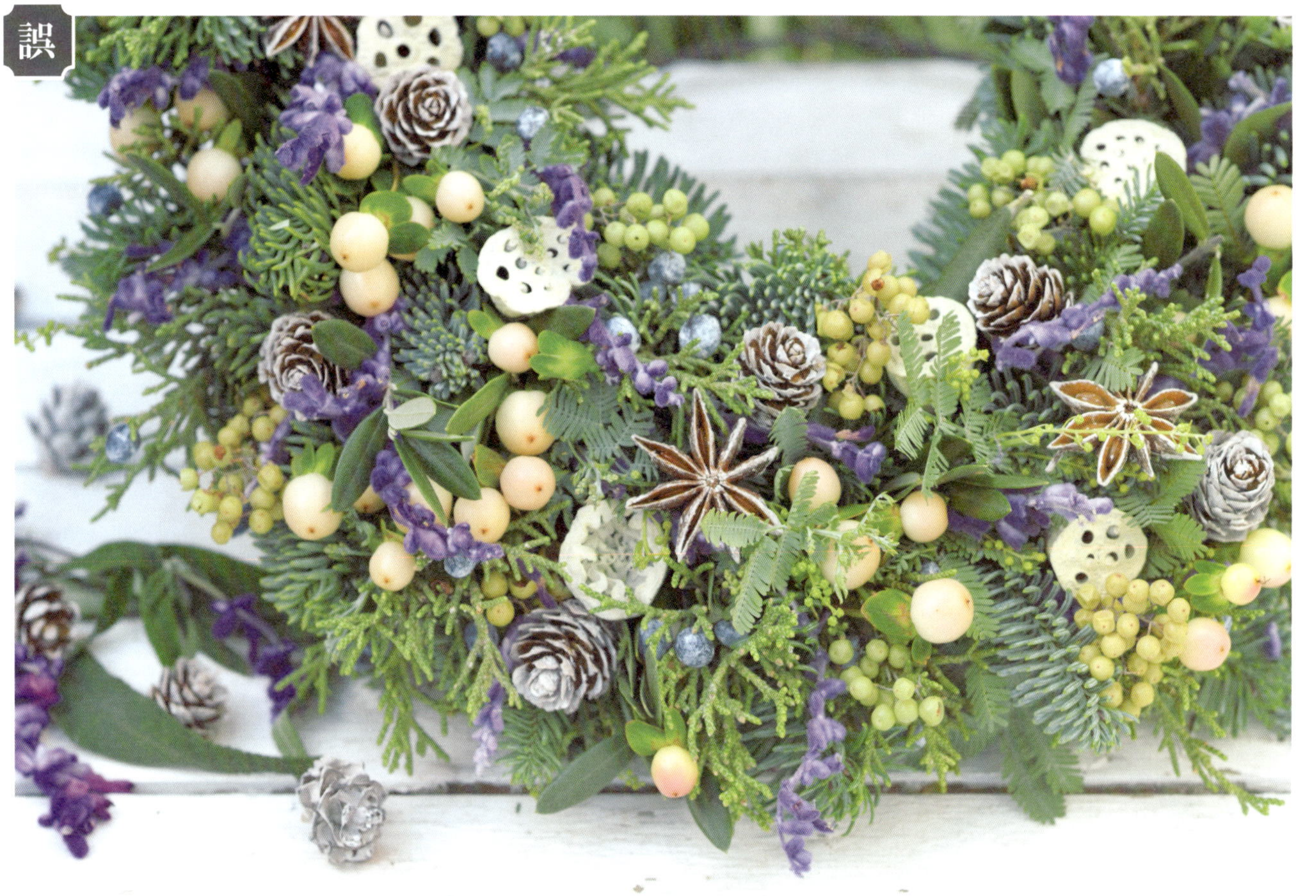

☞答えは 75 ページ

解答にかかった
時間（1回目）　分　秒

解答にかかった
時間（2回目）　分　秒

32 春の訪れ

内弁のカップ部分が、薄い黄から純白に変わる様子が魅力のマウントフッドという品種のスイセンと、ムスカリ（ブドウヒアシンス）が春の到来を告げてくれます。

正

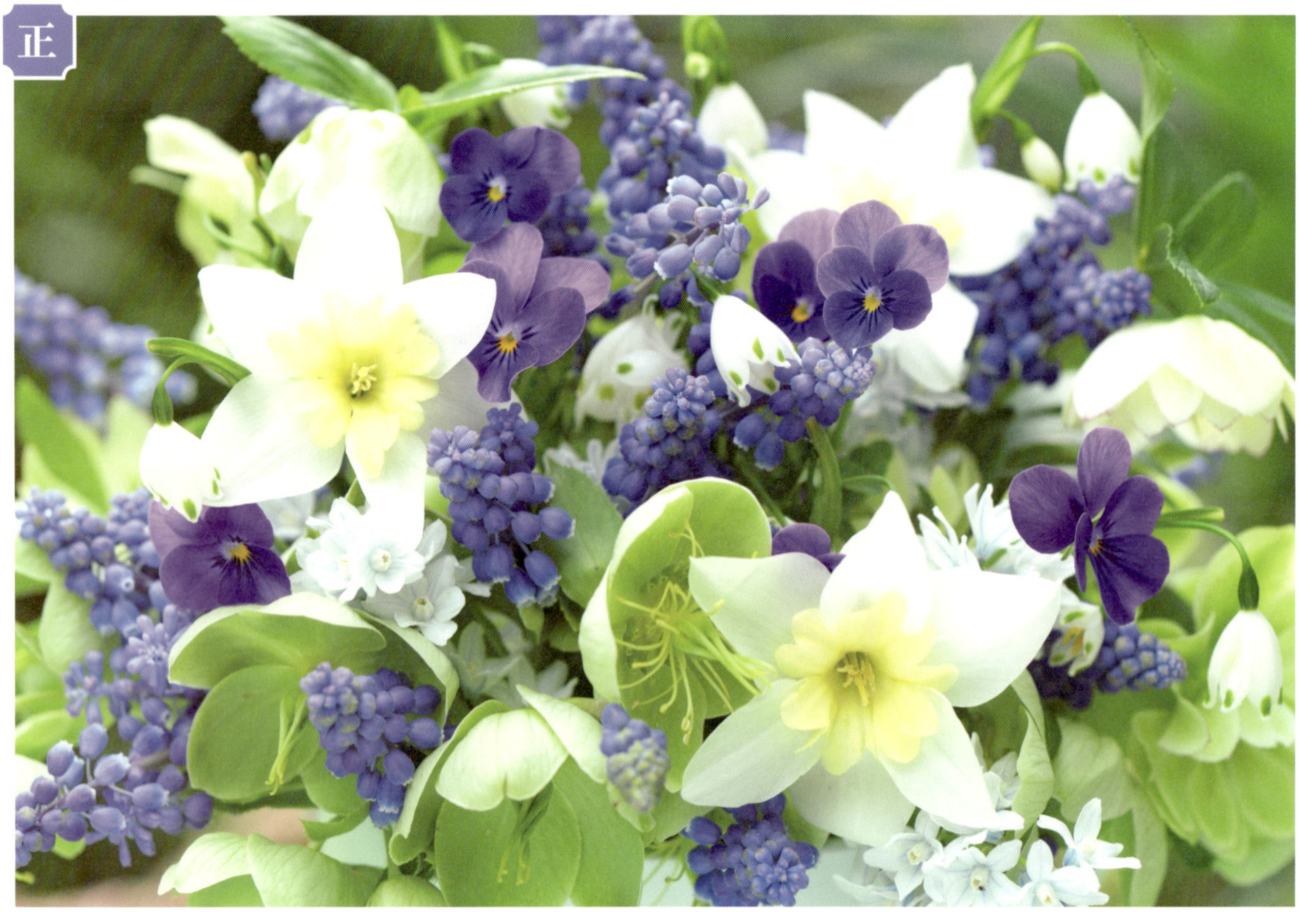

まちがいは**5つ**。全部見つけられますか？

誤

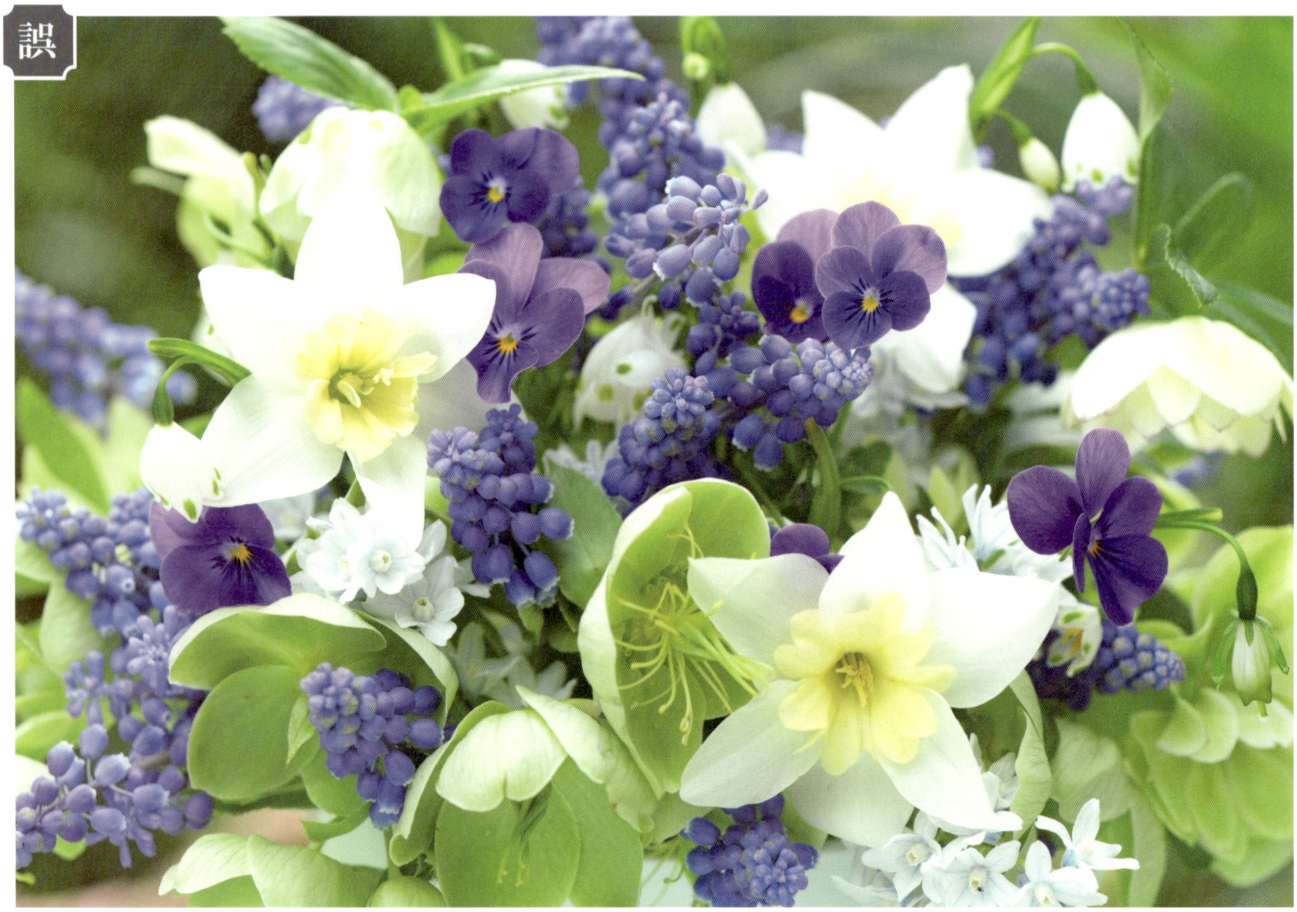

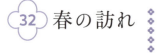

☞答えは 75 ページ

33

春とりどり

チューリップを見るとウキウキしますね。整った卵形のアプリコットビューティーと、キャンディカラーが鮮やかで花弁の先がとがった原種系チューリップのアニカです。

正

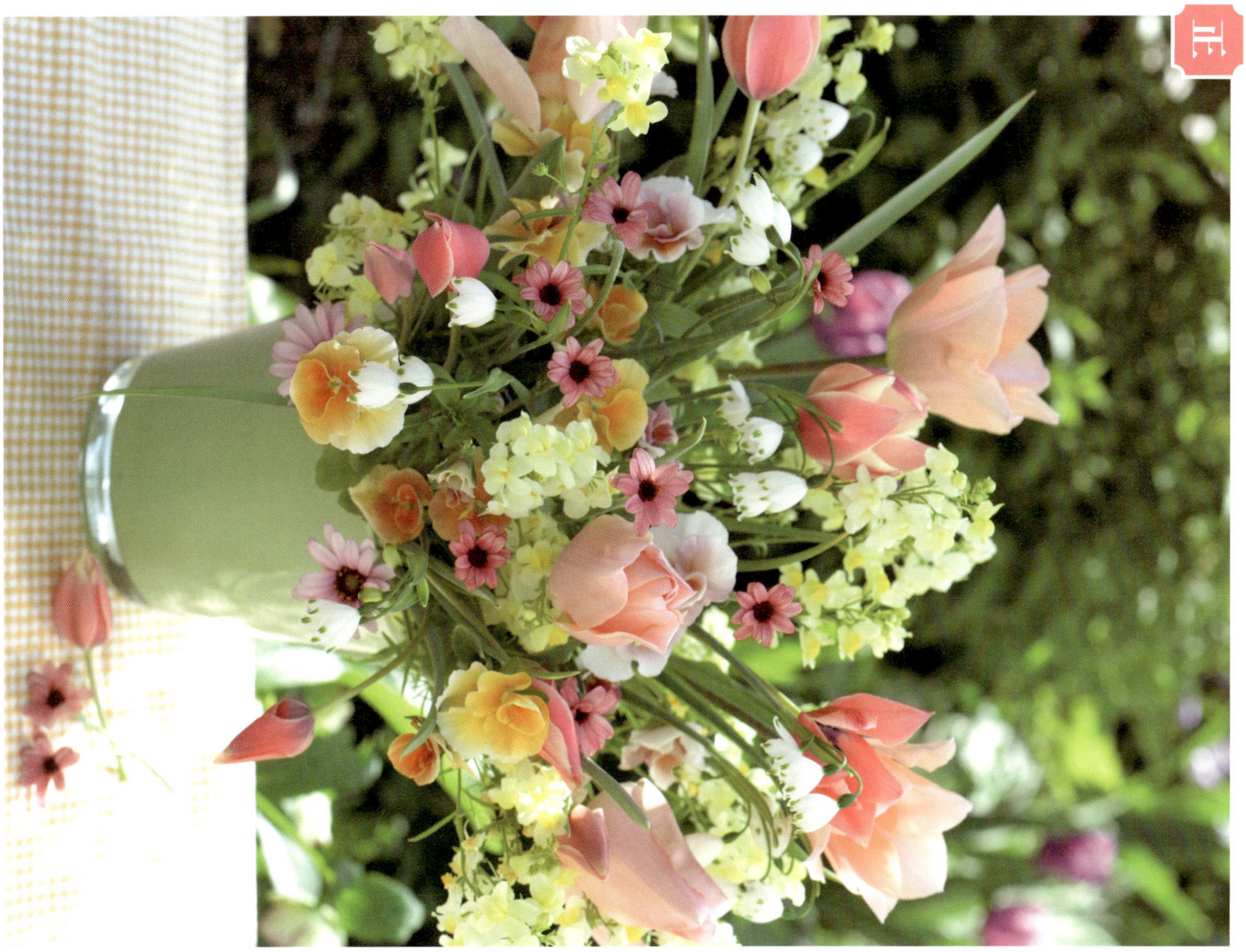

まちがいは5つ。全部見つけられますか？

誤

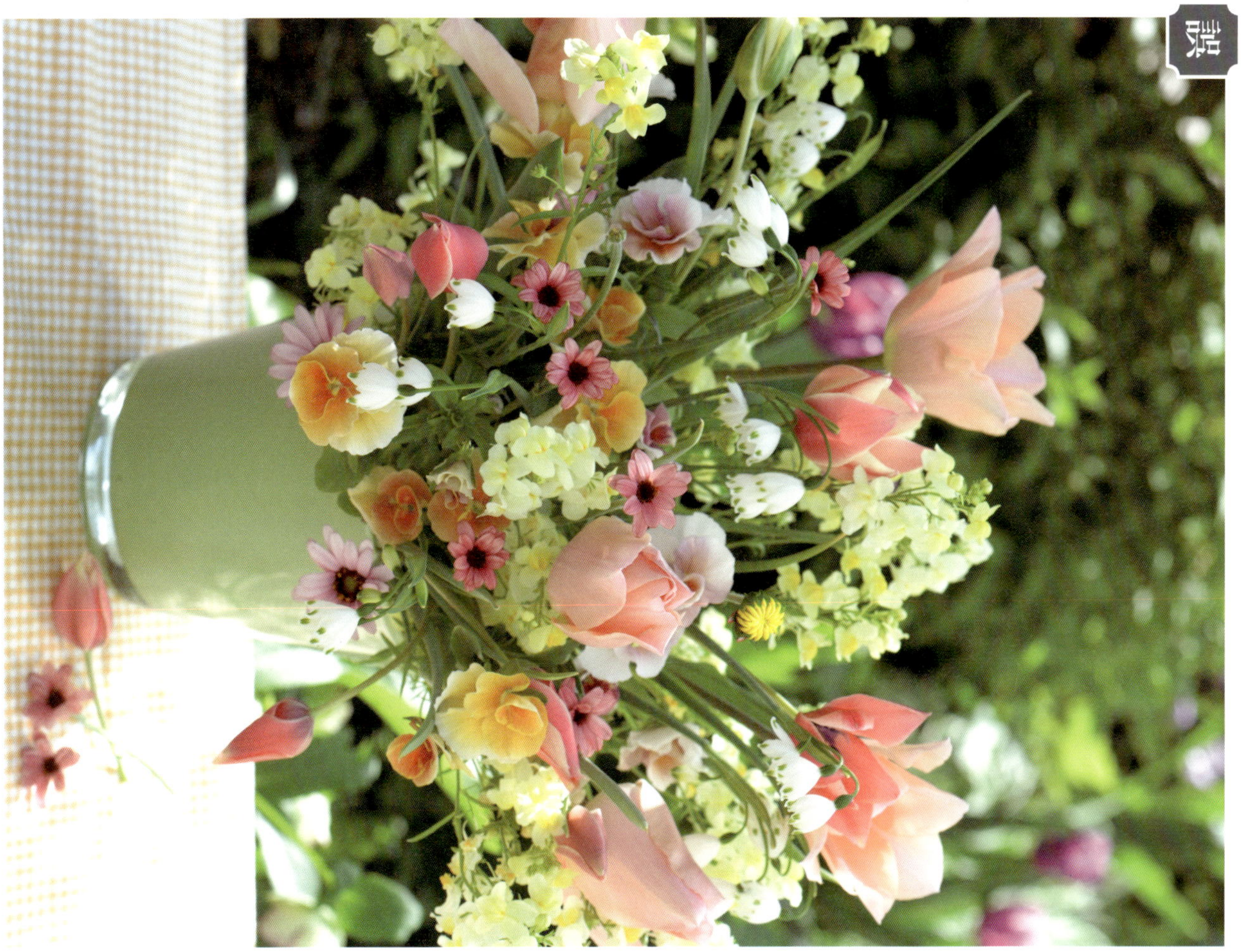

解答にかかった時間（1回目）　分　秒

解答にかかった時間（2回目）　分　秒

答えは76ページ

34 秋色アジサイ

初夏に咲いた鮮やかな花色が、落ち着いたアンティークカラーに変化したものを「秋色アジサイ」と呼びます。秋ならではの情趣を楽しんで。

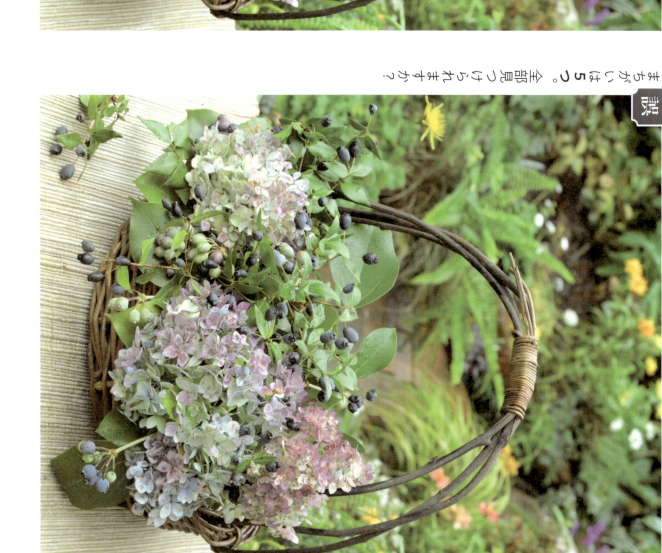

まちがいは**5つ**。全部見つけられますか？

正

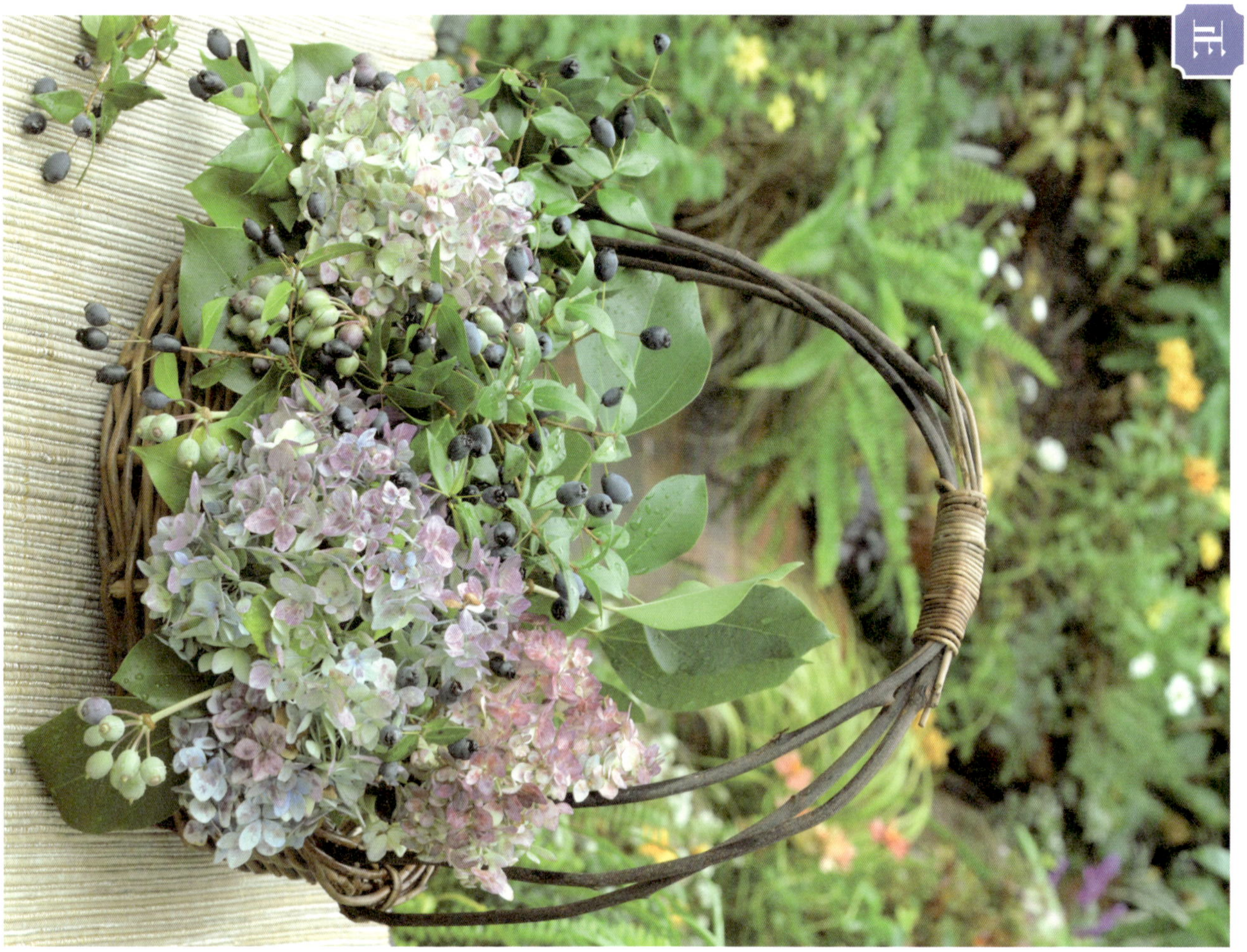

誤

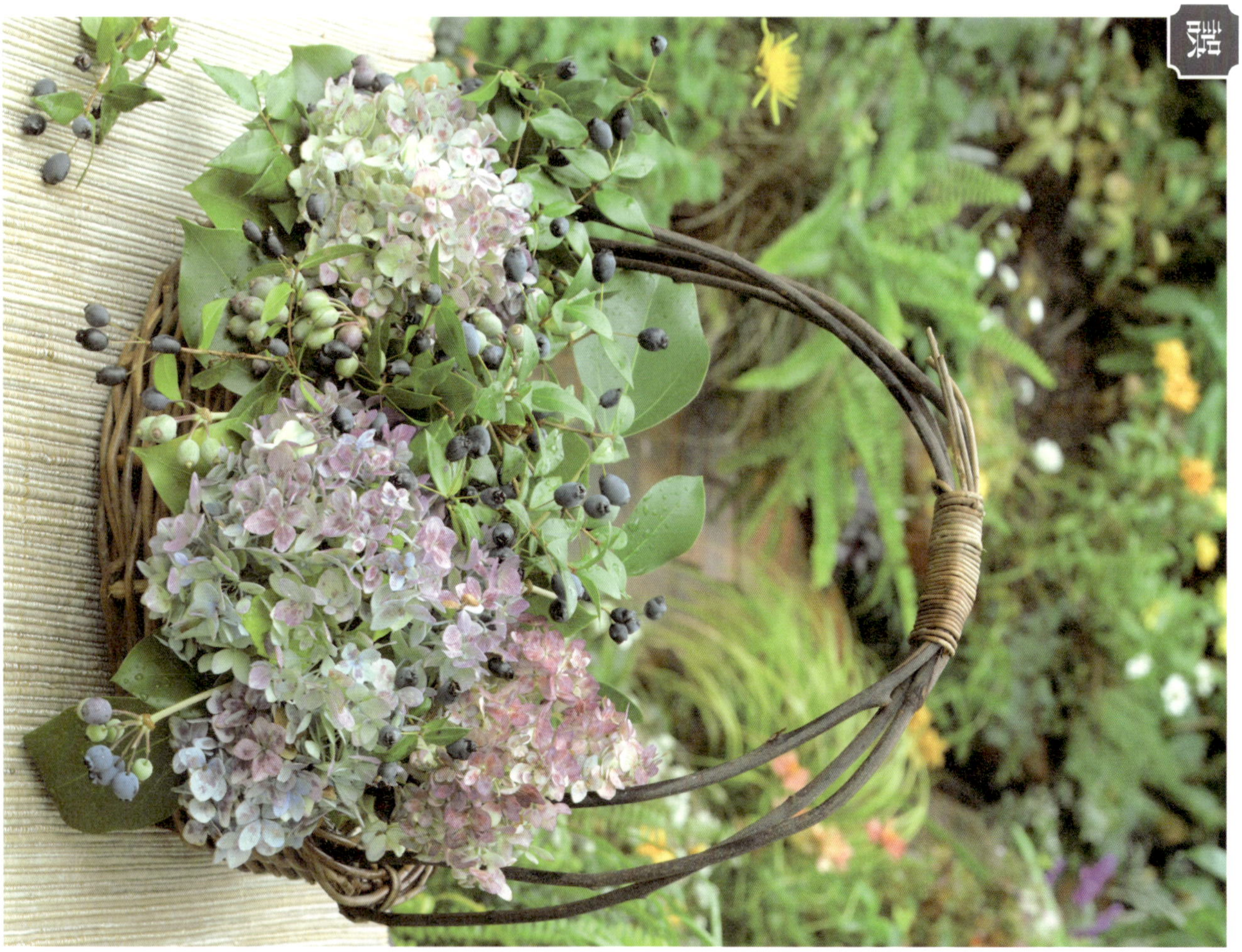

解答にかかった時間（1回目）　分　秒

解答にかかった時間（2回目）　分　秒

答えは76ページ

35 西洋アジサイ

西洋アジサイのアナベルは大きく豊かな花房が魅力。組み合わせたのはクレマチスと、花後のスカビオサ（西洋マツムシソウ）。ドライフラワーでもおなじみですね。

解答にかかった時間（1回目）　分　秒

解答にかかった時間（2回目）　分　秒

正

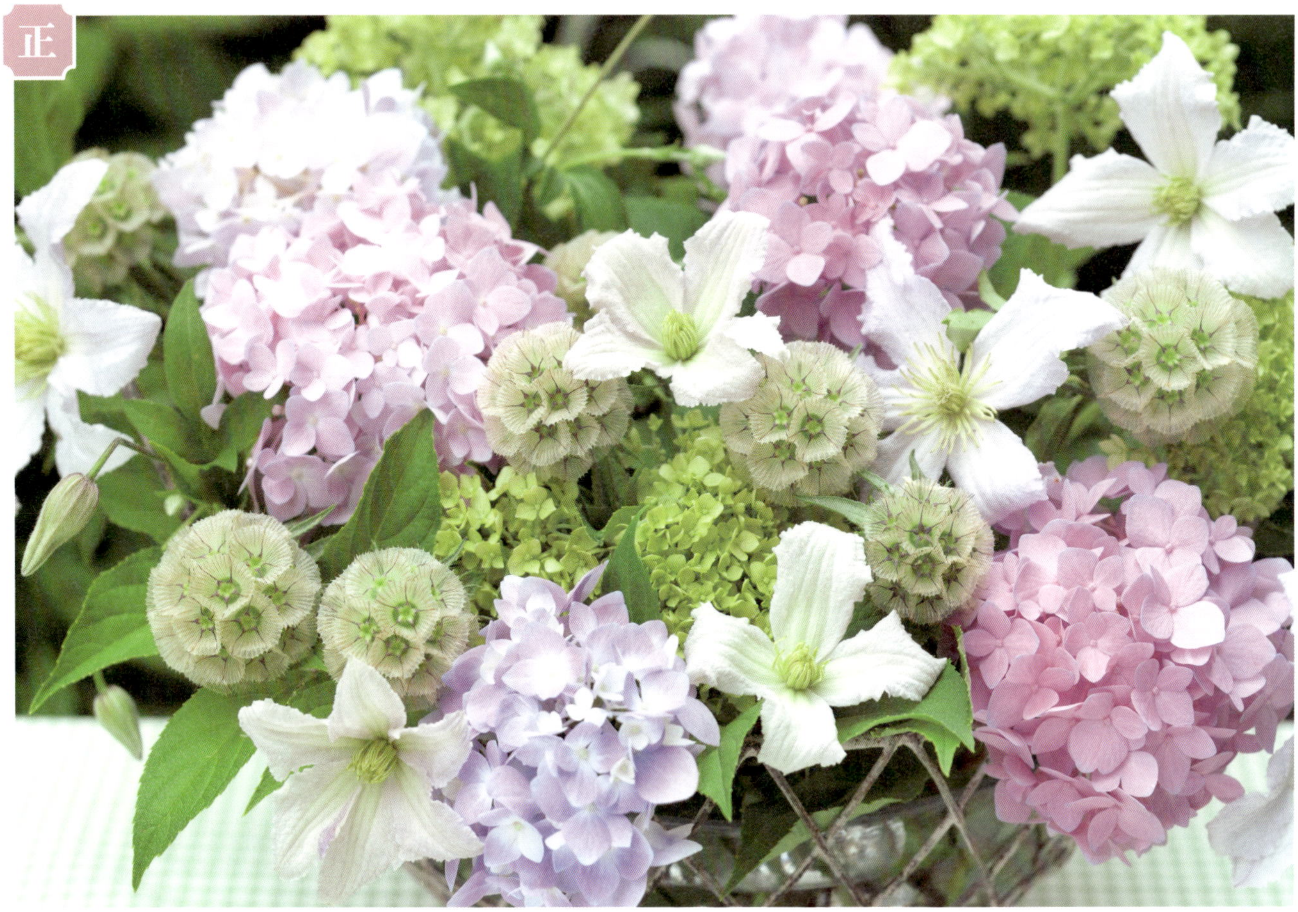

まちがいは**5つ**。全部見つけられますか？

誤

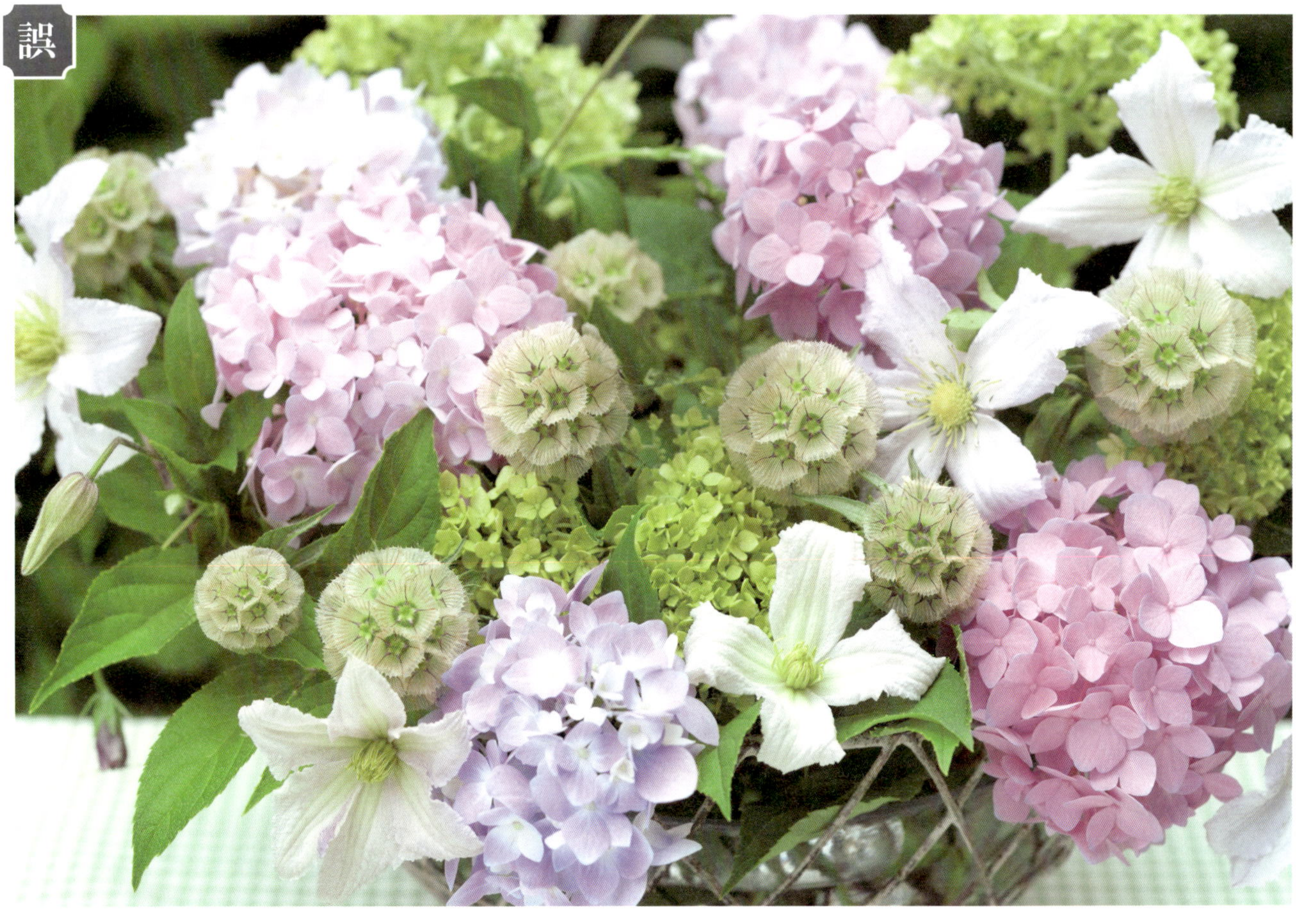

☞答えは76ページ

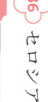

36 セロシア

夏から秋にかけて、ビビッドな色で目を楽しませてくれるケイトウには、こんな花穂をした品種も。最近では学名の「セロシア」で呼ばれることも増えました。

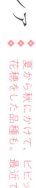

解答にかかった時間（1回目）　分　秒

解答にかかった時間（2回目）　分　秒

正

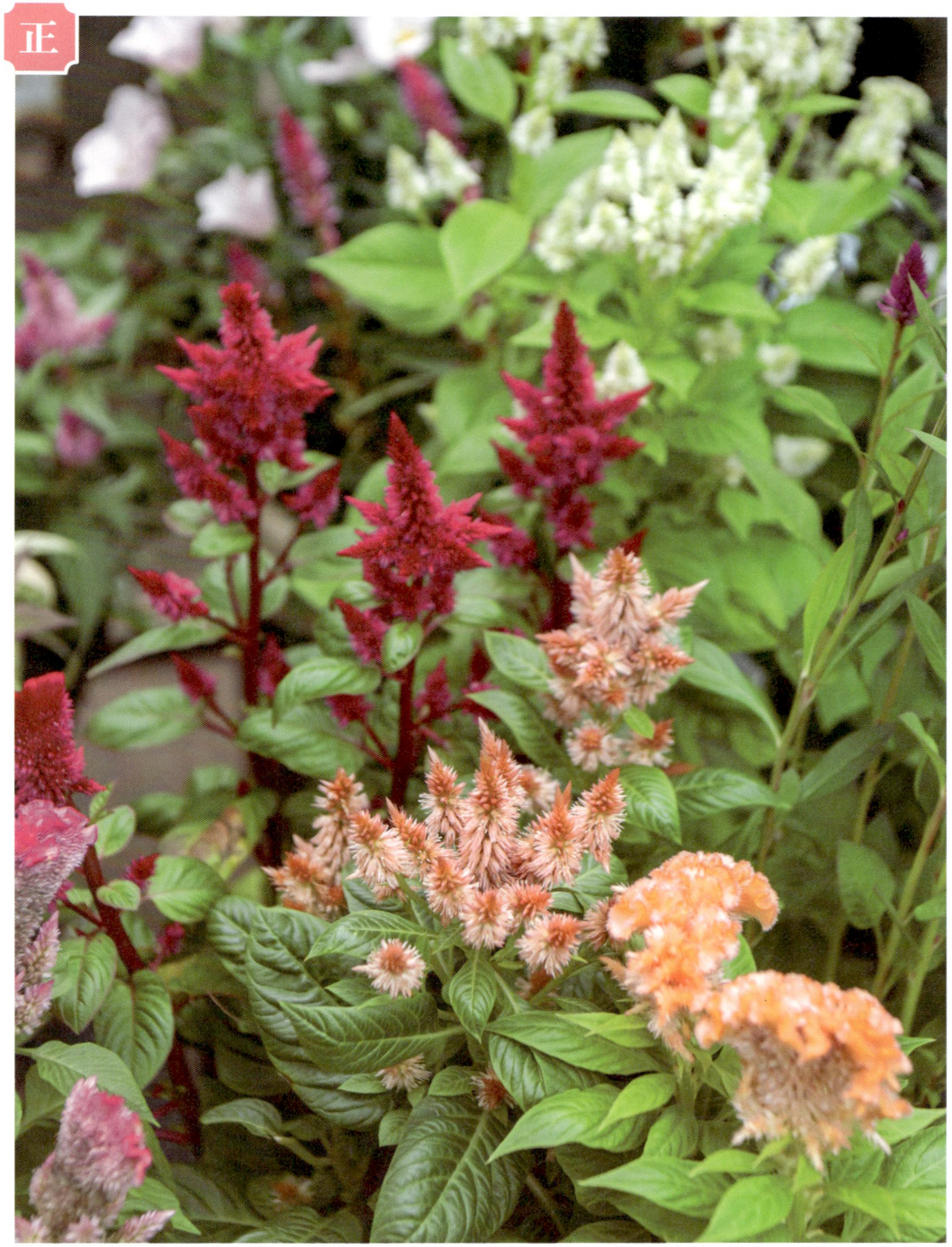

まちがいは**5つ**。全部見つけられますか？

誤

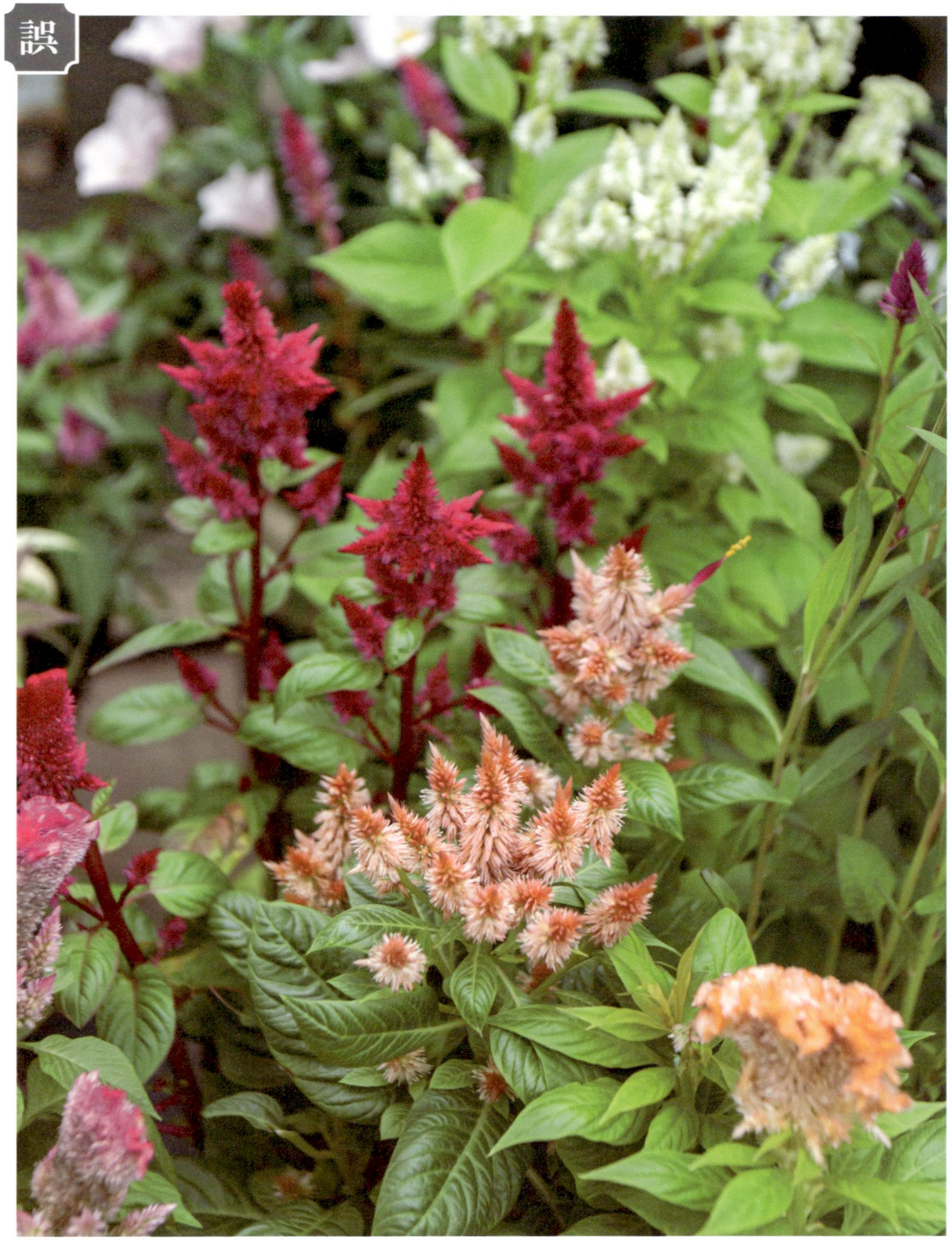

答えは76ページ

37 夕陽色に咲くジニア

燃えるようなオレンジ色はキク科のジニア（ヒャクニチソウ）。シックな黒い鉢に絡ませたクランベリーのつるが、細いながらも存在感を見せています。

解答にかかった時間（1回目）　分　秒

解答にかかった時間（2回目）　分　秒

正

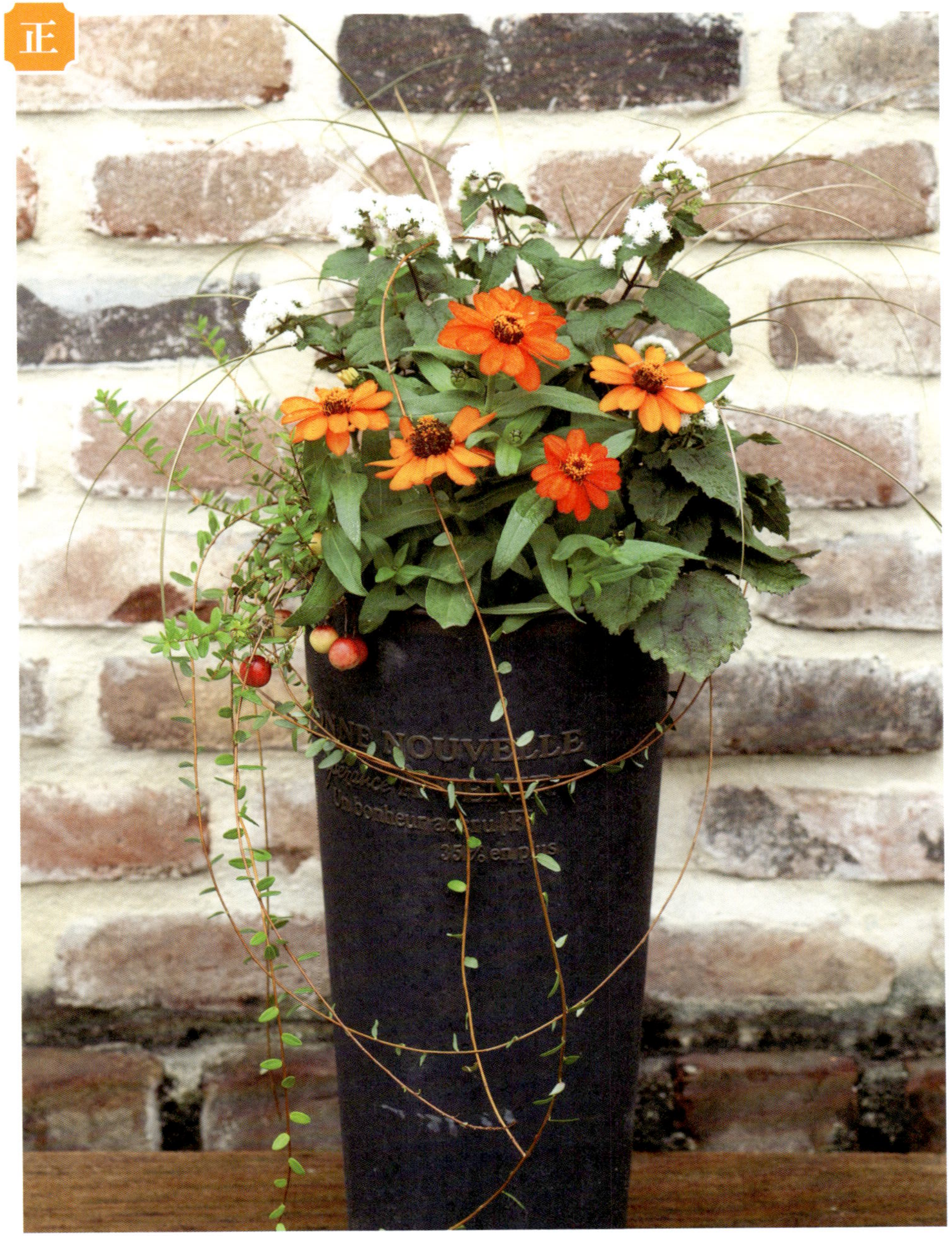

まちがいは**5つ**。全部見つけられますか？

誤

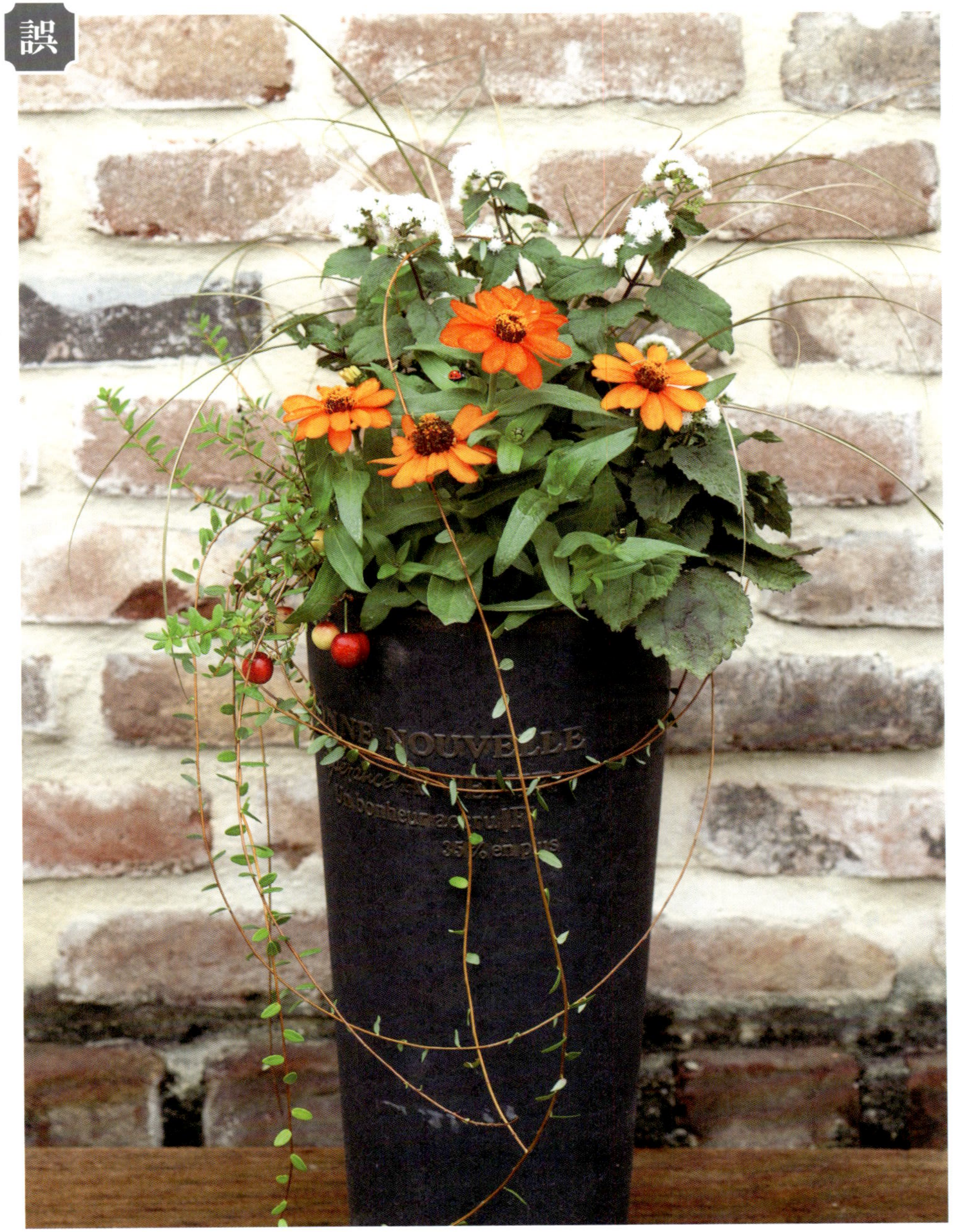

答えは76ページ

38 春色コーデ

主役のイングリッシュデージーはロリポップという品種で、花びらの内側は淡い色、裏側はくっきりピンク。横顔のかわいらしさにときめきます。

正

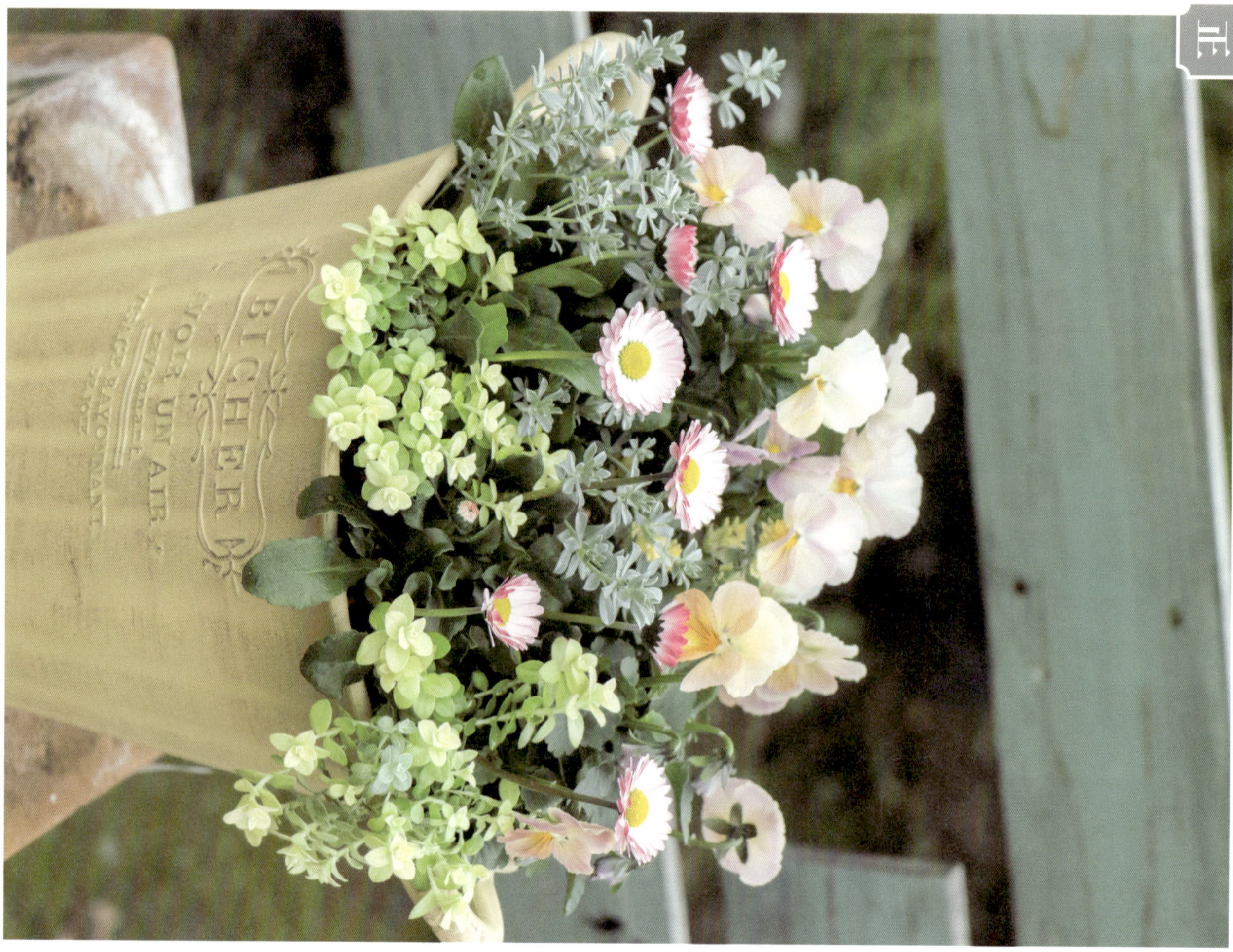

まちがいは**5つ**。全部見つけられますか？

誤

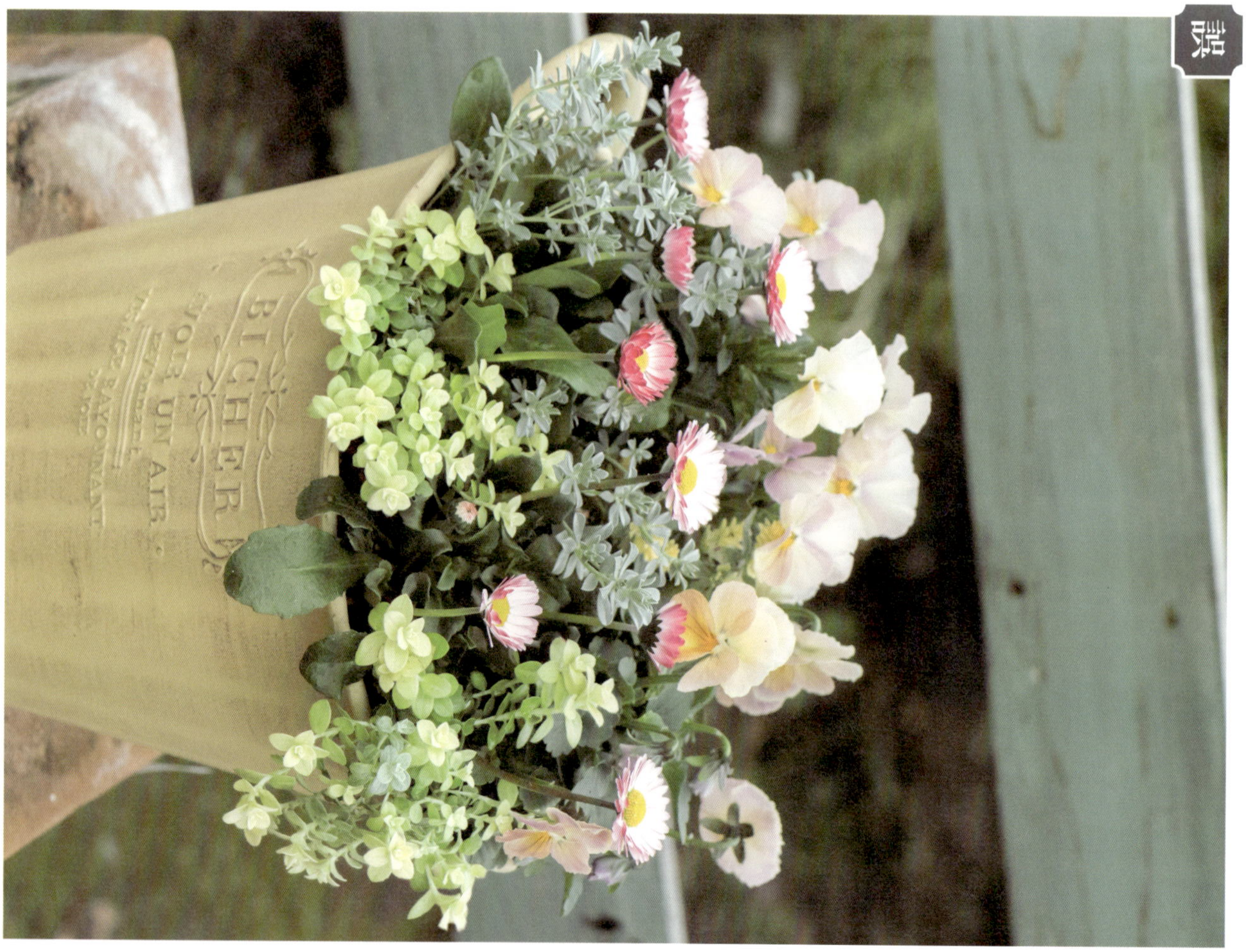

解答にかかった時間（1回目）　分　秒

解答にかかった時間（2回目）　分　秒

答えは76ページ

解答にかかった
時間（1回目）　分　秒

解答にかかった
時間（2回目）　分　秒

39 日々咲きます

薄ピンクと濃いピンク、どちらもニチニチソウ（日々草）とは驚きませんか。初夏から晩秋まで日々、次々と花が咲くため、この名前がつきました。

正

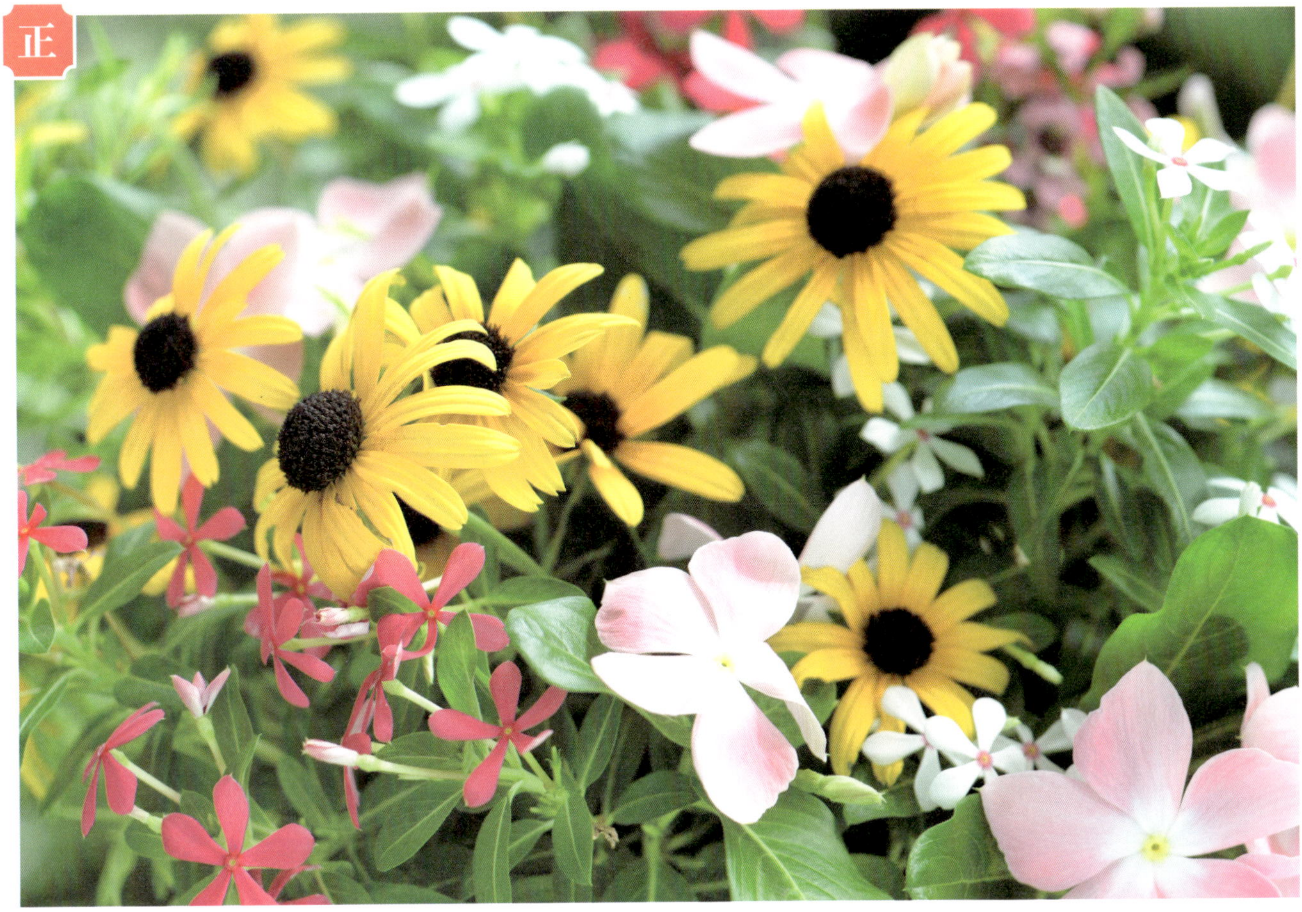

まちがいは**5つ**。全部見つけられますか？

誤

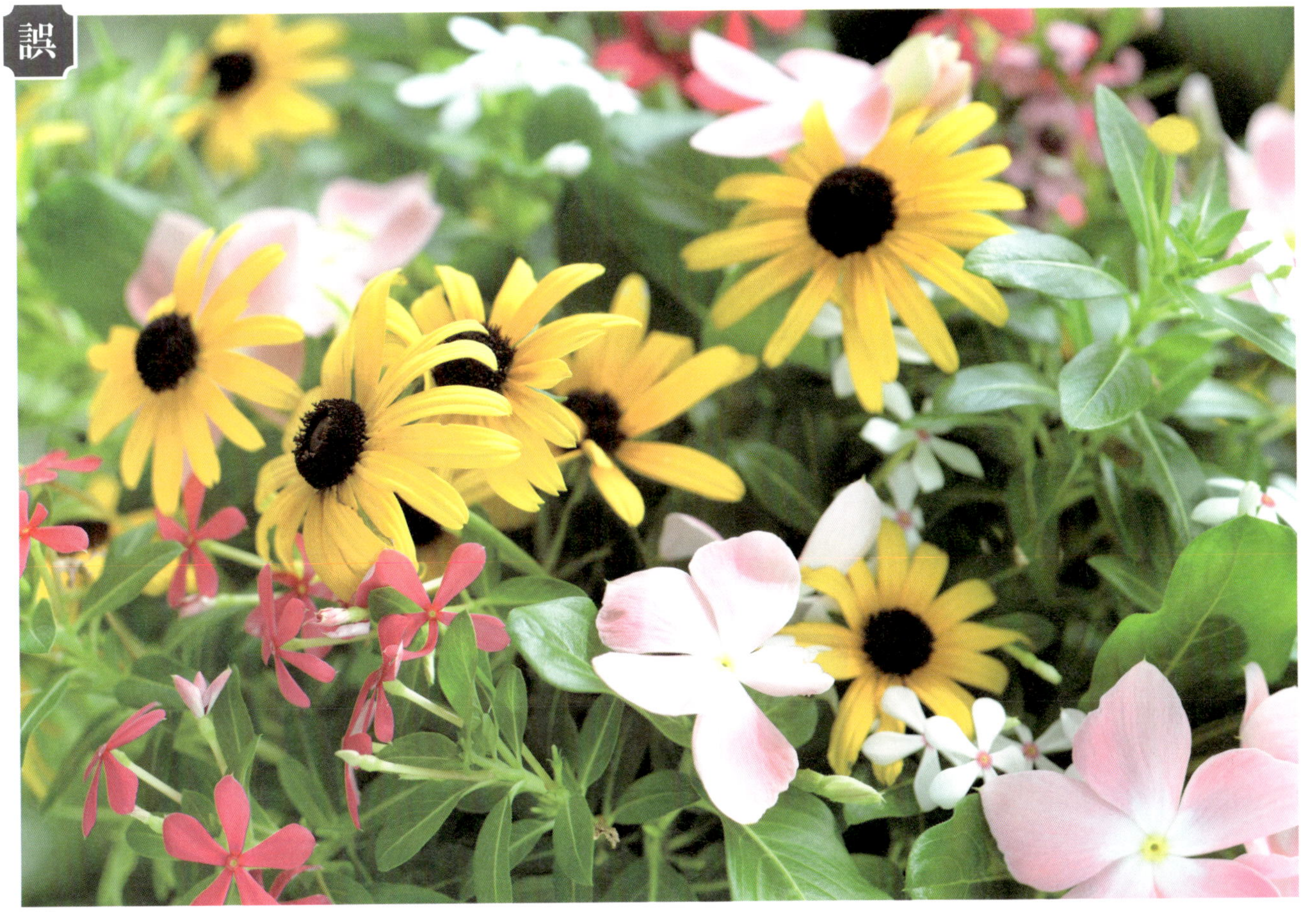

☞答えは76ページ

40 みんな笑顔で

藤紫や赤紫のビオラをはじめ、春を呼び込む花たちが、楽しそうにこちらを見ています。黄色の花はヒメキンギョソウ（姫金魚草）、淡いピンクはネメシアです。

解答にかかった時間（1回目）　分　秒

解答にかかった時間（2回目）　分　秒

正

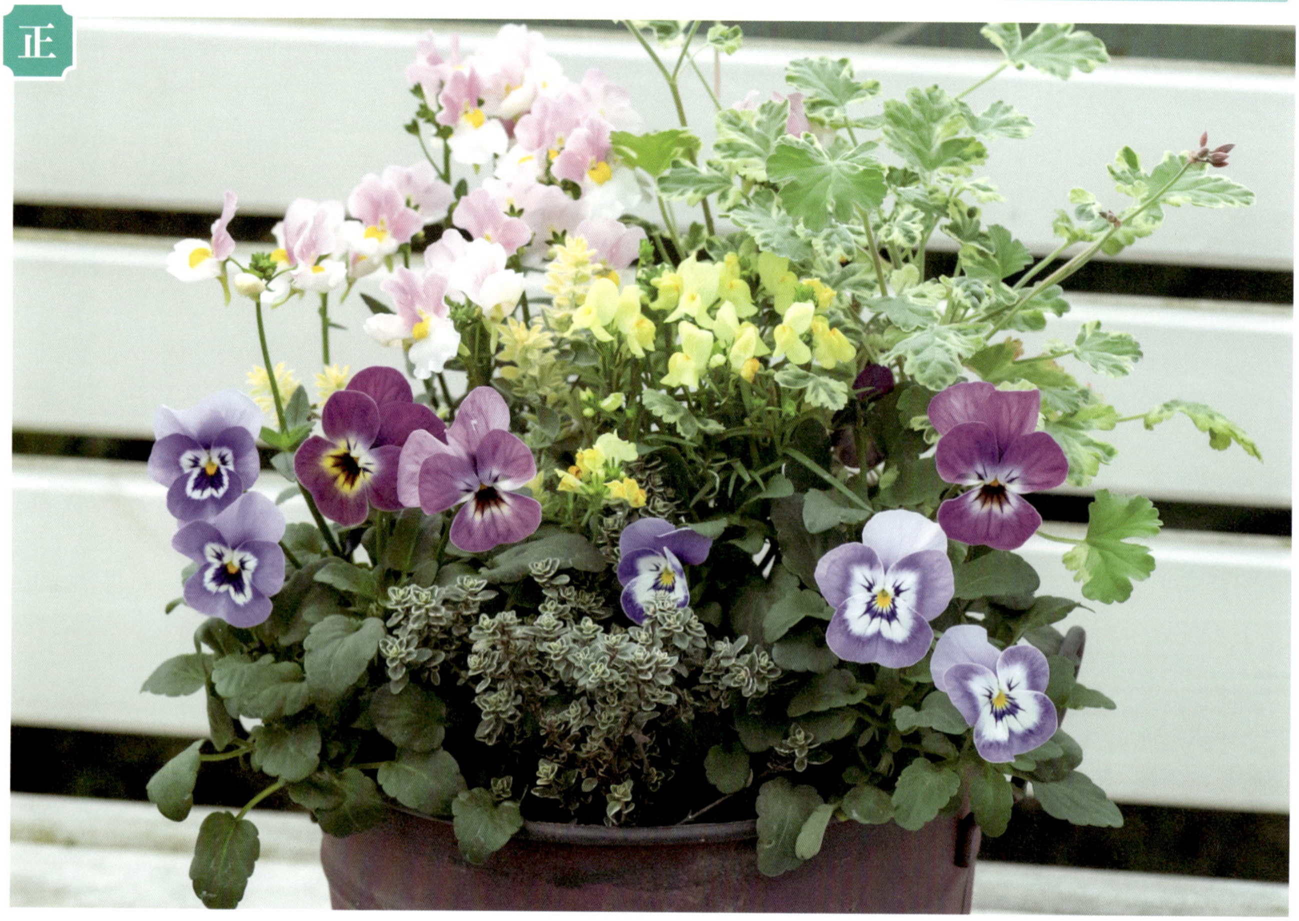

まちがいは**5つ**。全部見つけられますか？

誤

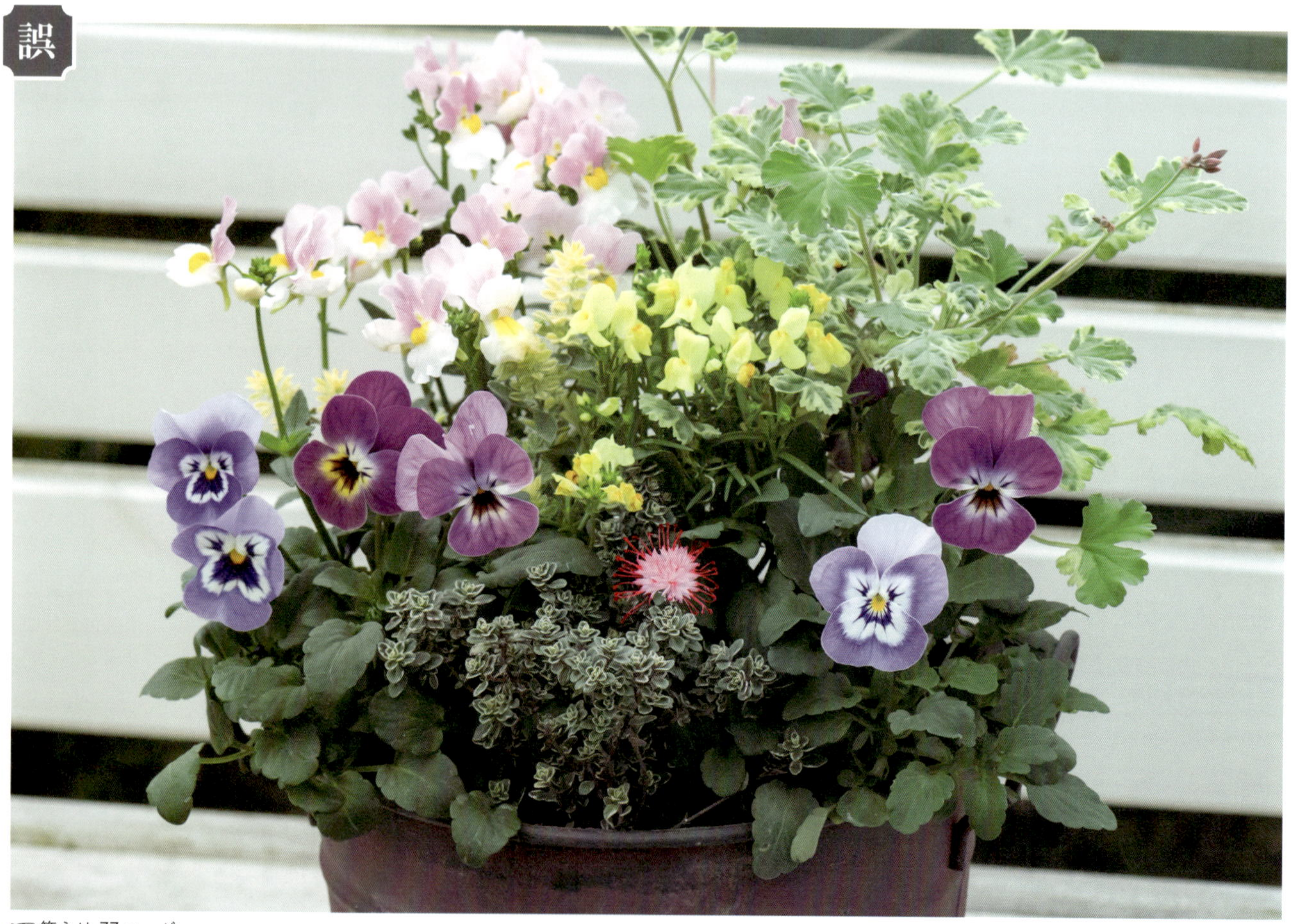

☞答えは 77 ページ

41 心ときめく春

ヒマラヤユキノシタやヒアシンスの淡いピンクに、クリスマスローズの白、そしてミニスイセンとミモザの鮮やかな黄色。春を謳歌しています。

解答にかかった時間（1回目）	分	秒
解答にかかった時間（2回目）	分	秒

正

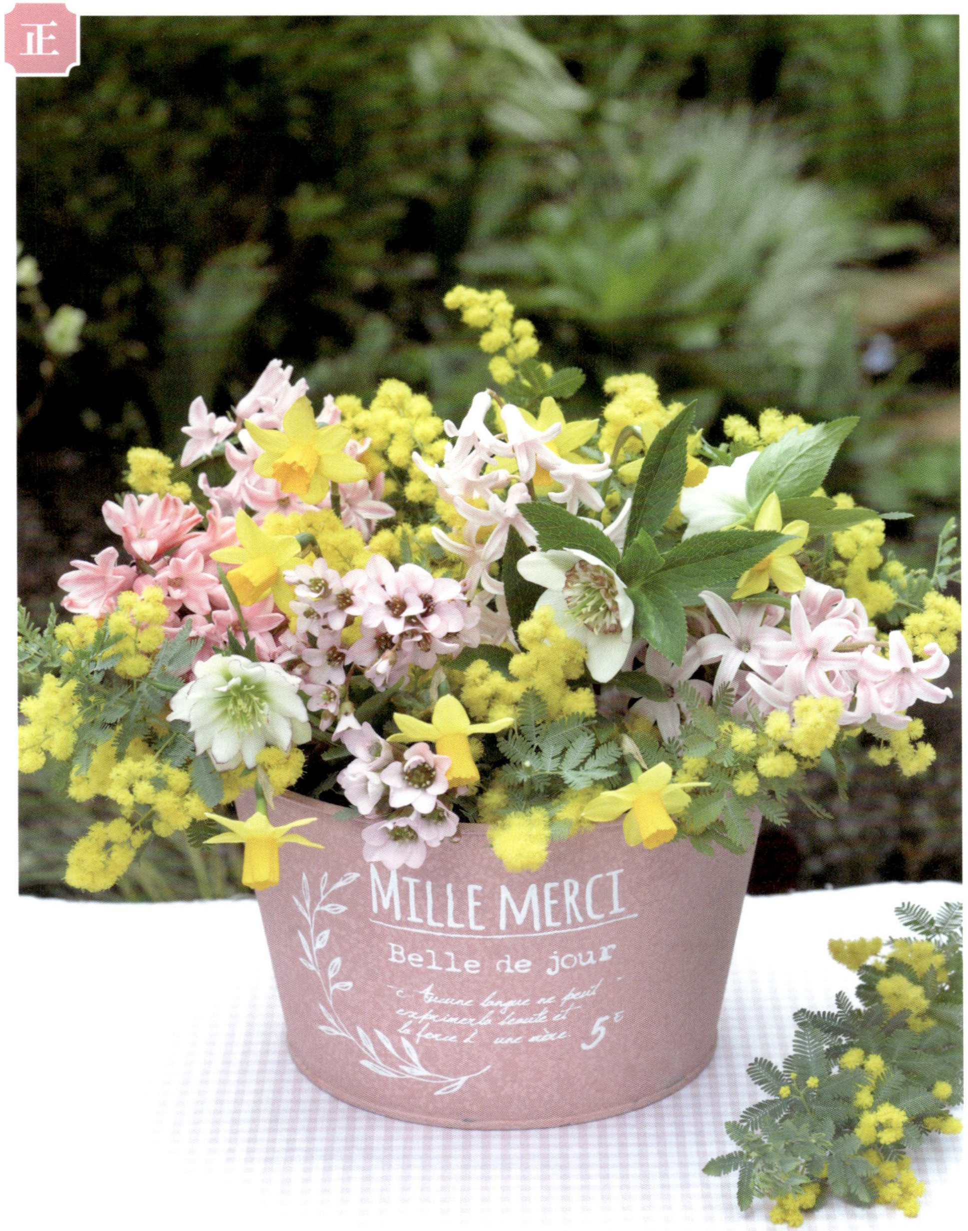

まちがいは**5つ**。全部見つけられますか？

誤

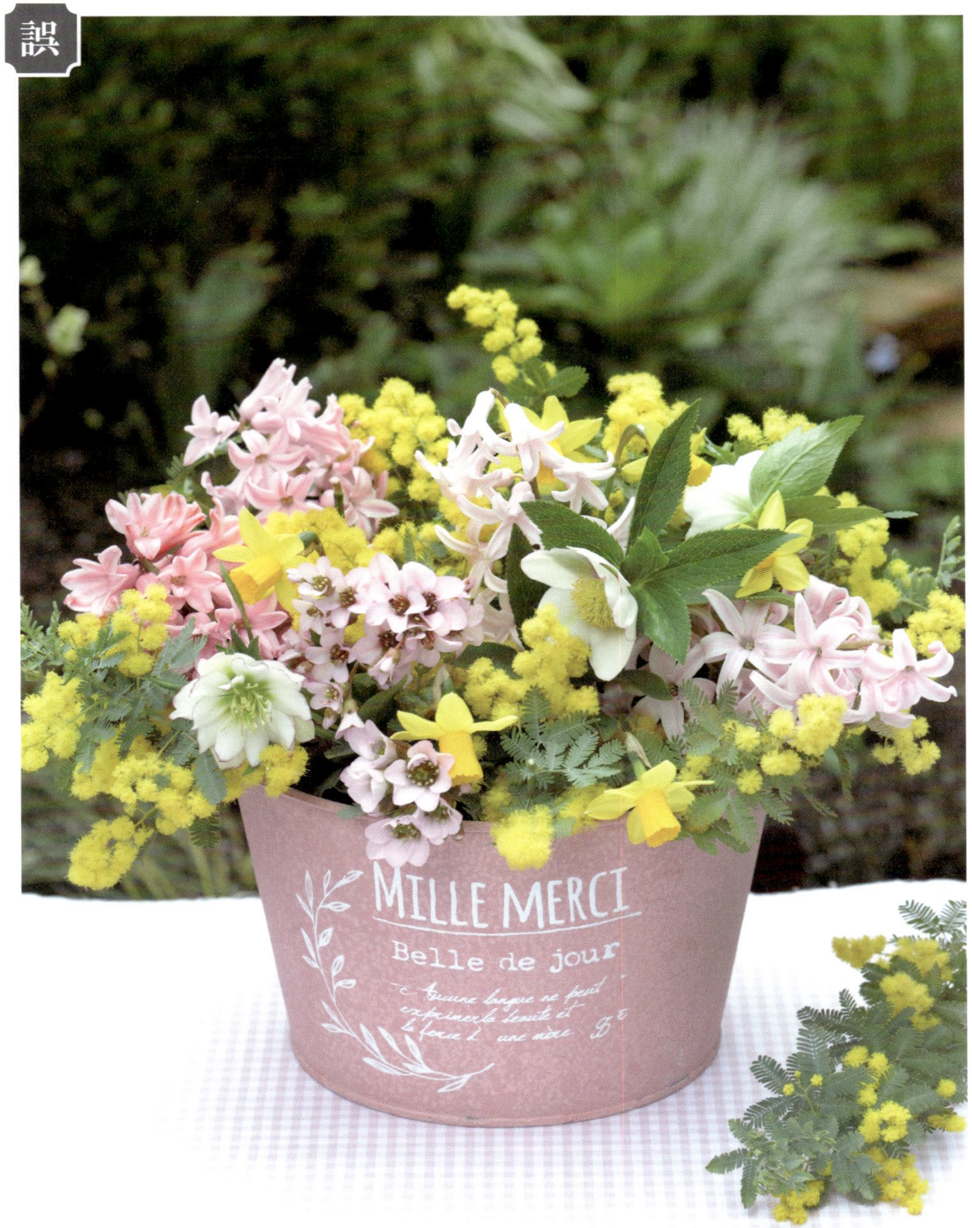

答えは77ページ

42 ペチュニア

アンティークな雰囲気のブリキ鉢に合わせて、花を白一色に。八重咲きのペチュニアはエレガントに、ほかはかわいらしく。コントラストを楽しみます。

解答にかかった時間（1回目）　　分　　秒

解答にかかった時間（2回目）　　分　　秒

正

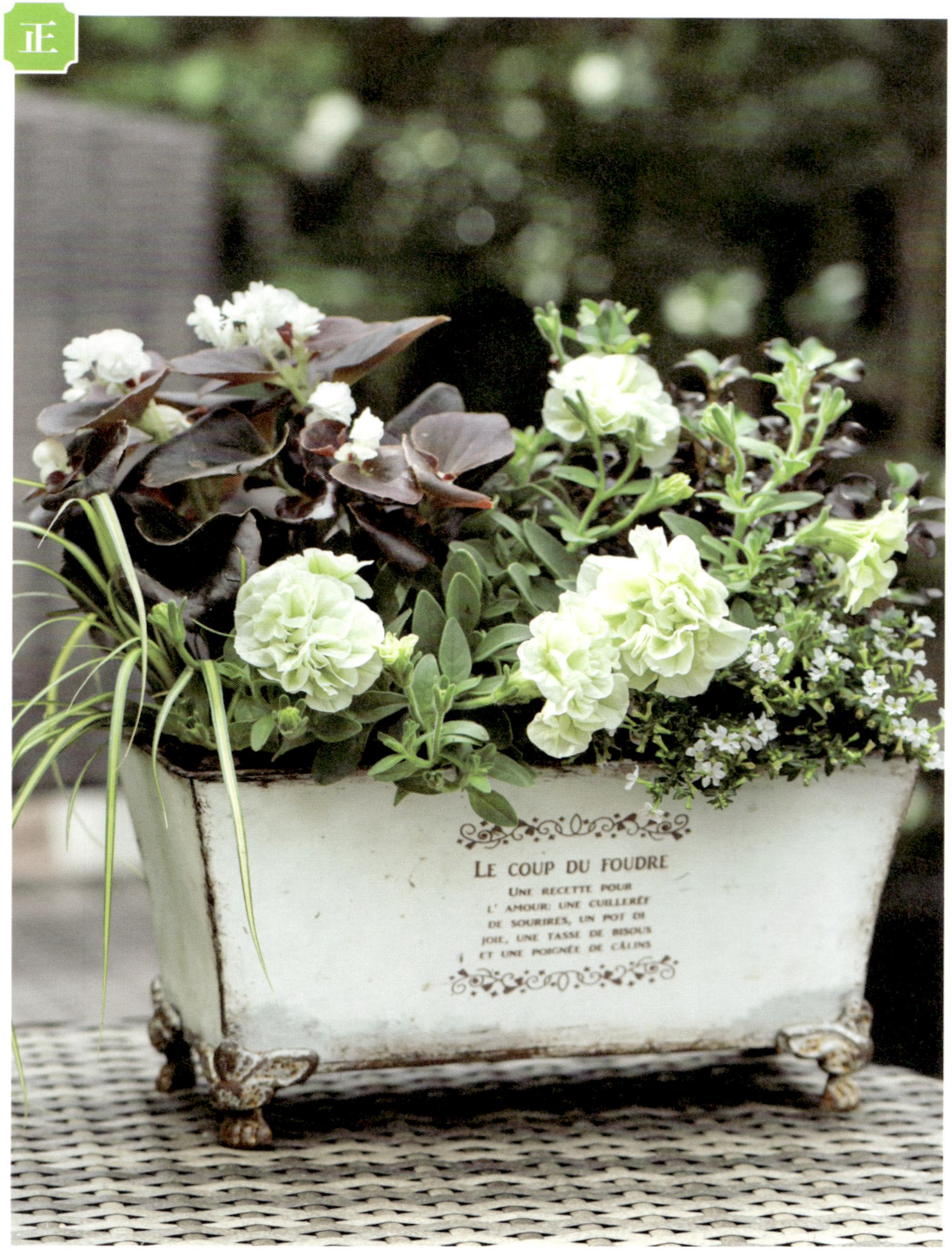

まちがいは**5つ**。全部見つけられますか？

誤

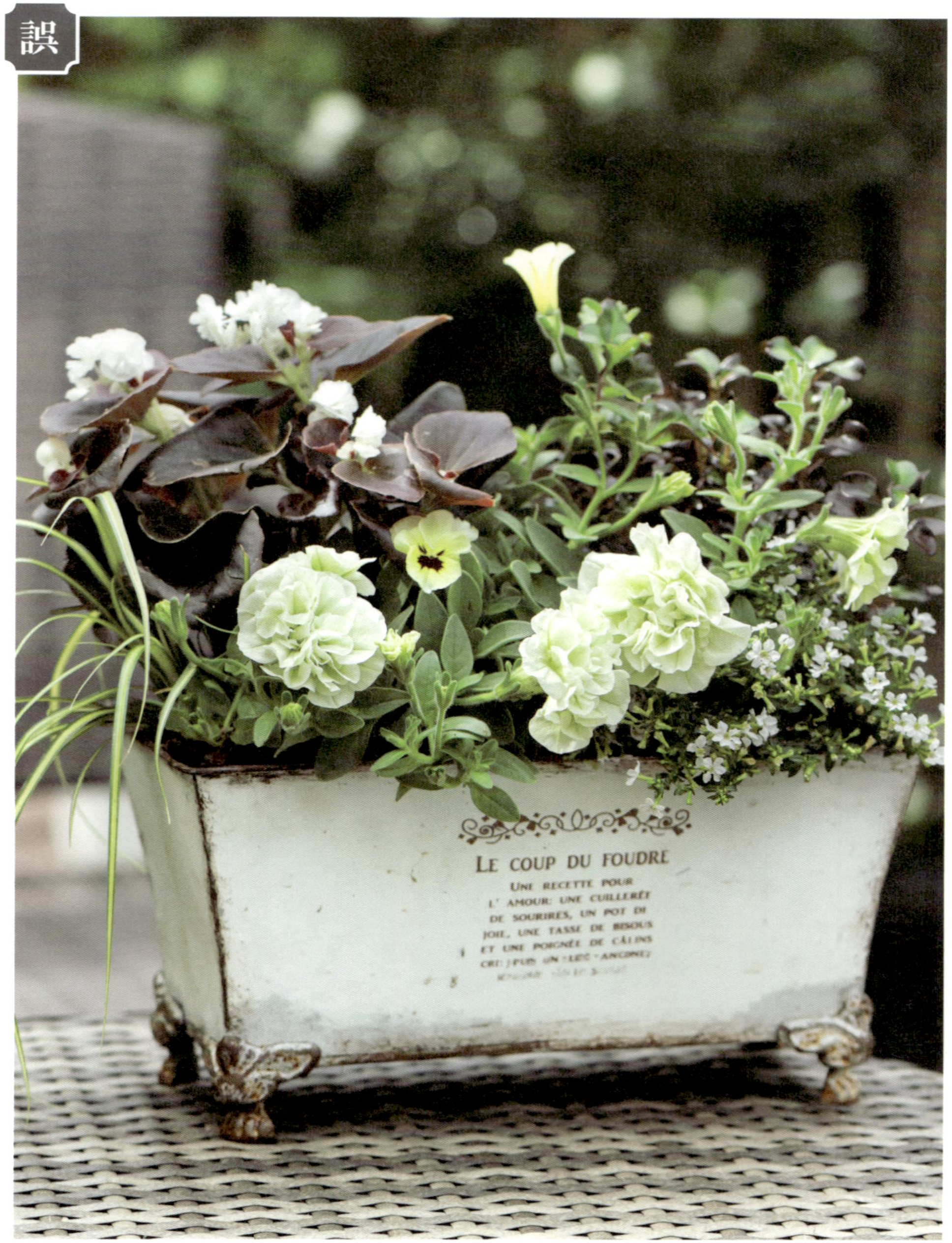

答えは77ページ

43 いちめんのビオラ

育種家たちの手によって、毎年さまざまな品種が生み出されるパンジー＆ビオラ。
この極小輪のビオラもそんなひとつ。パッと心が浮き立つ鮮やかさです。

解答にかかった時間（1回目）　分　秒

解答にかかった時間（2回目）　分　秒

正

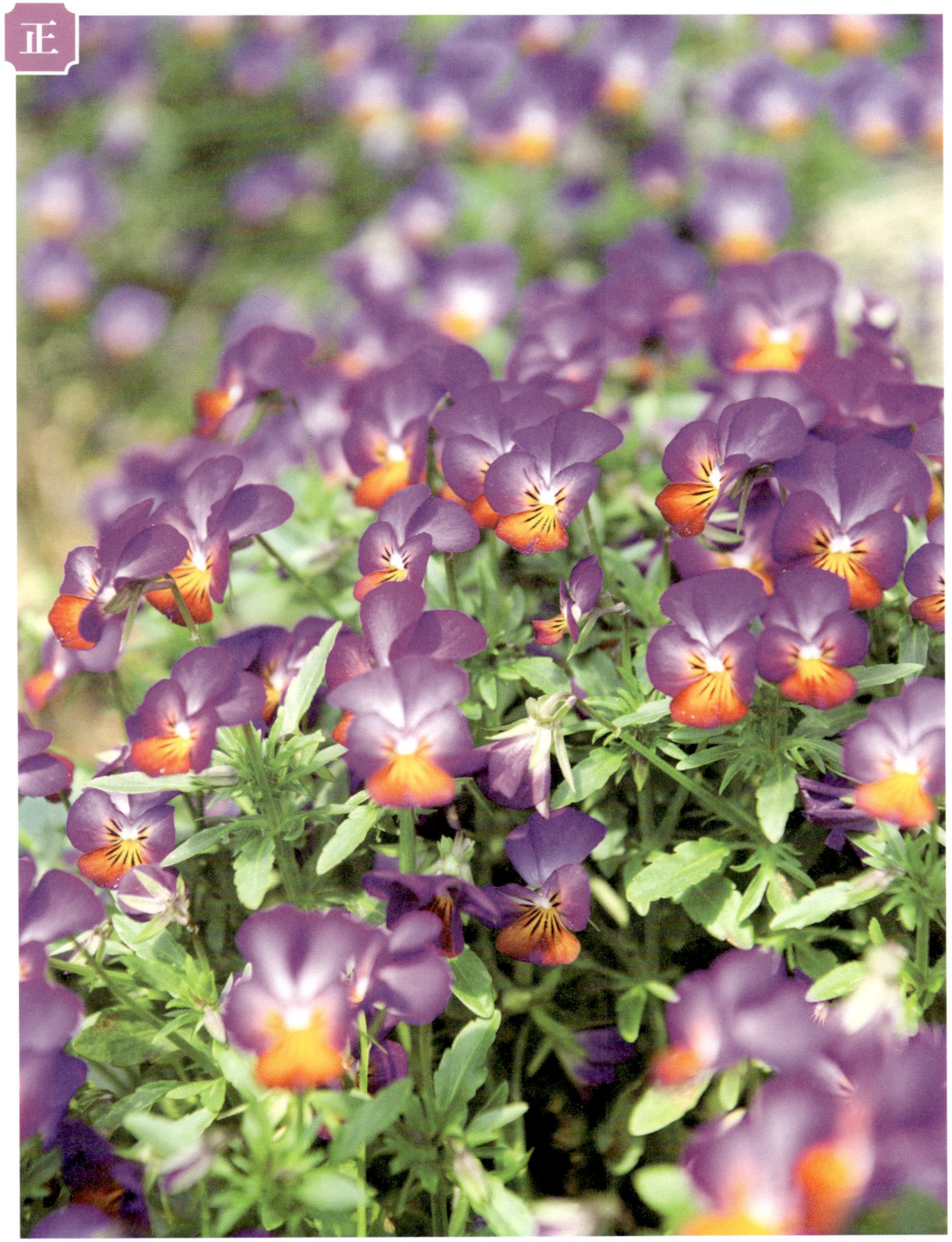

まちがいは**5つ**。全部見つけられますか？

誤

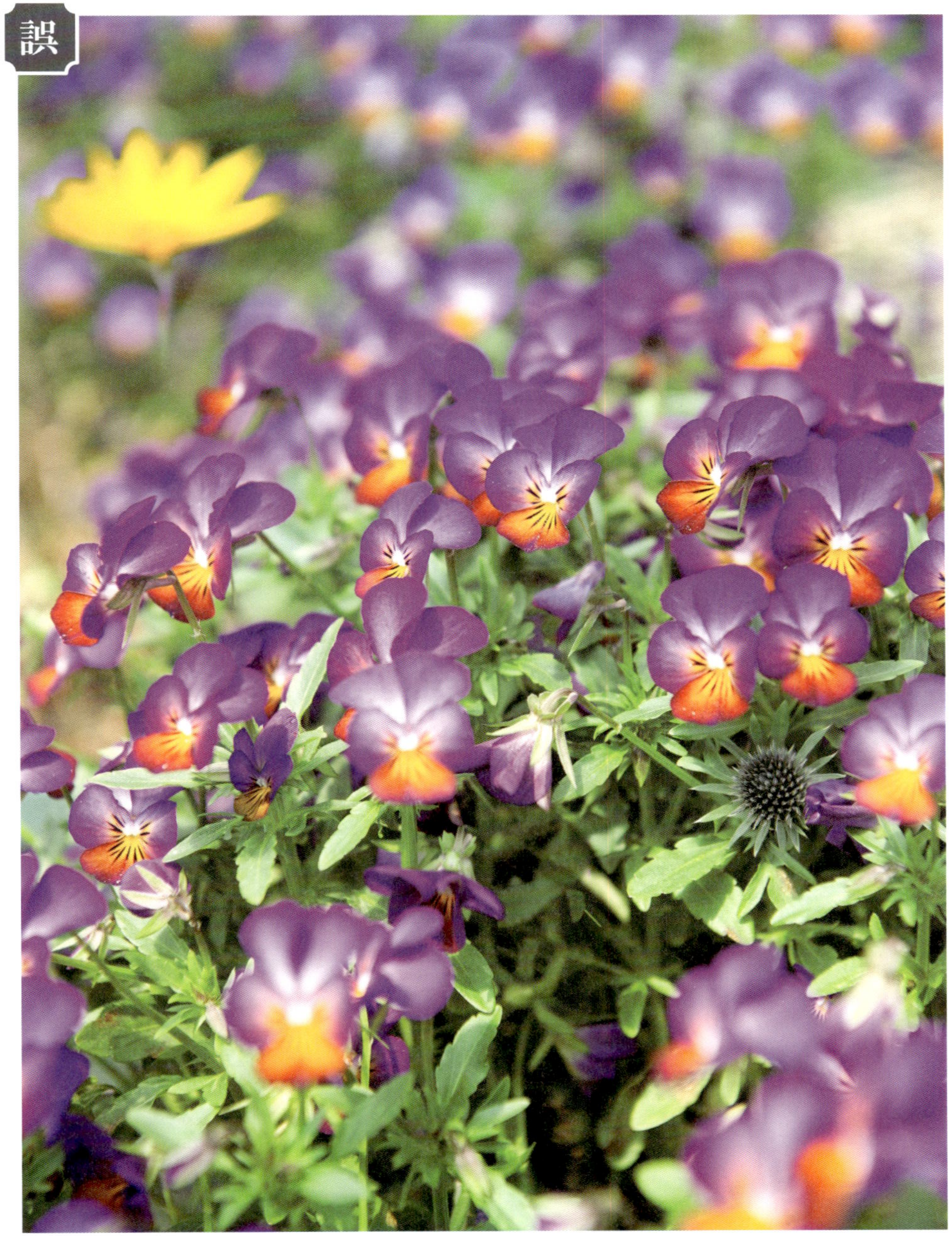

答えは77ページ

44 カリブラコア

紫色の濃淡が上品な鉢植えです。手前のカリブラコアはナス科でペチュニアの親戚。紫以外の花色も豊富です。初夏から晩秋まで花を咲かせ続けます。

正

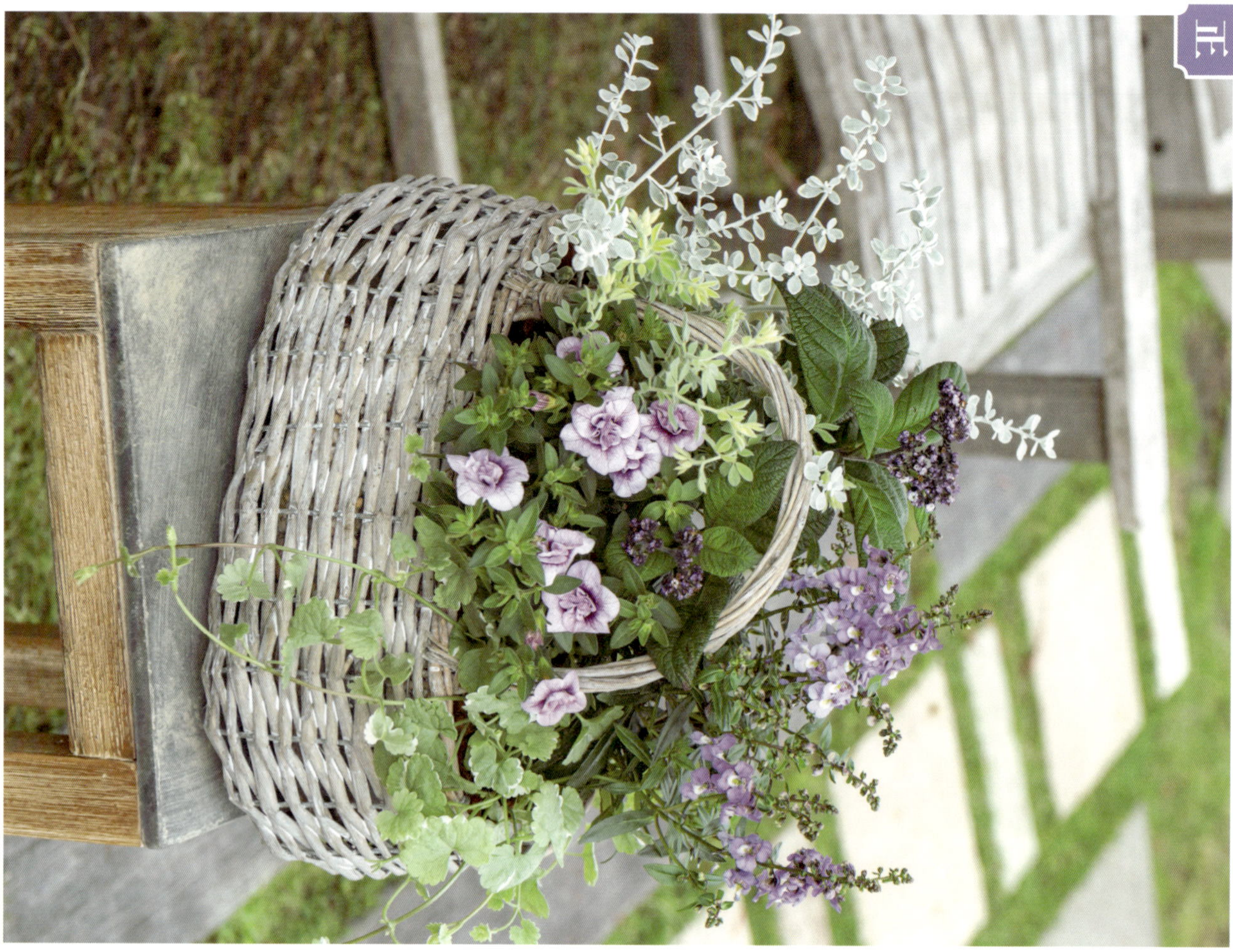

まちがいは**5つ**。全部見つけられますか？

誤

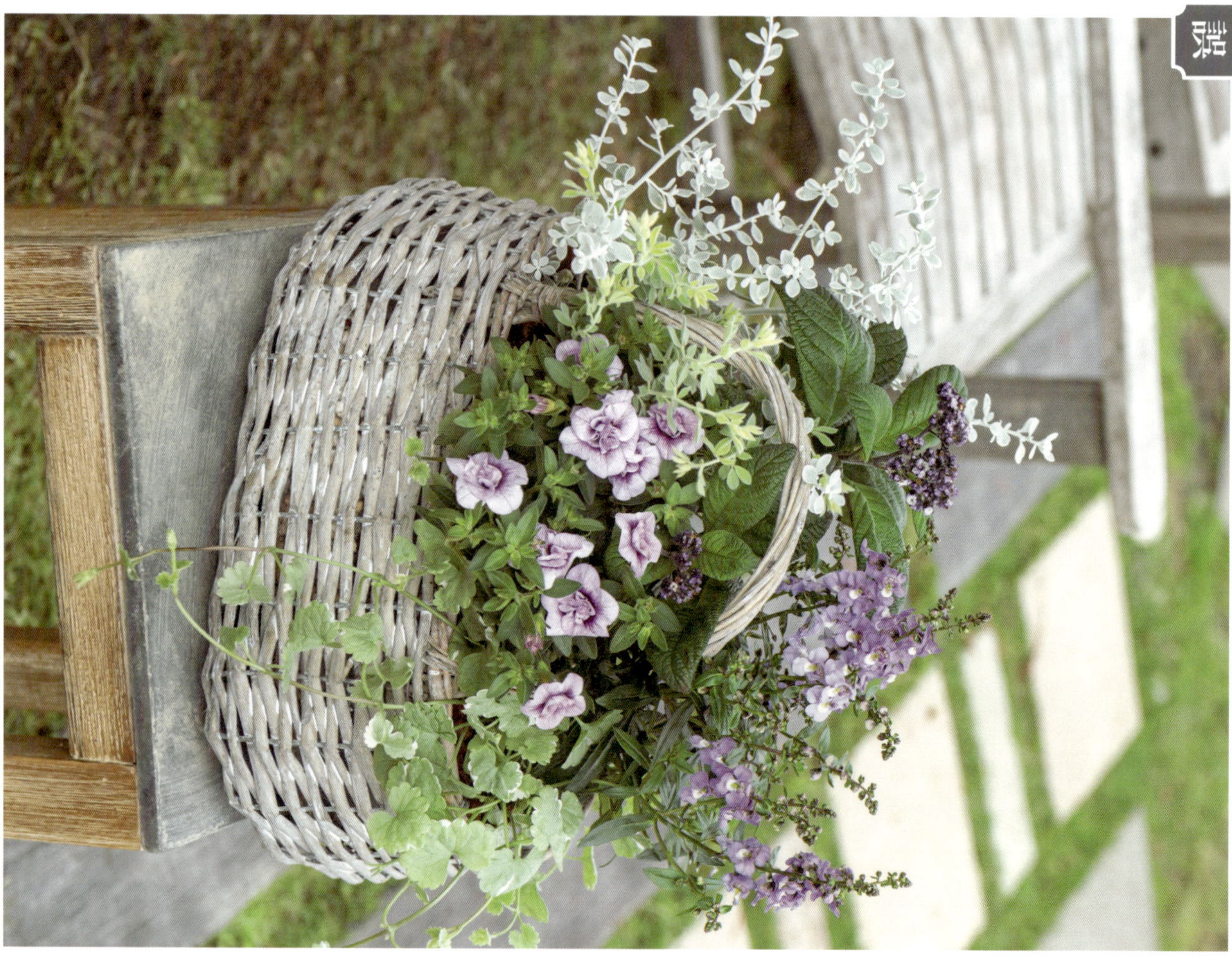

解答にかかった時間（1回目）　分　秒

解答にかかった時間（2回目）　分　秒

答えは77ページ

45 ローダンセマム

キク科のローダンセマムは、英語圏では「モロッコのデージー」と呼ばれるように北アフリカやスペインが原産。「朝霧小菊」というすてきな和名もあります。

解答にかかった時間（1回目）　分　秒

解答にかかった時間（2回目）　分　秒

正

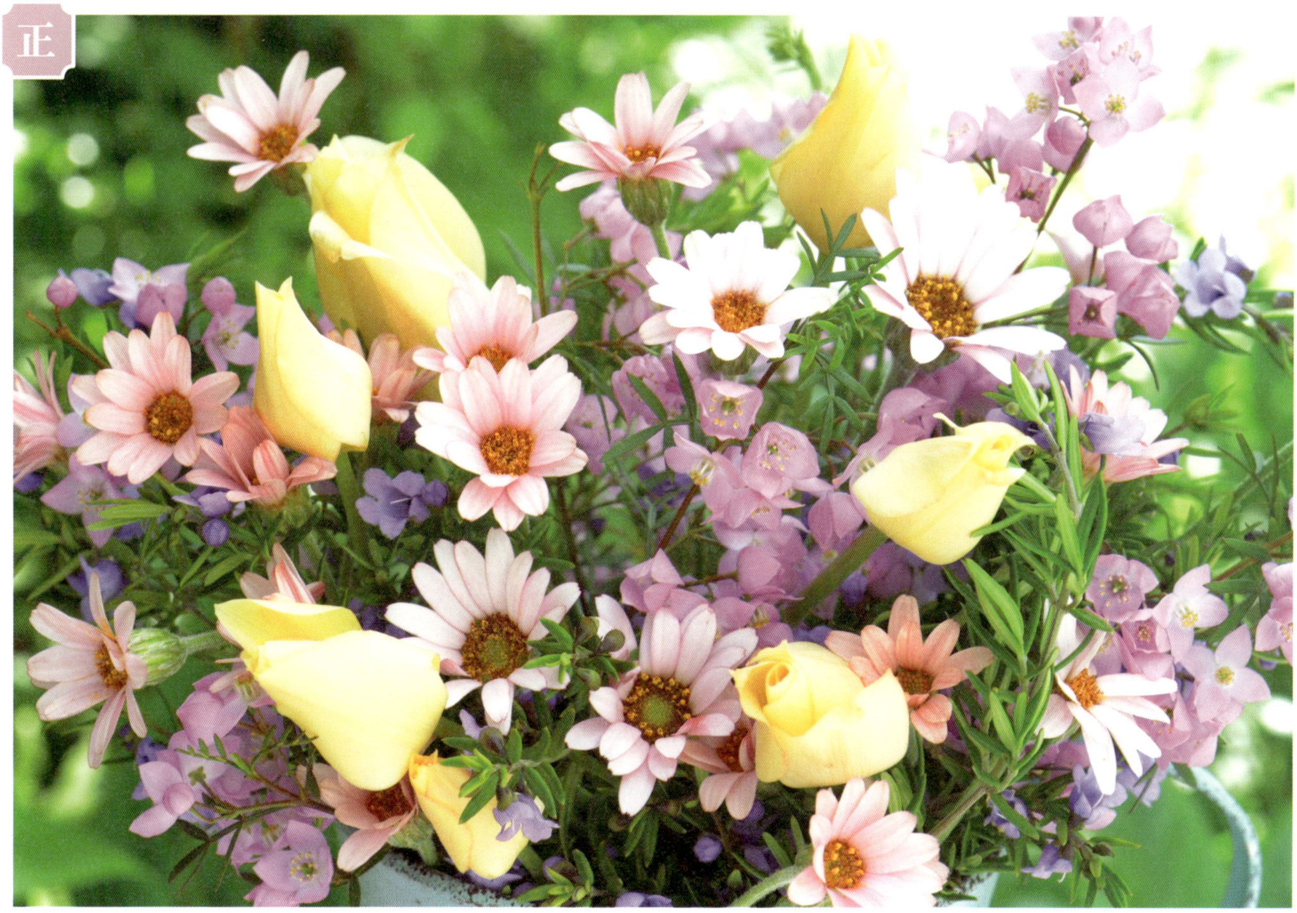

まちがいは**5つ**。全部見つけられますか？

誤

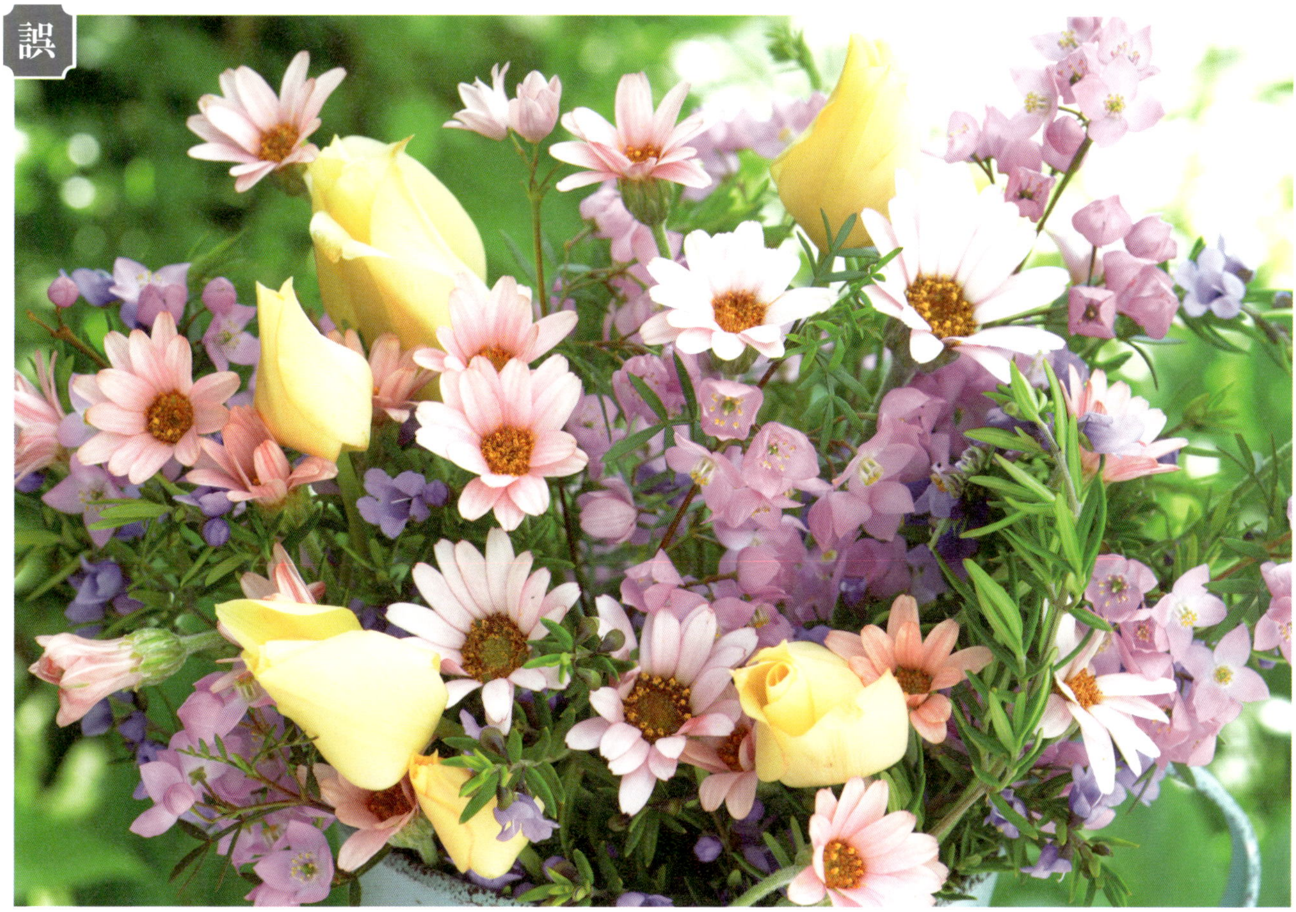

☞答えは 77 ページ

46 梅雨晴れの日に

カステリンという品種の西洋アジサイです。丸みを帯びた花びら（装飾花）が愛らしく、咲きはじめの淡い色合いから、日ごとに鮮やかに変わっていきます。

解答にかかった時間（1回目）	分	秒

解答にかかった時間（2回目）	分	秒

正

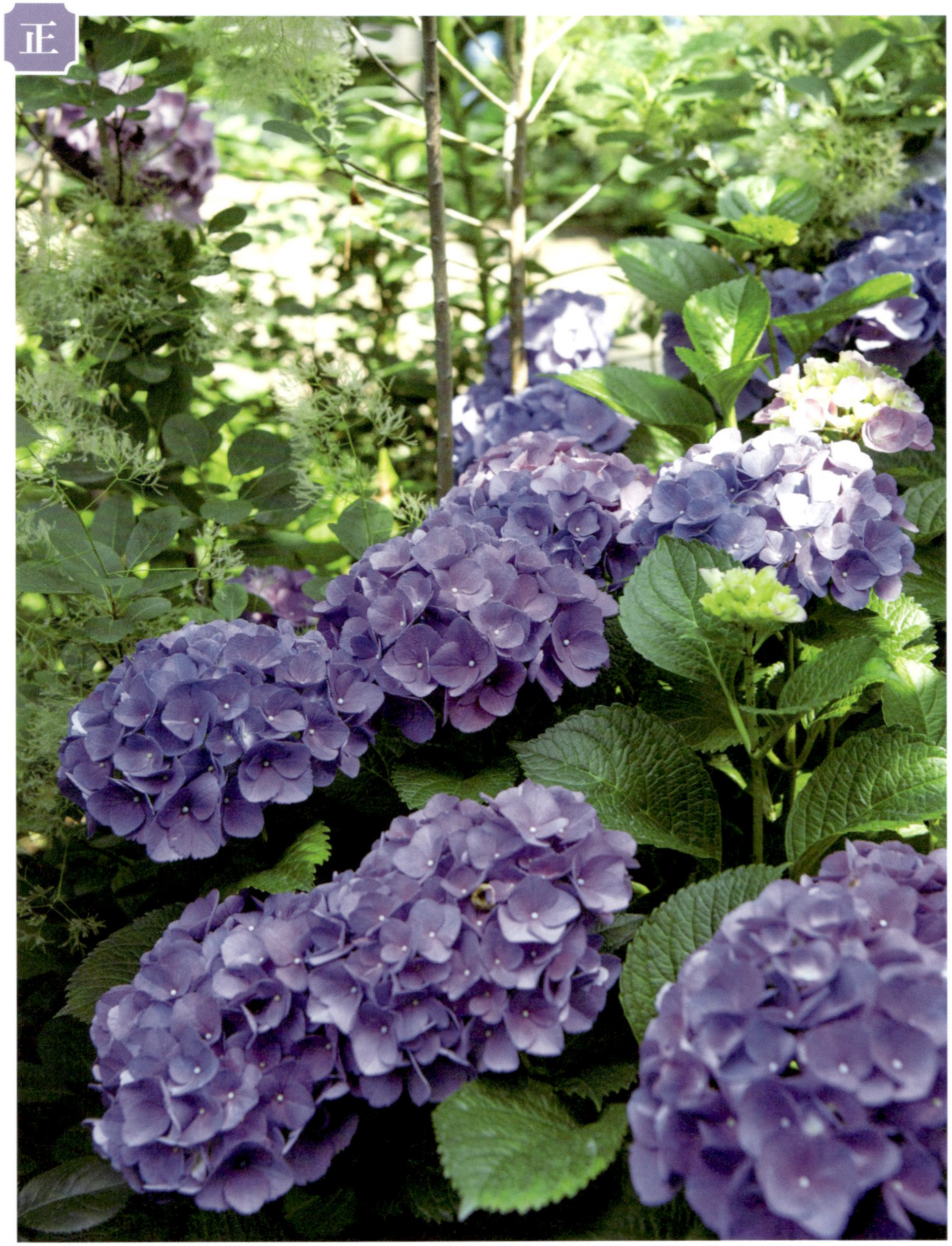

まちがいは**5つ**。全部見つけられますか？

誤

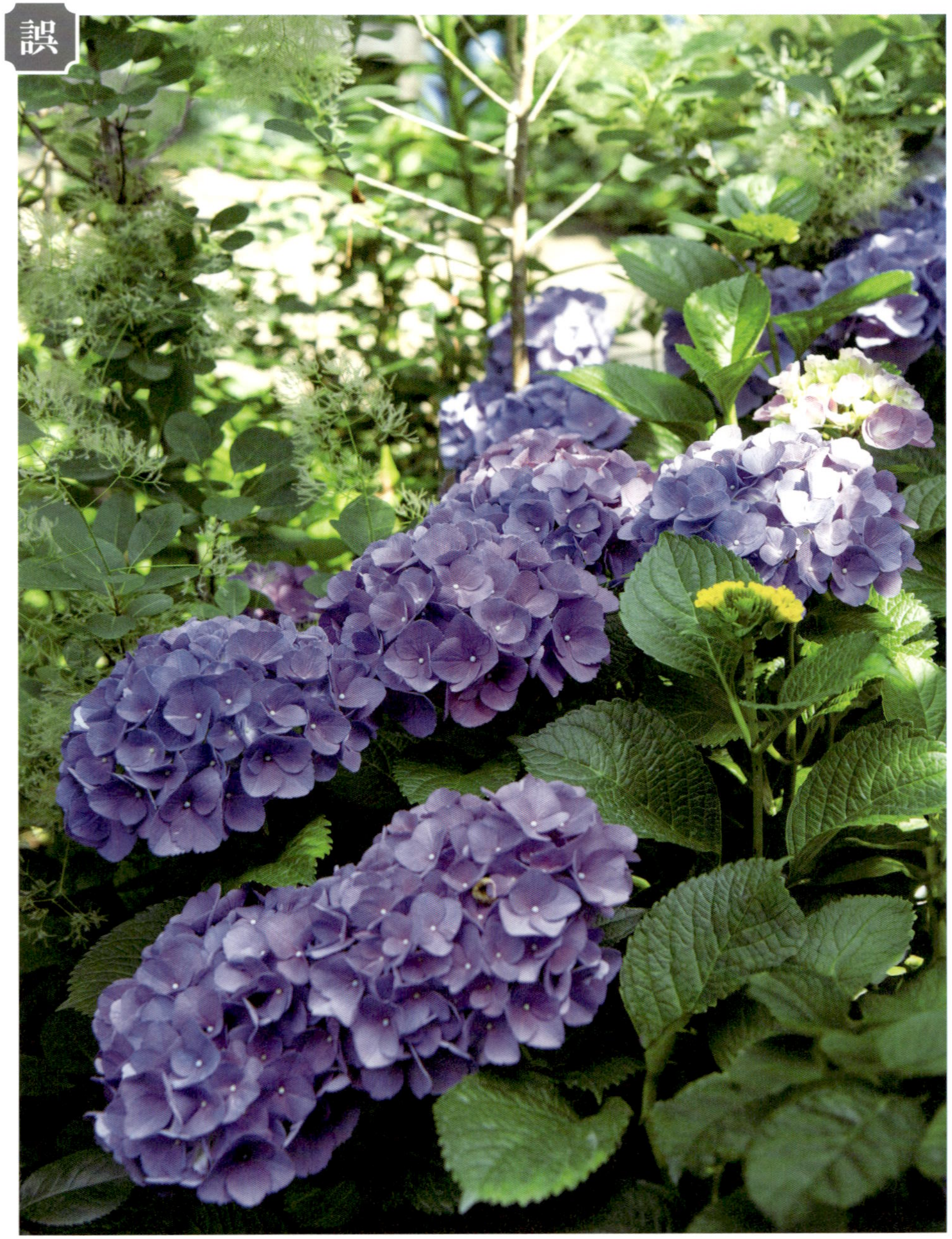

答えは77ページ

47 鉢植えのプチガーデン

鉢植えを1カ所に集め、彩りよくレイアウトすれば、それだけで玄関前が緑豊かな空間に。気負わずできておすすめです。

解答にかかった時間（1回目）　分　秒

解答にかかった時間（2回目）　分　秒

正

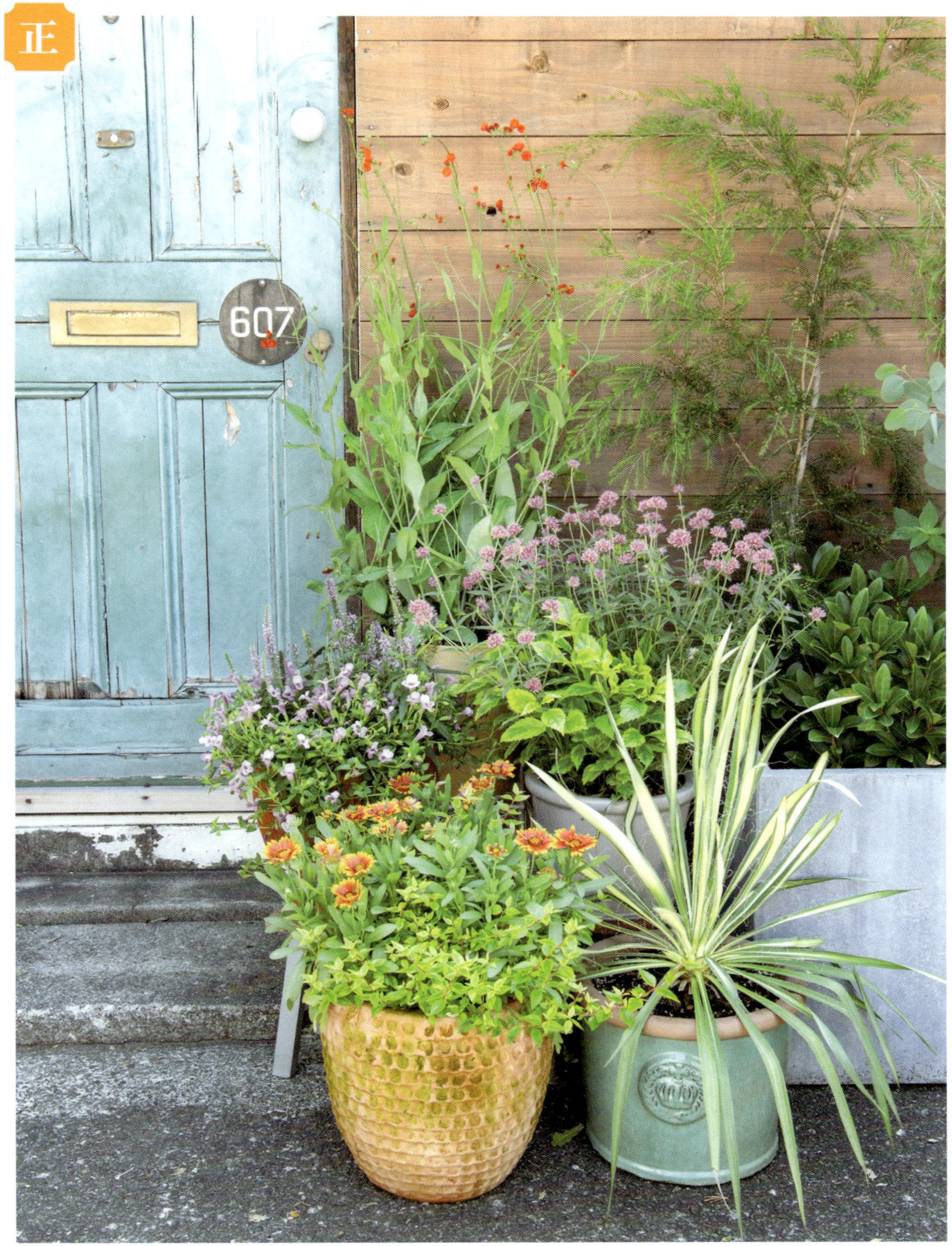

まちがいは**5つ**。全部見つけられますか？

誤

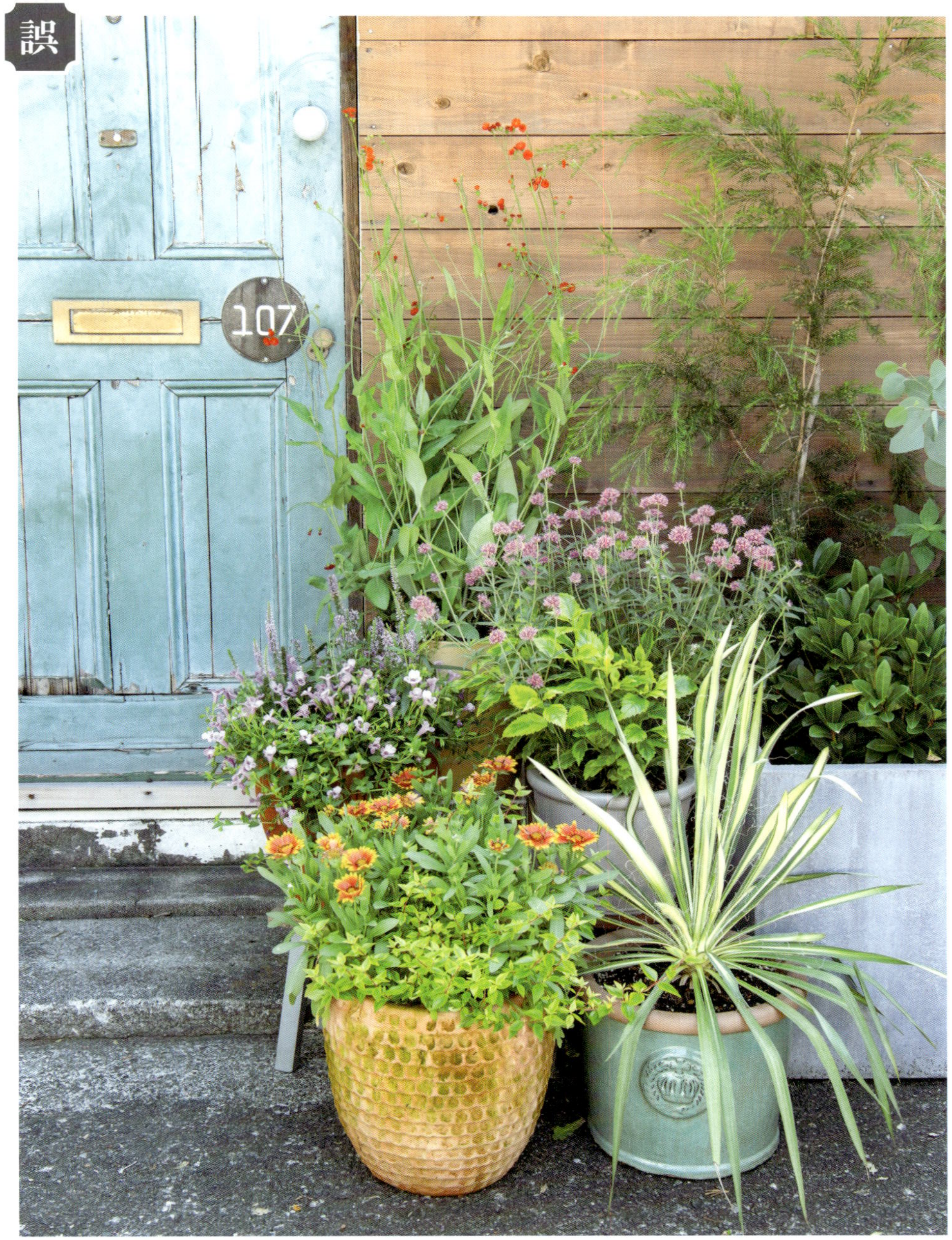

答えは77ページ

48 秋のひと鉢

コスモスを小ぶりにしたようなビデンスは、ウインターコスモスという別名を持ちます。深いブルーの小花はハツコイソウ。蝶のような姿が可憐です。

解答にかかった時間（1回目）　分　秒

解答にかかった時間（2回目）　分　秒

正

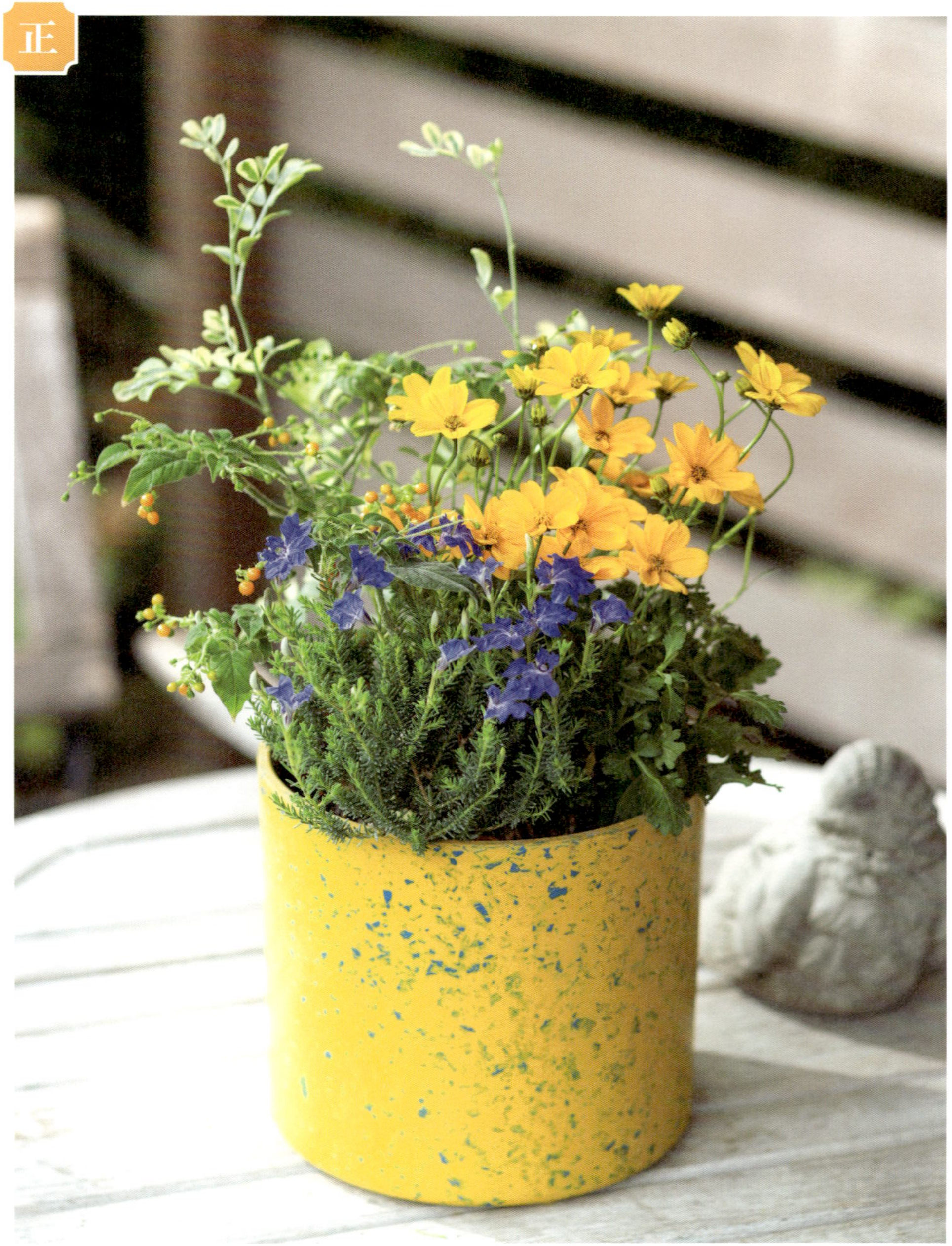

まちがいは**5つ**。全部見つけられますか？

誤

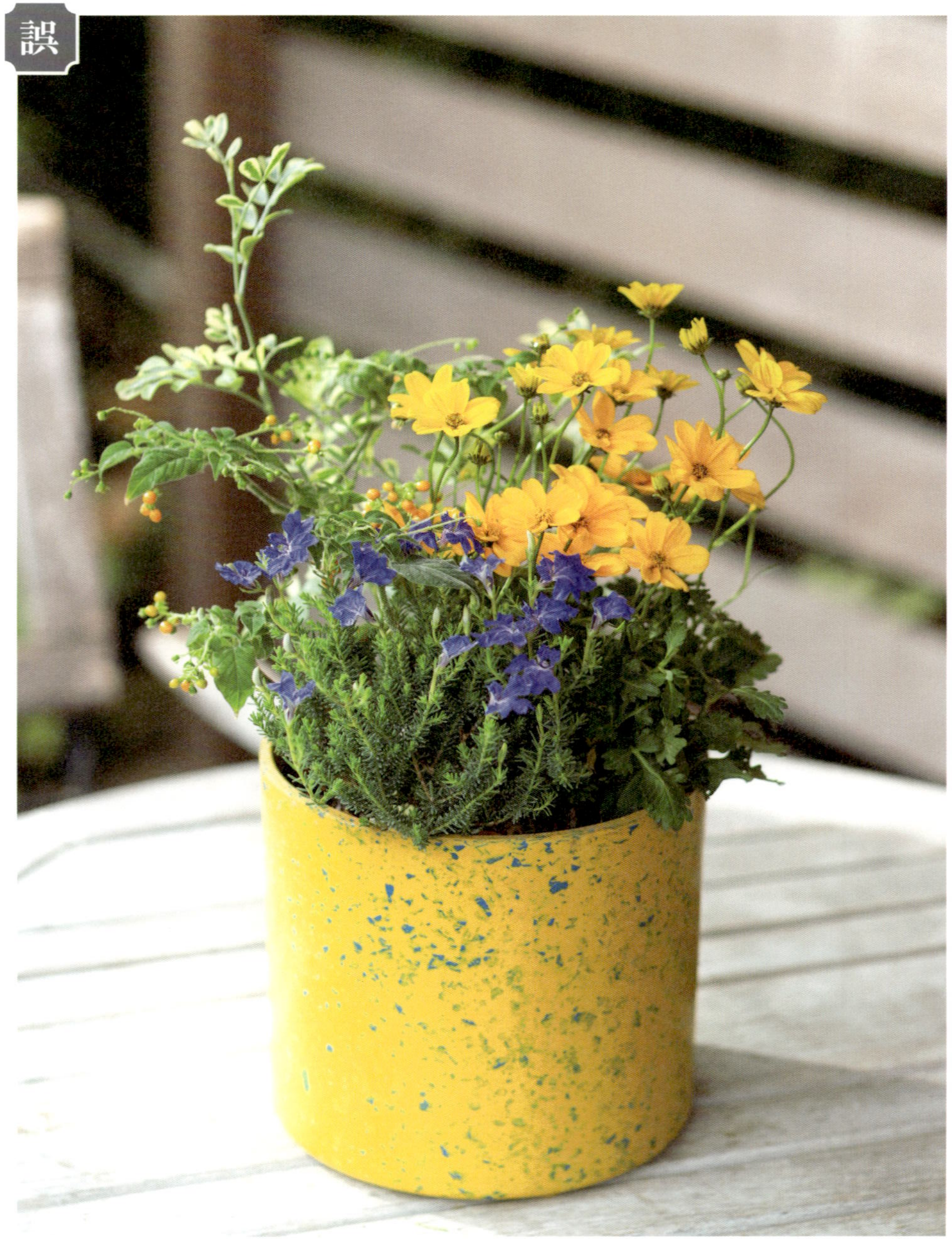

答えは78ページ

解答にかかった時間（1回目）	分	秒
解答にかかった時間（2回目）	分	秒

49 センニチコウ

以前はお盆のお供え花として定番でした。近年はかわいらしい形と、「千日紅」の名のとおり褪せない色とで、さまざまなシーンで人気です。

正

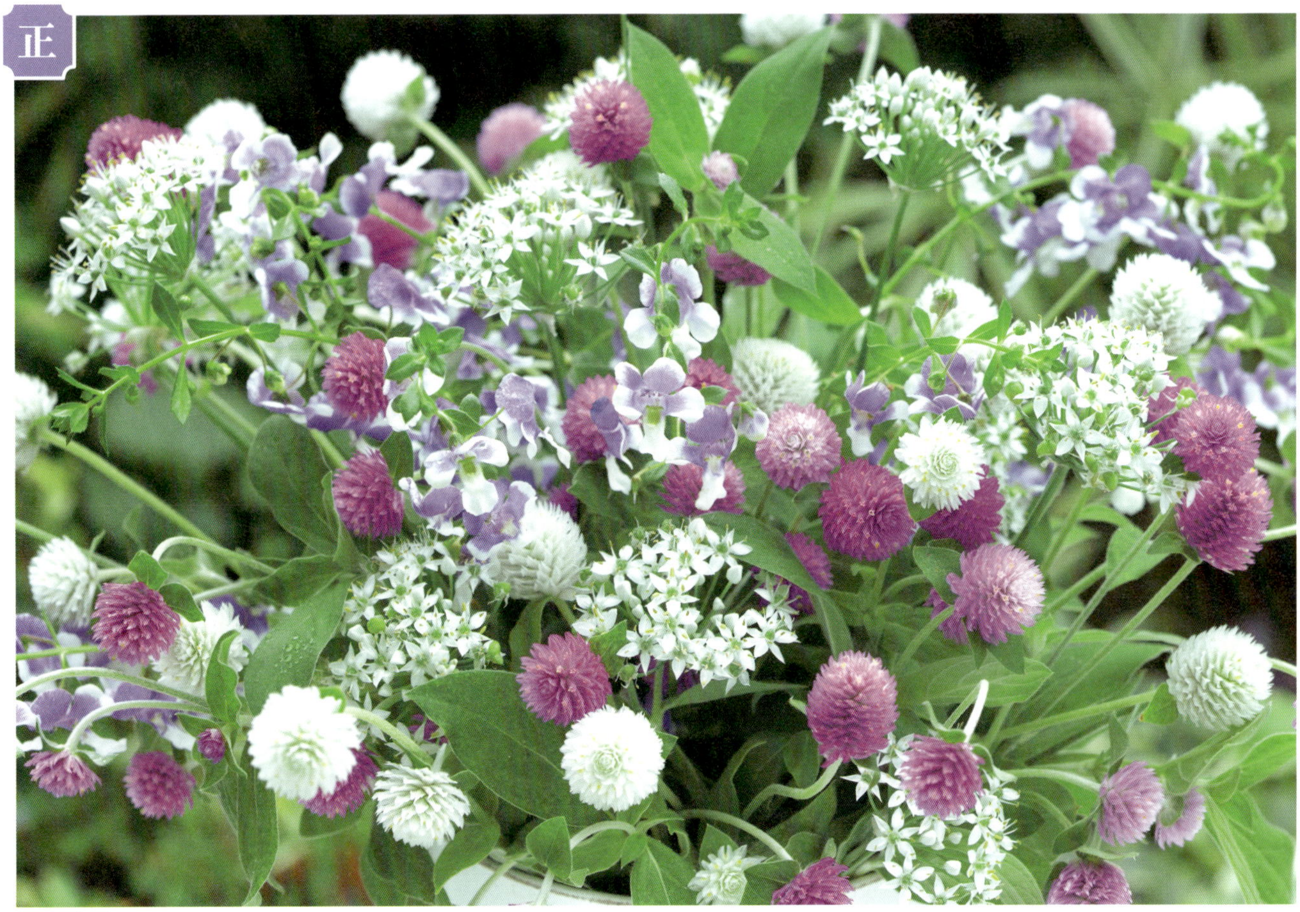

まちがいは**5つ**。全部見つけられますか？

誤

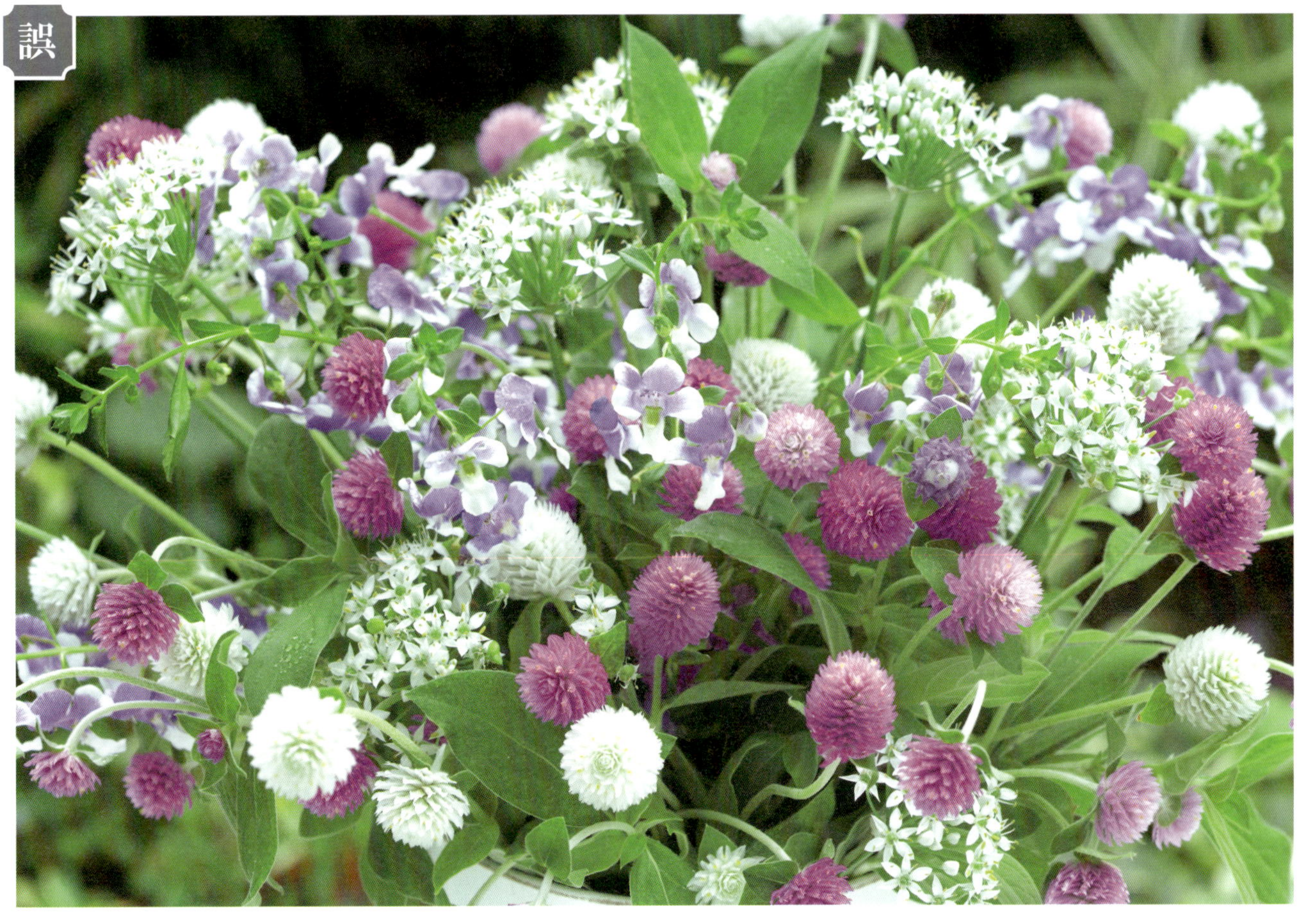

☞答えは 78 ページ

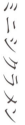

50 ミニシクラメン

「冬の顔」を屋外でも育てやすいよう寒さに強く品種改良したのが、ガーデンシクラメンです。玄関先に置けば、春までにぎやかに迎えてくれます。

解答にかかった時間（1回目）　分　秒

解答にかかった時間（2回目）　分　秒

正

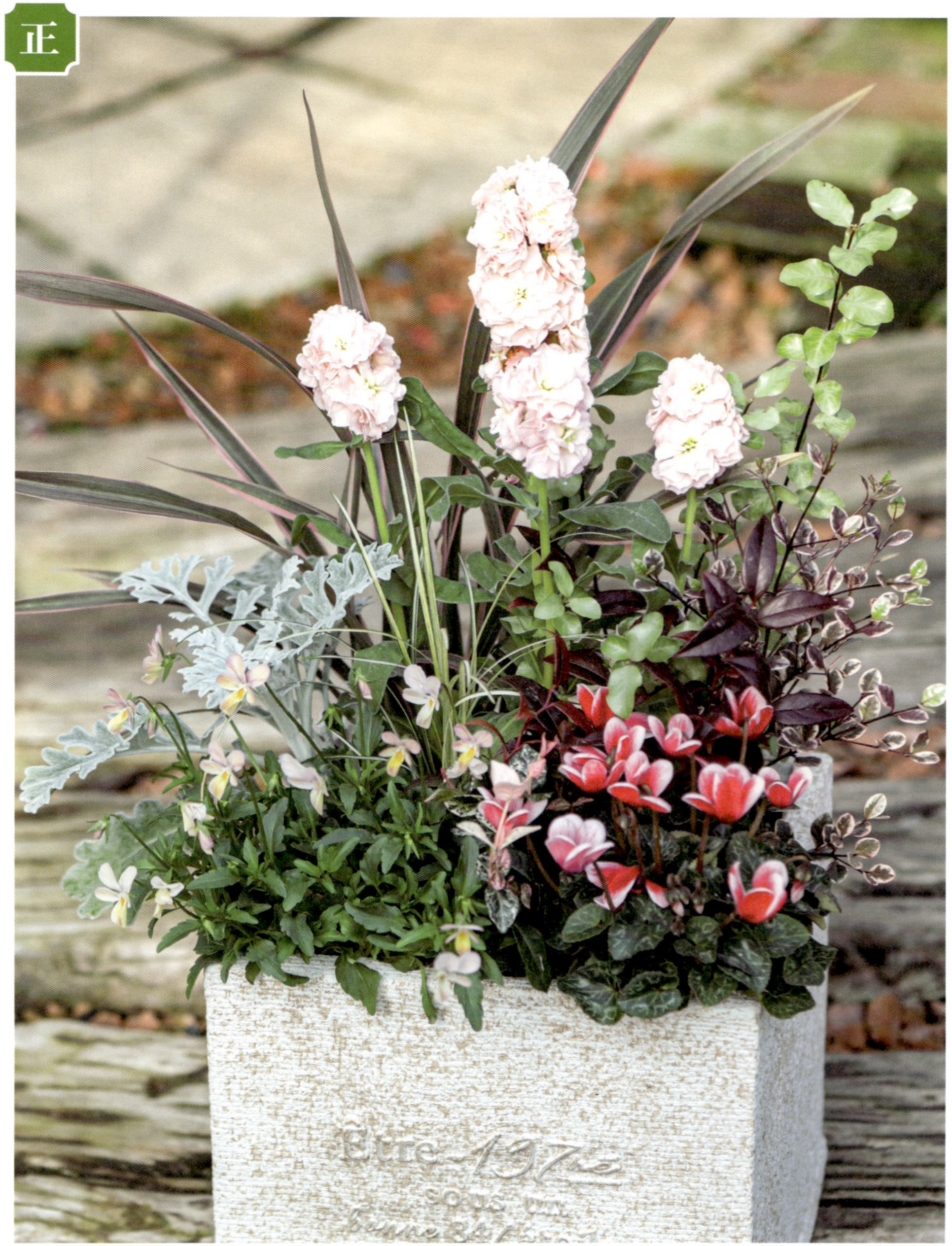

まちがいは**5つ**。全部見つけられますか？

誤

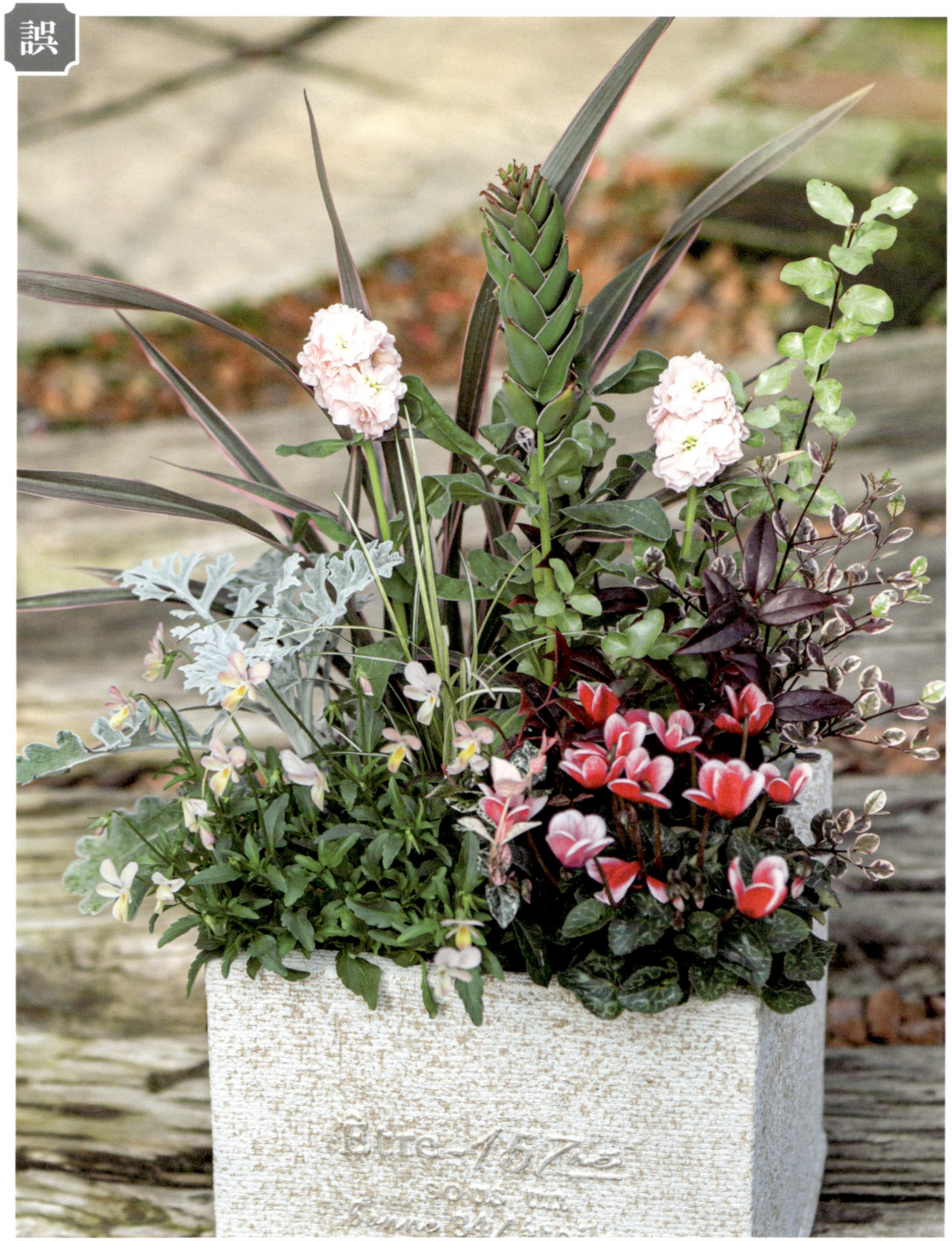

答えは78ページ

51 フリル系パンジー

ひだが大きくうねった花姿がエレガント！ 人気のフリル系パンジーは色、ニュアンスともにさまざまあるので、店先でお気に入りを見つけて連れ帰って。

解答にかかった時間（1回目）	分	秒
解答にかかった時間（2回目）	分	秒

正

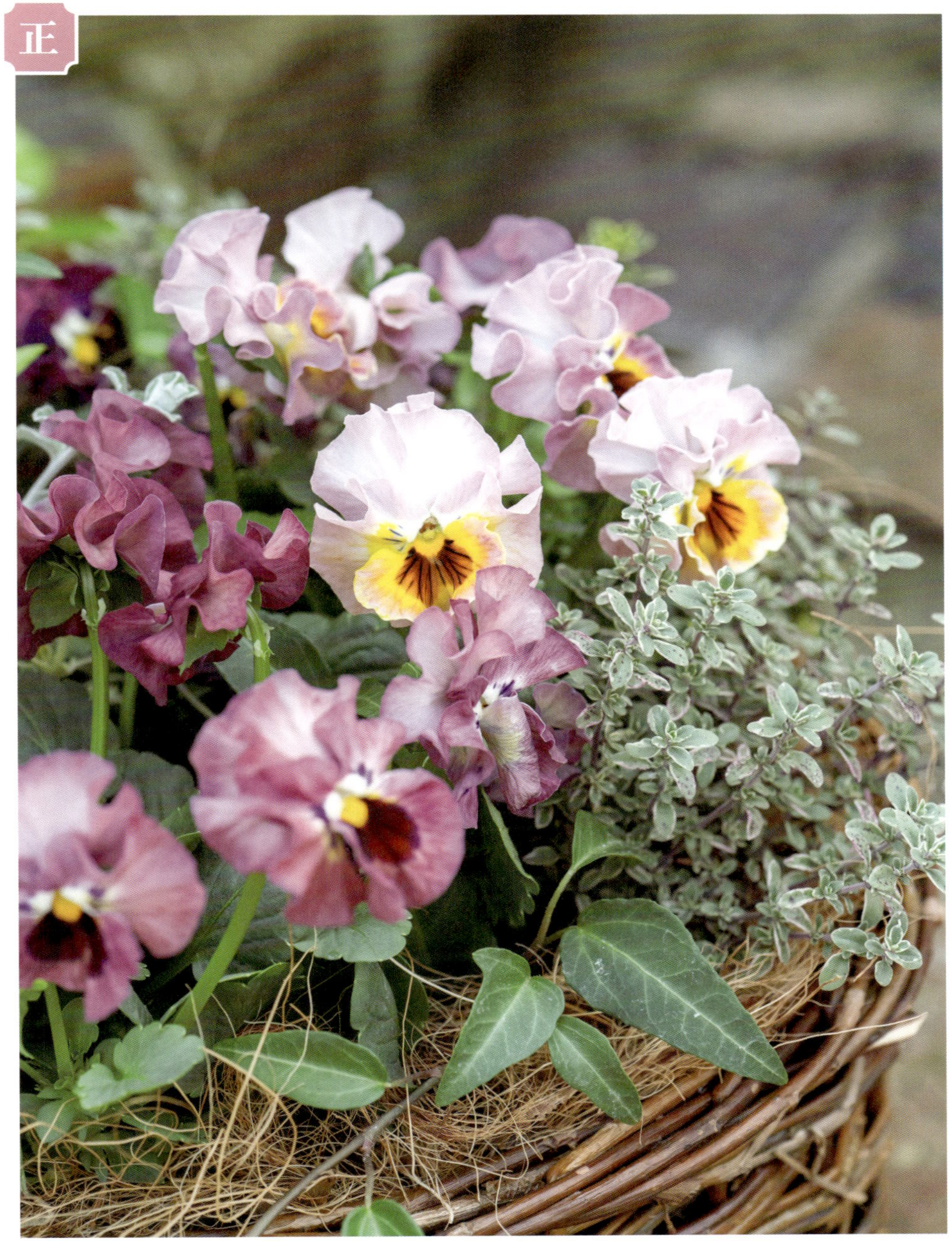

まちがいは**5つ**。全部見つけられますか？

誤

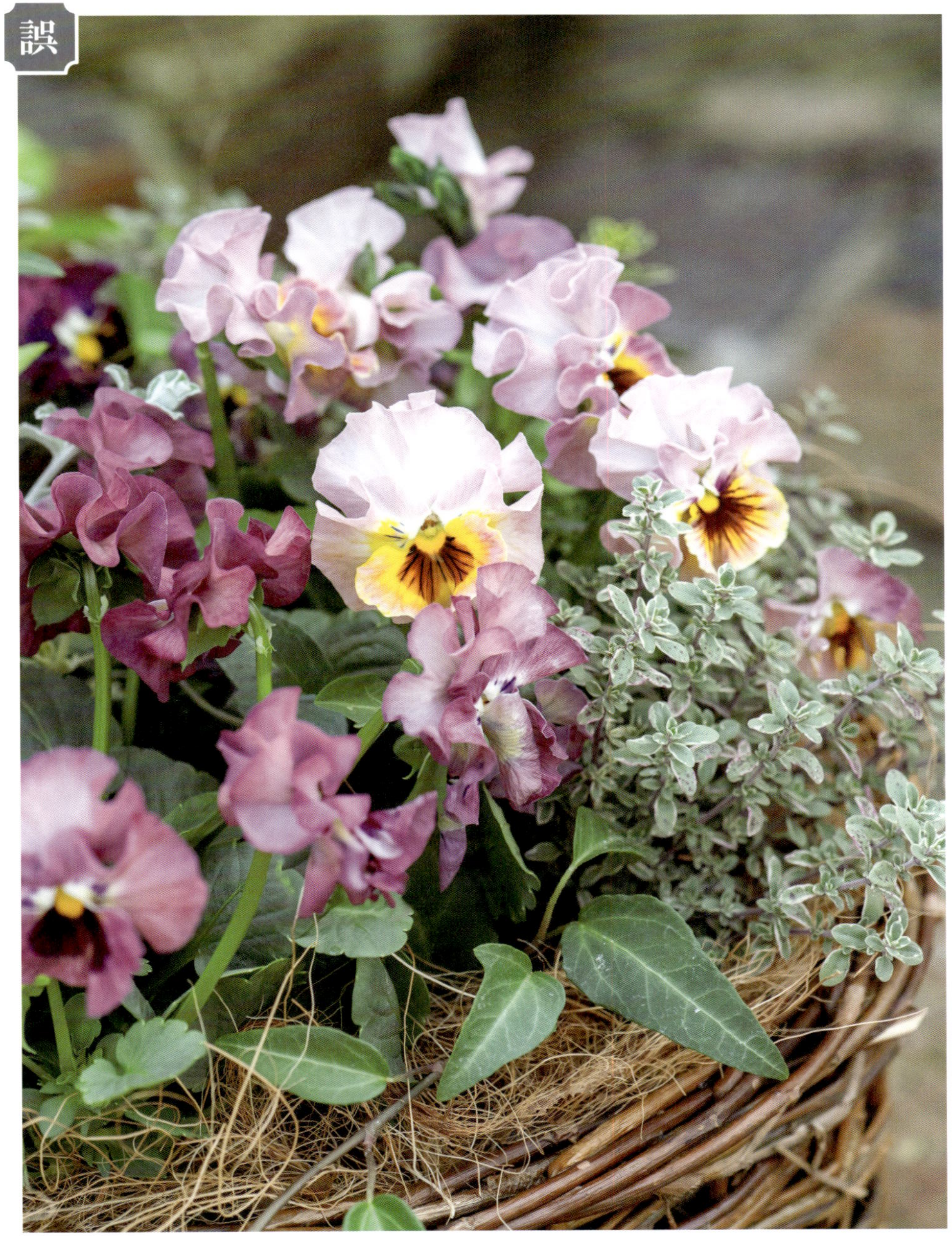

答えは78ページ

52 コムラサキ

黒真珠のように輝く観賞用トウガラシと、コムラサキ（ムラサキシキブの仲間）の実。黒と紫で魅せる、秋のたたずまいを楽しむ寄せ植えです。

解答にかかった時間（1回目）　分　秒

解答にかかった時間（2回目）　分　秒

正

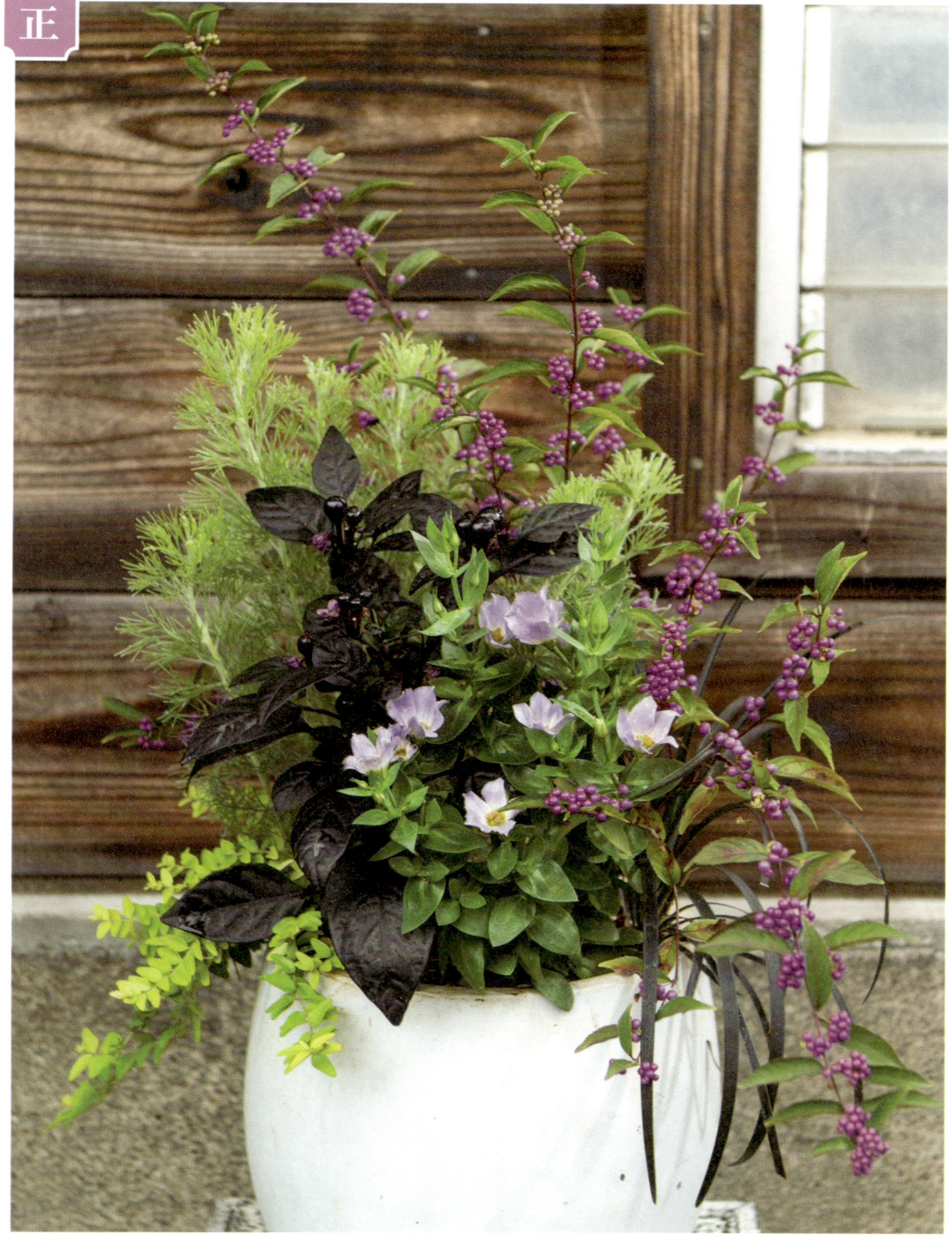

まちがいは**5つ**。全部見つけられますか？

誤

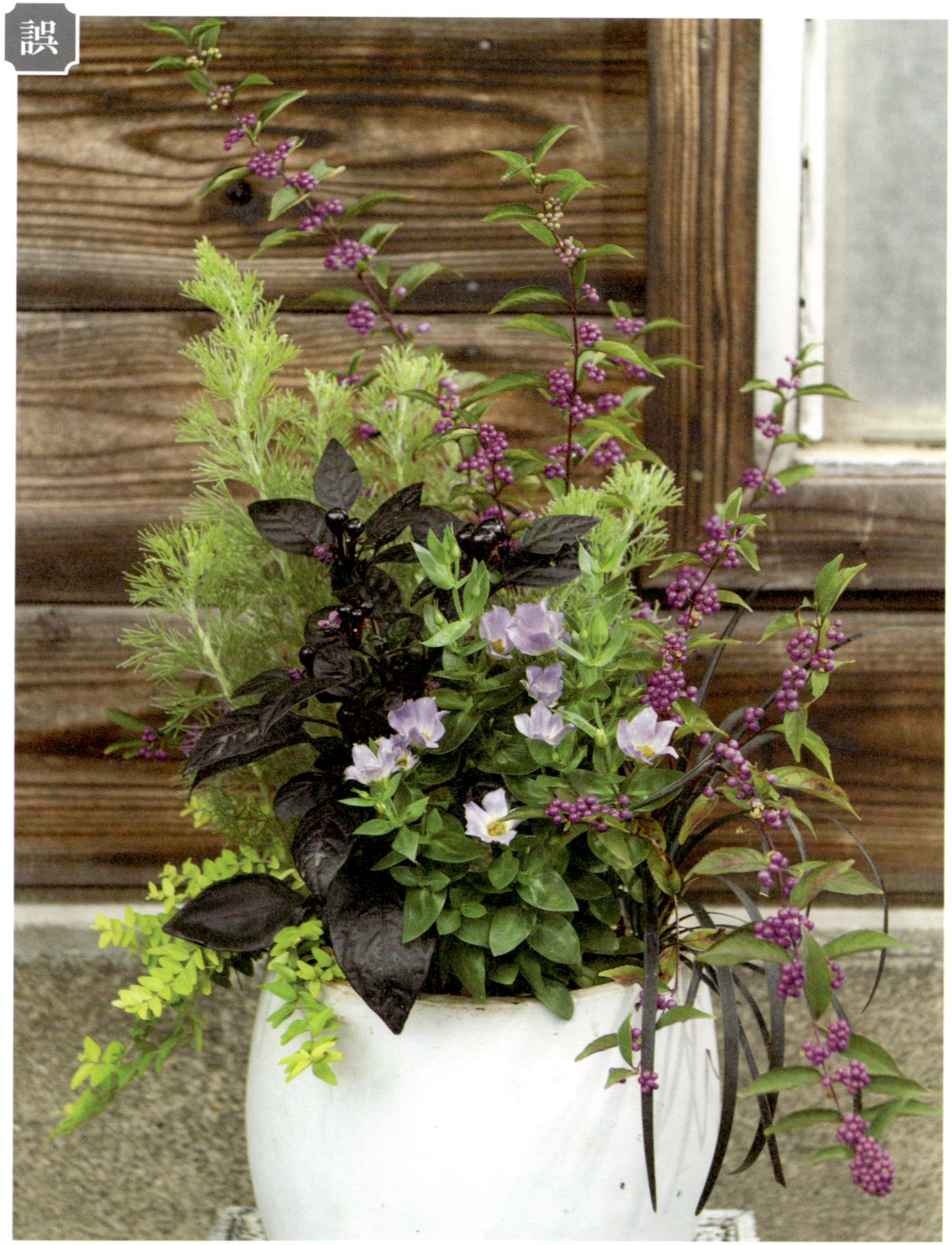

答えは78ページ

53 楚々として

サクラソウ（ピンク）とアリッサム（黄）は、キュートなときめきカラー。
その中で、白いクリスマスローズが楚々とした姿で咲き誇っています。

解答にかかった時間（1回目）　分　秒

解答にかかった時間（2回目）　分　秒

正

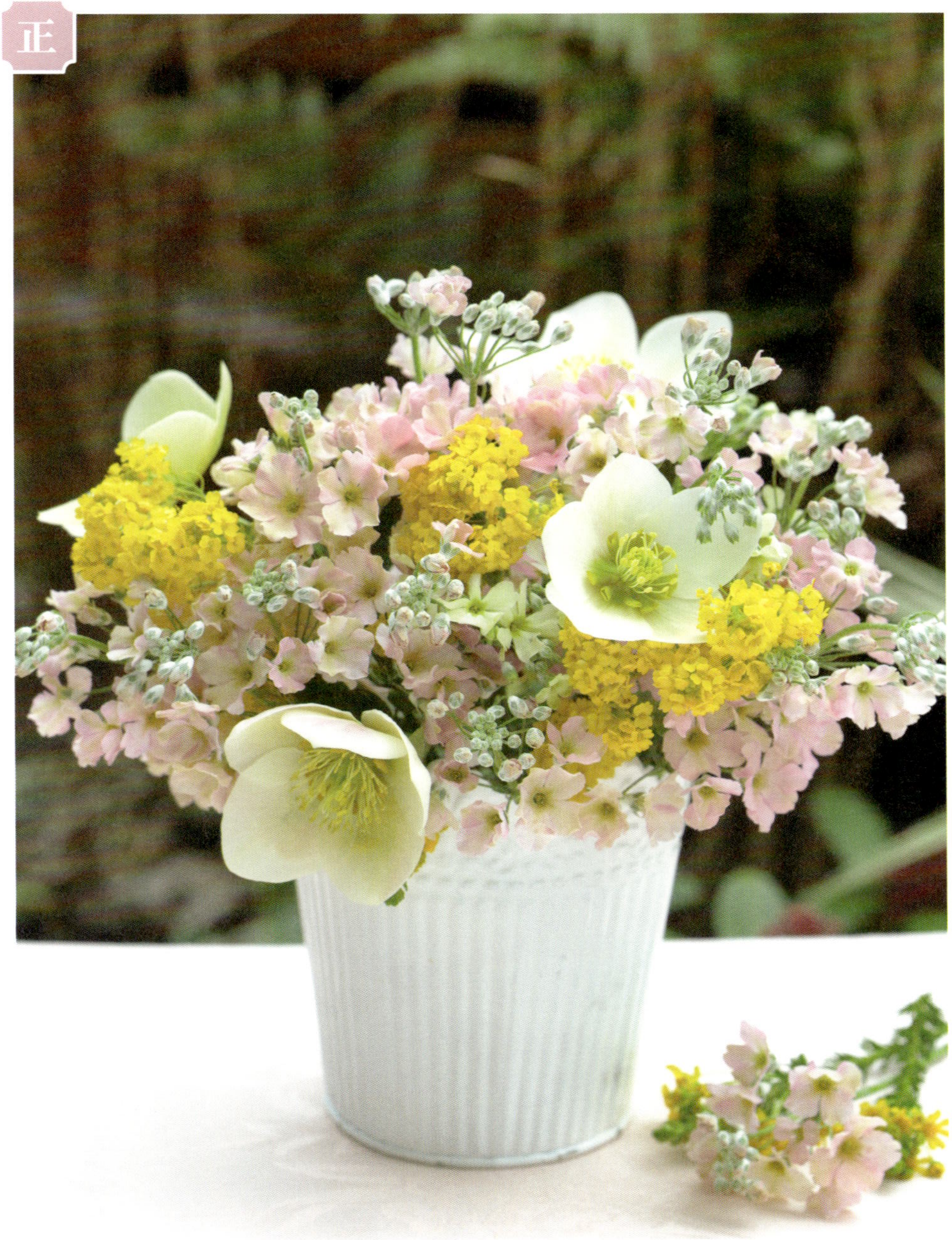

誤

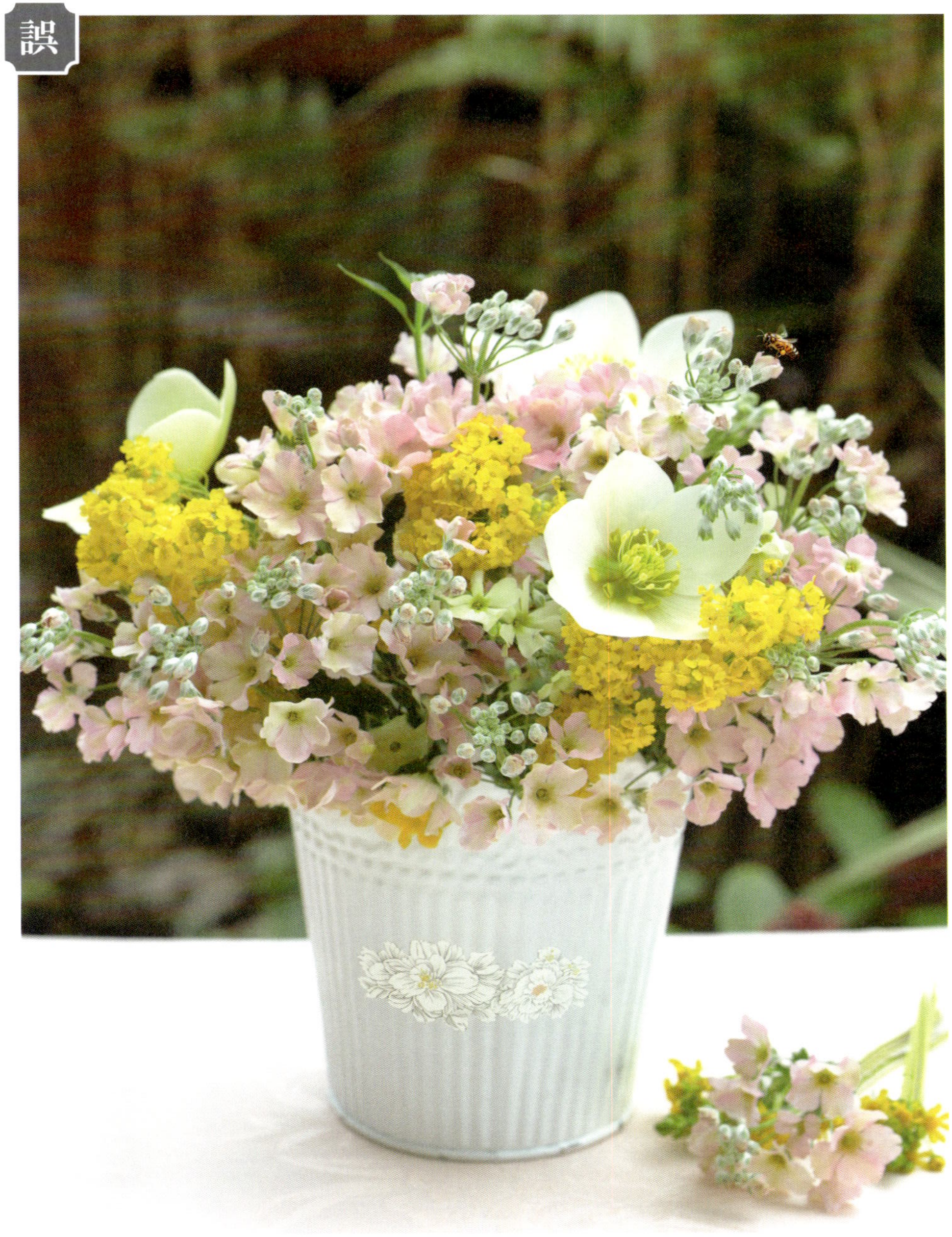

まちがいは**5つ**。全部見つけられますか？

答えは78ページ

54 ドレスのように

繊細にして華麗。淡い黄色と紫のビオラは、「ドレス咲き」と呼ばれる咲き方をする品種です。デージーやアヤメ科のヒメシャガとお皿に盛りつけました。

解答にかかった時間（1回目）　分　秒

解答にかかった時間（2回目）　分　秒

正

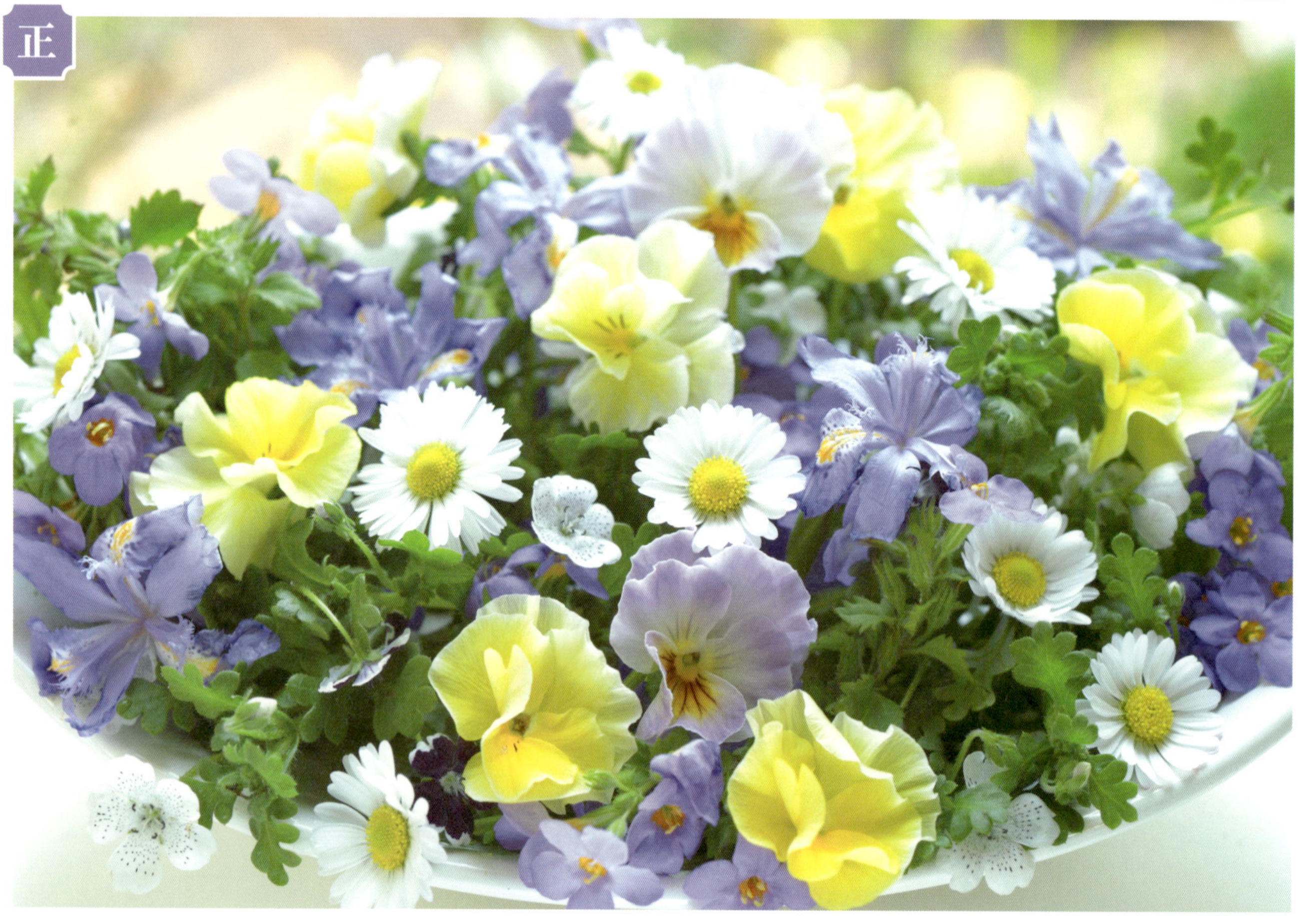

まちがいは**5つ**。全部見つけられますか？

誤

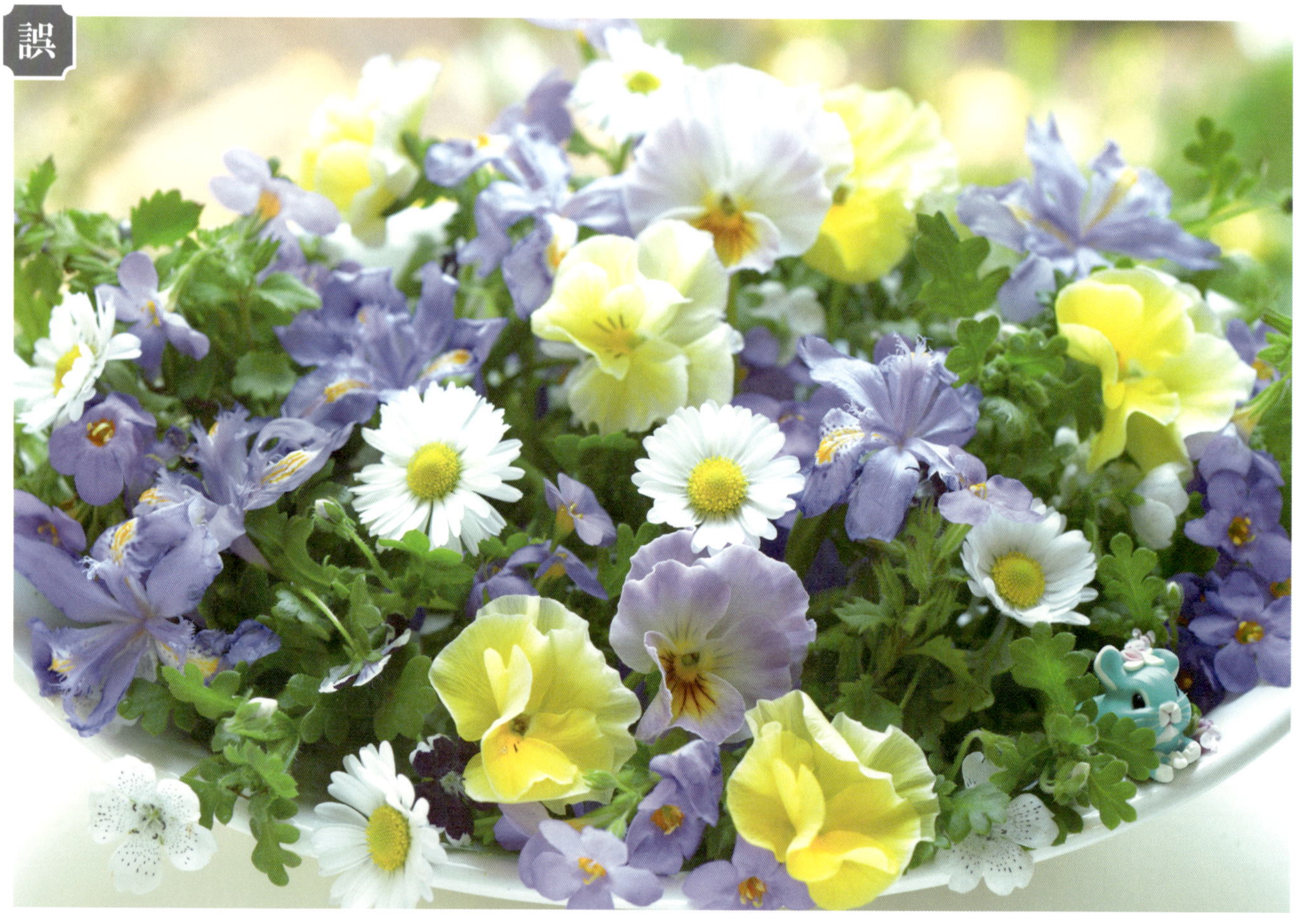

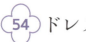

☞答えは 78 ページ

55 葉ボタン

バラかと見まごうような華やかさ！　右手前のスイートアリッサムから、パンジー＆ビオラ、そしてキンギョソウへ至る赤色の移ろいが、秋の深まりを思わせます。

解答にかかった時間（1回目）　分　秒

解答にかかった時間（2回目）　分　秒

正

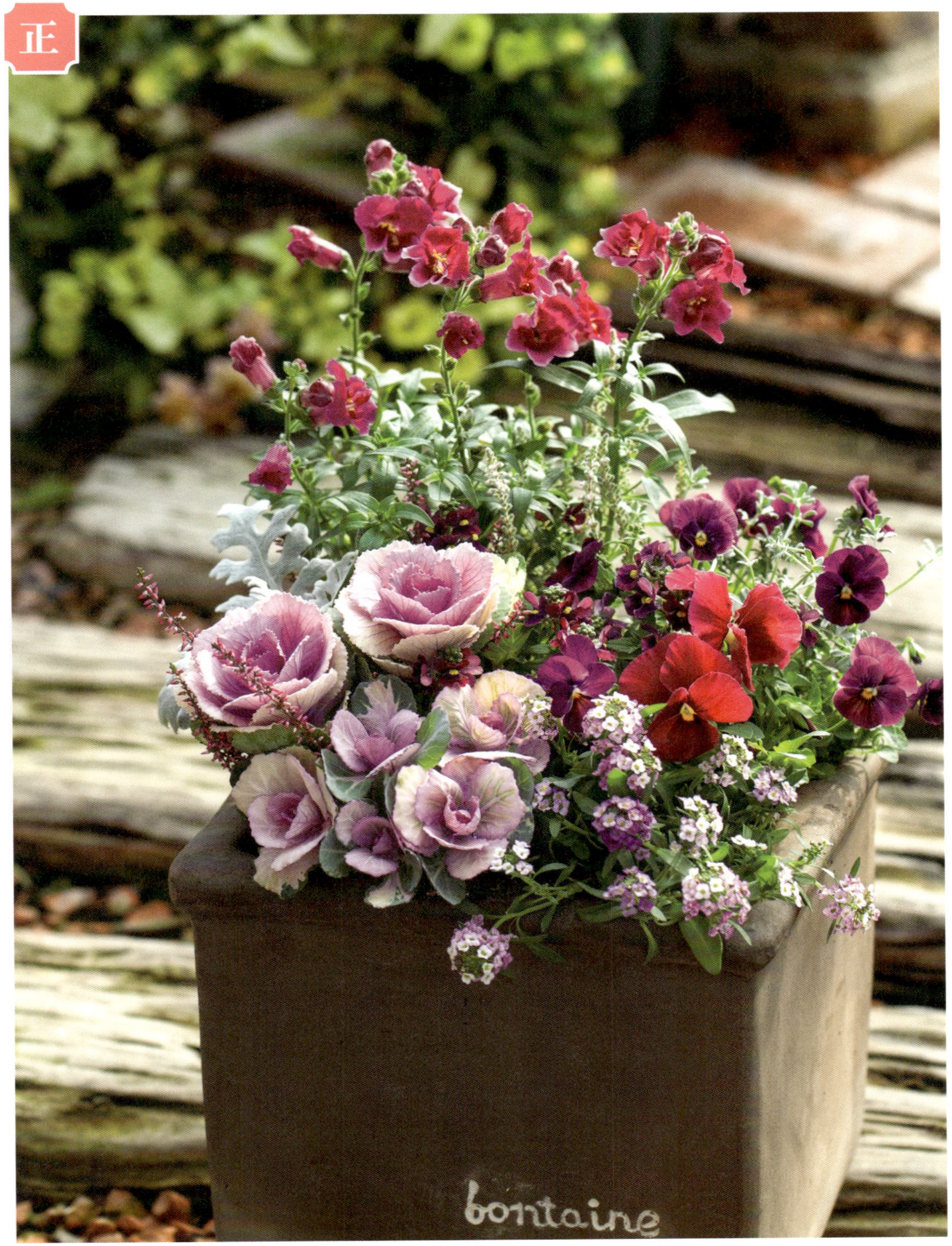

まちがいは**5つ**。全部見つけられますか？

誤

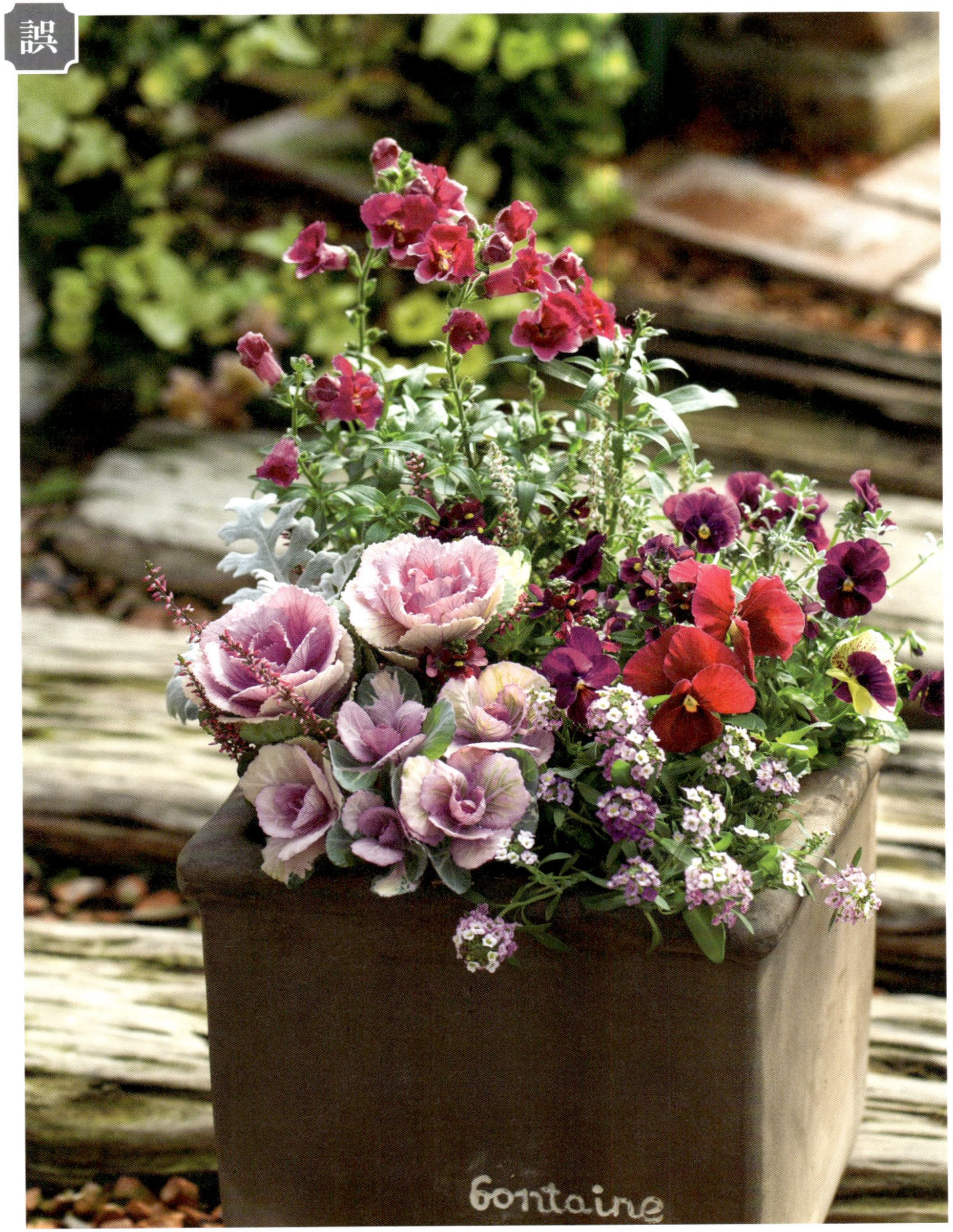

答えは78ページ

56 華を競って

盛夏に負けないにぎやかな組み合わせ。キク科のエキナセア、「インカのユリ」の別名を持つユリズイセンにまざって、小輪のアマリリスが優雅です。

正

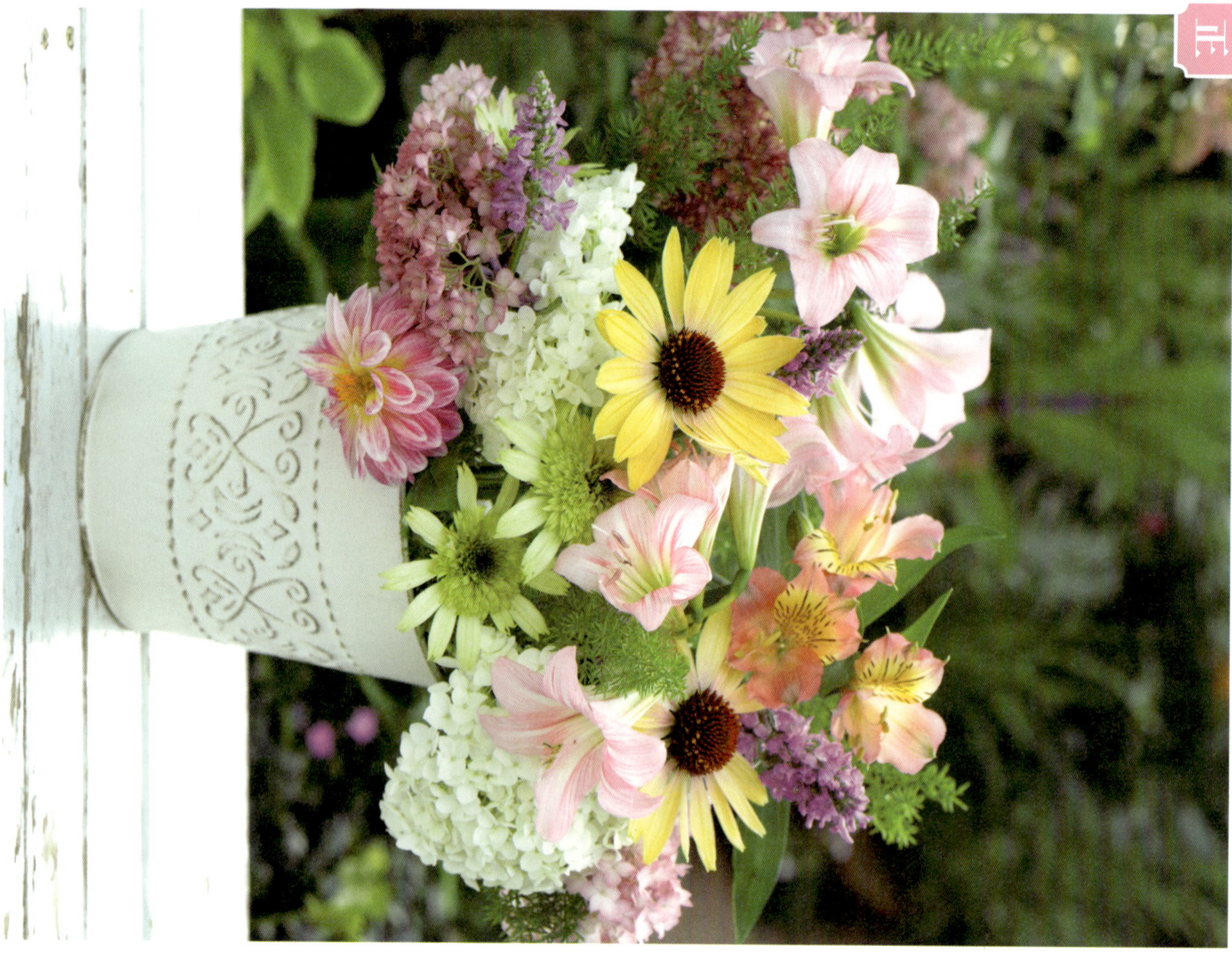

まちがいは**5つ**。全部見つけられますか？

誤

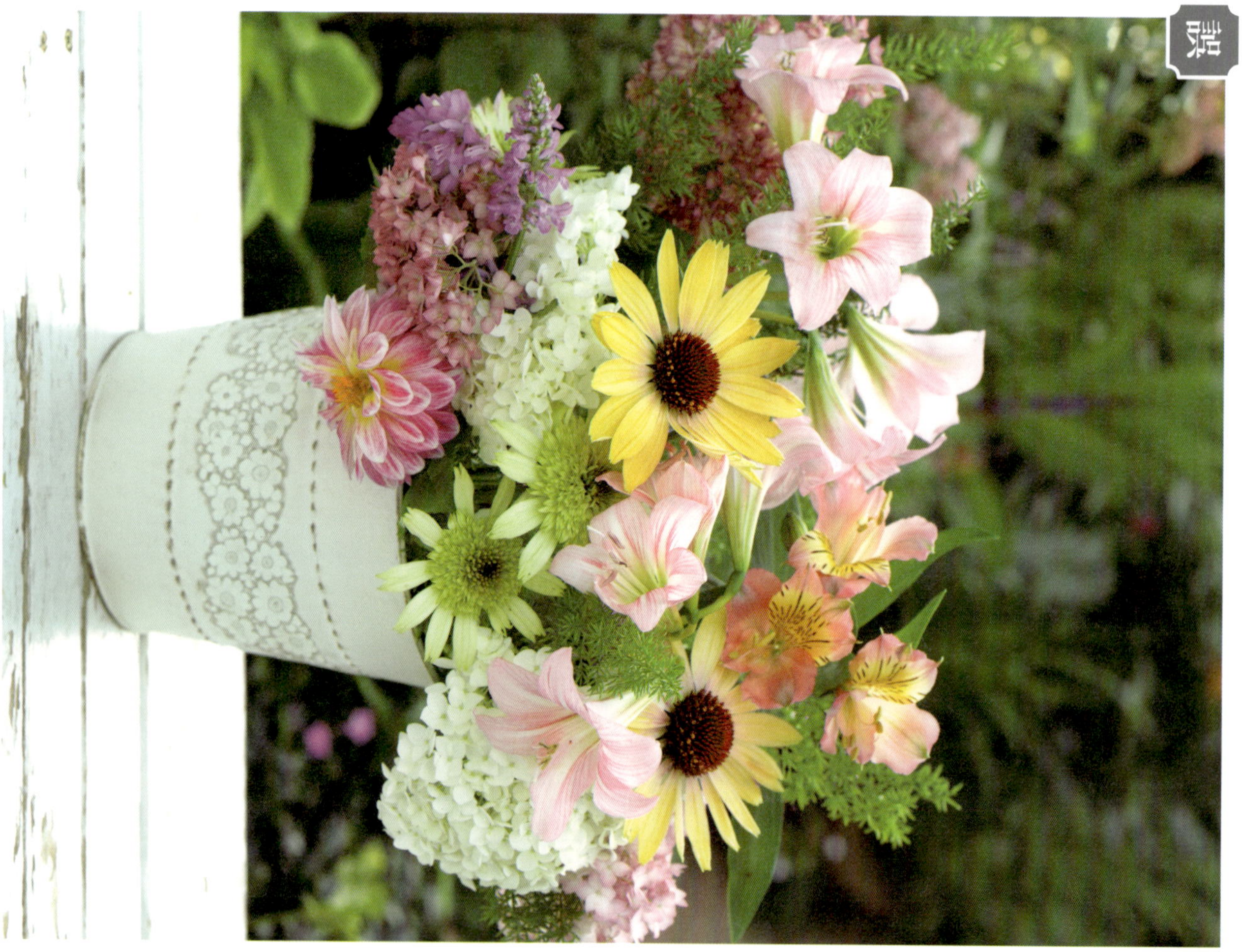

解答にかかった時間（1回目）　分　秒

解答にかかった時間（2回目）　分　秒

答えは78ページ

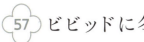

57 ビビッドに冬景色

鮮やかながらも、冬に似合いの深みがありますね。ビオラの黄と西洋ヒイラギの黄など、黄・赤・黒の色味が対のようになっていて楽しめます。

解答にかかった時間（1回目）	分	秒
解答にかかった時間（2回目）	分	秒

正

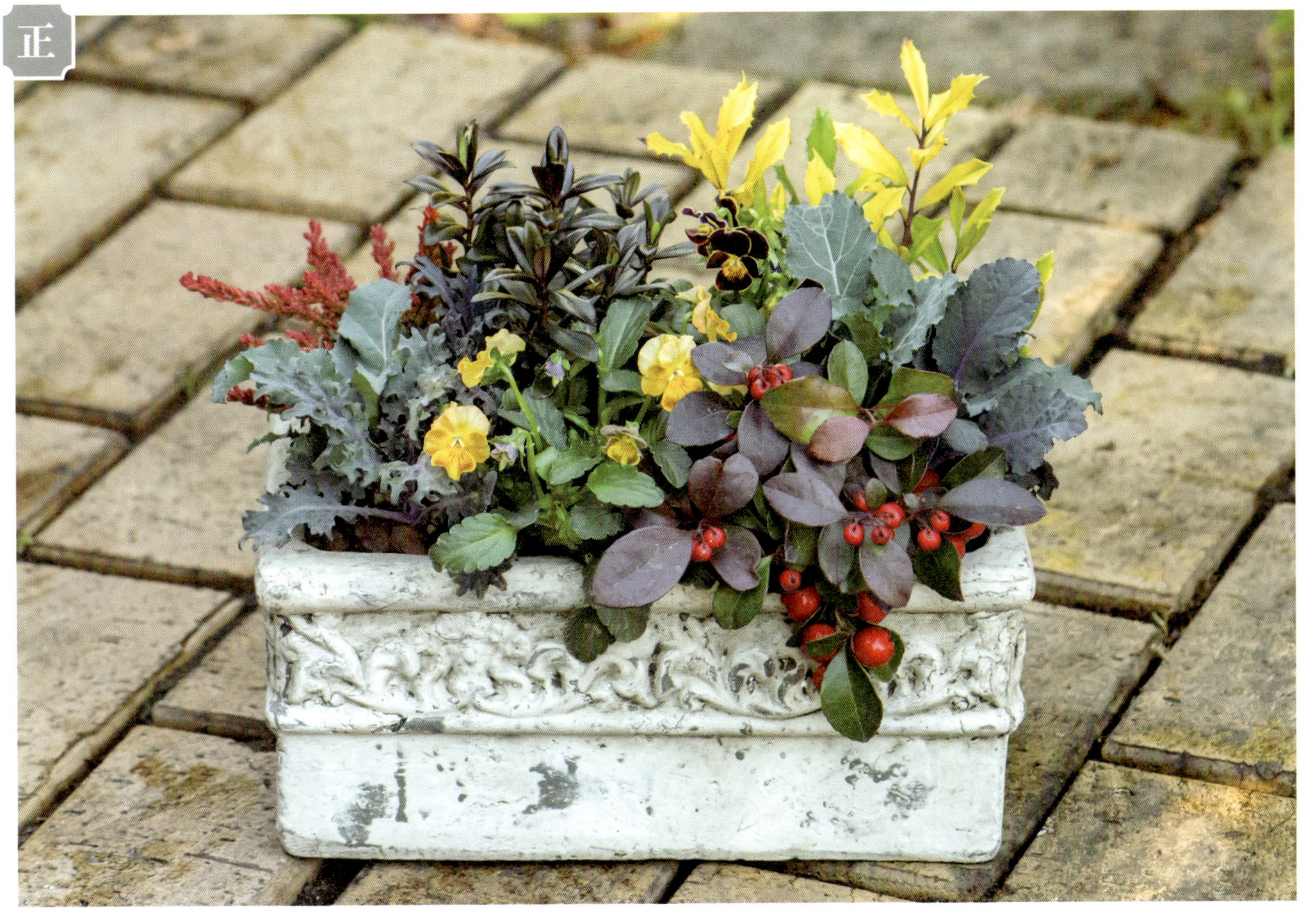

まちがいは**5つ**。全部見つけられますか？

誤

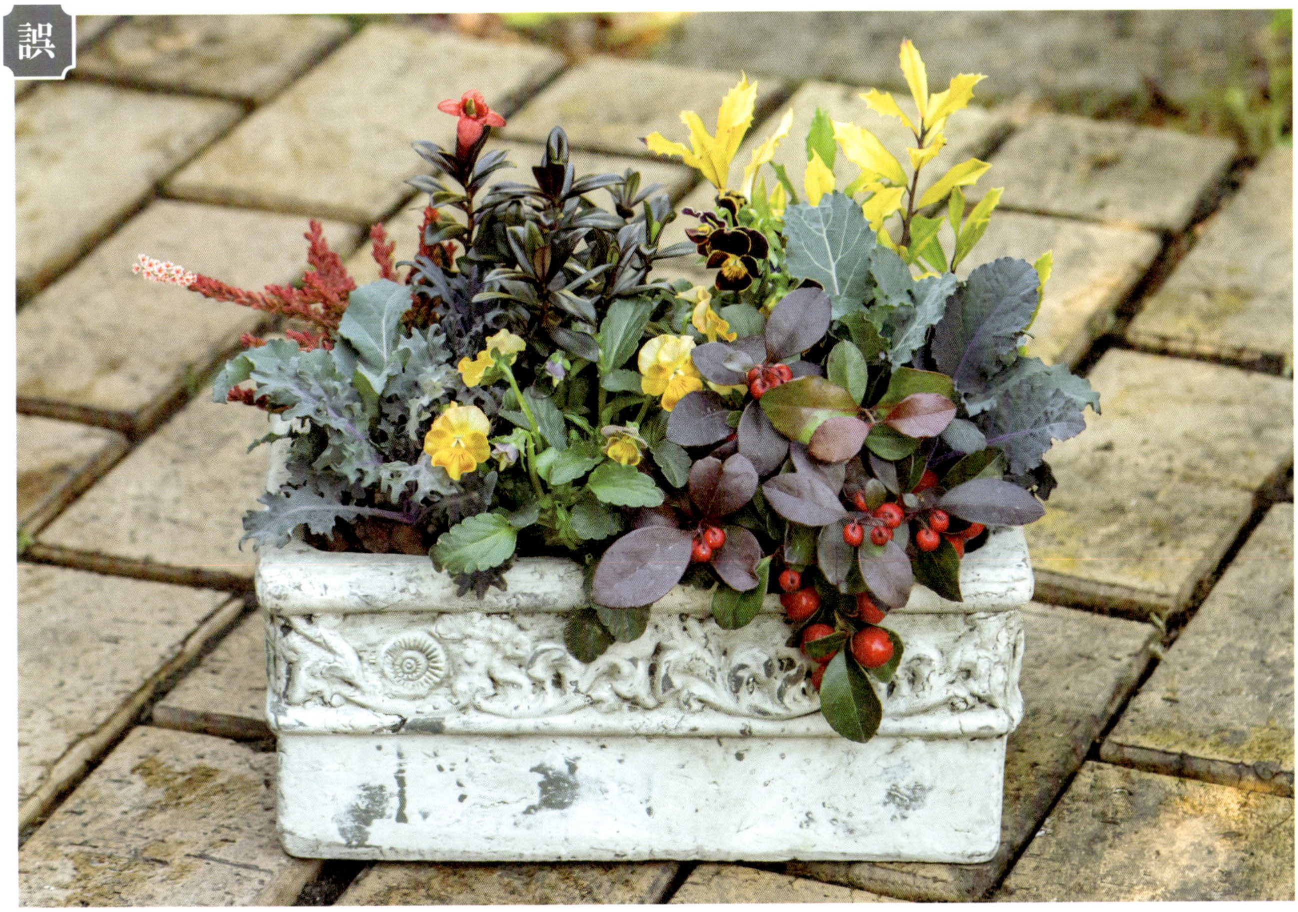

☞答えは 79 ページ

58 キクたちの宴

大ぶりなのはキク、小ぶりのコスモスのようなのはビデンス（ウインターコスモス）。ピンクの濃淡が咲き乱れる中、マーガレットの白さが冴えます。

解答にかかった時間（1回目）　分　秒

解答にかかった時間（2回目）　分　秒

正

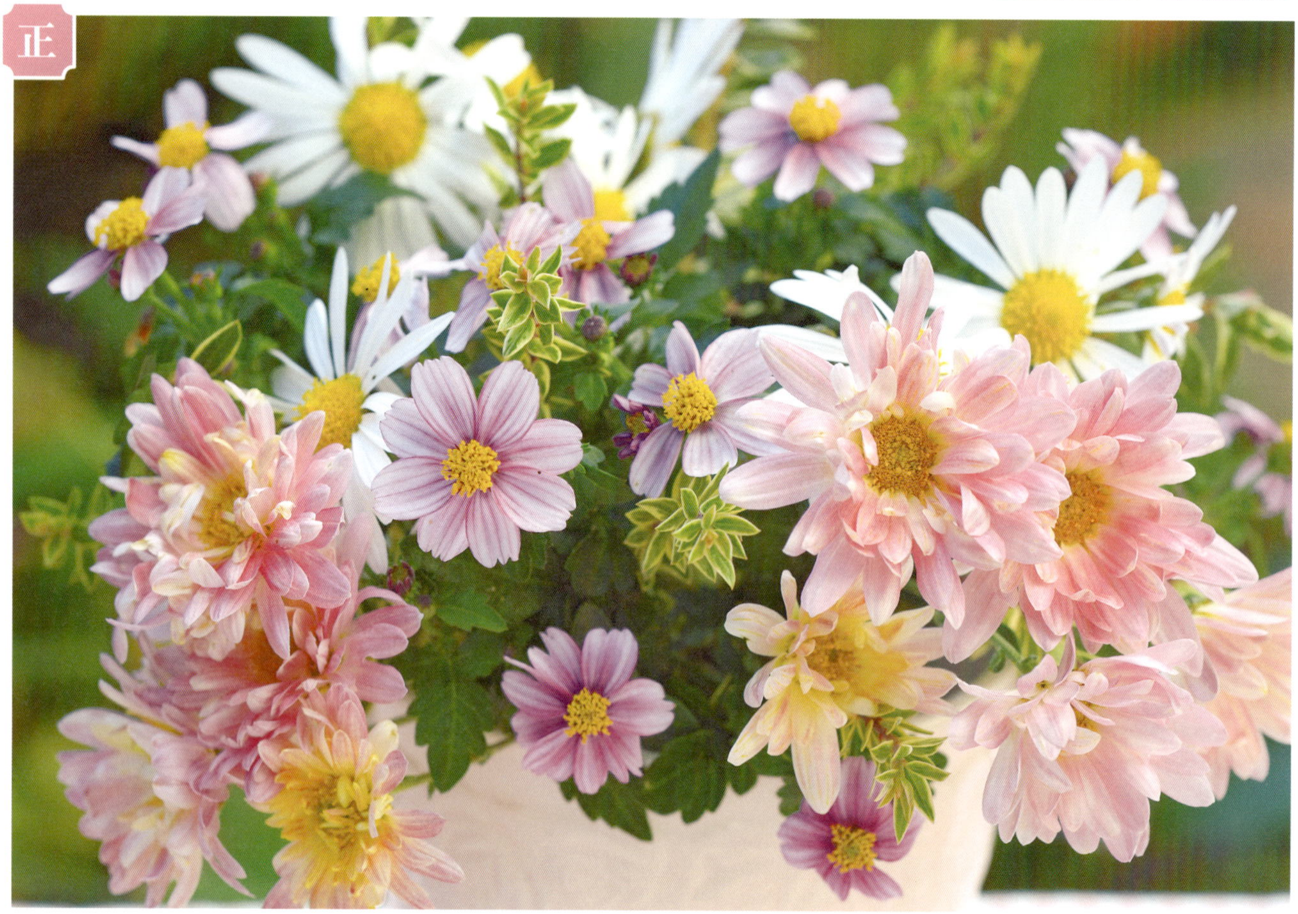

まちがいは**5つ**。全部見つけられますか？

誤

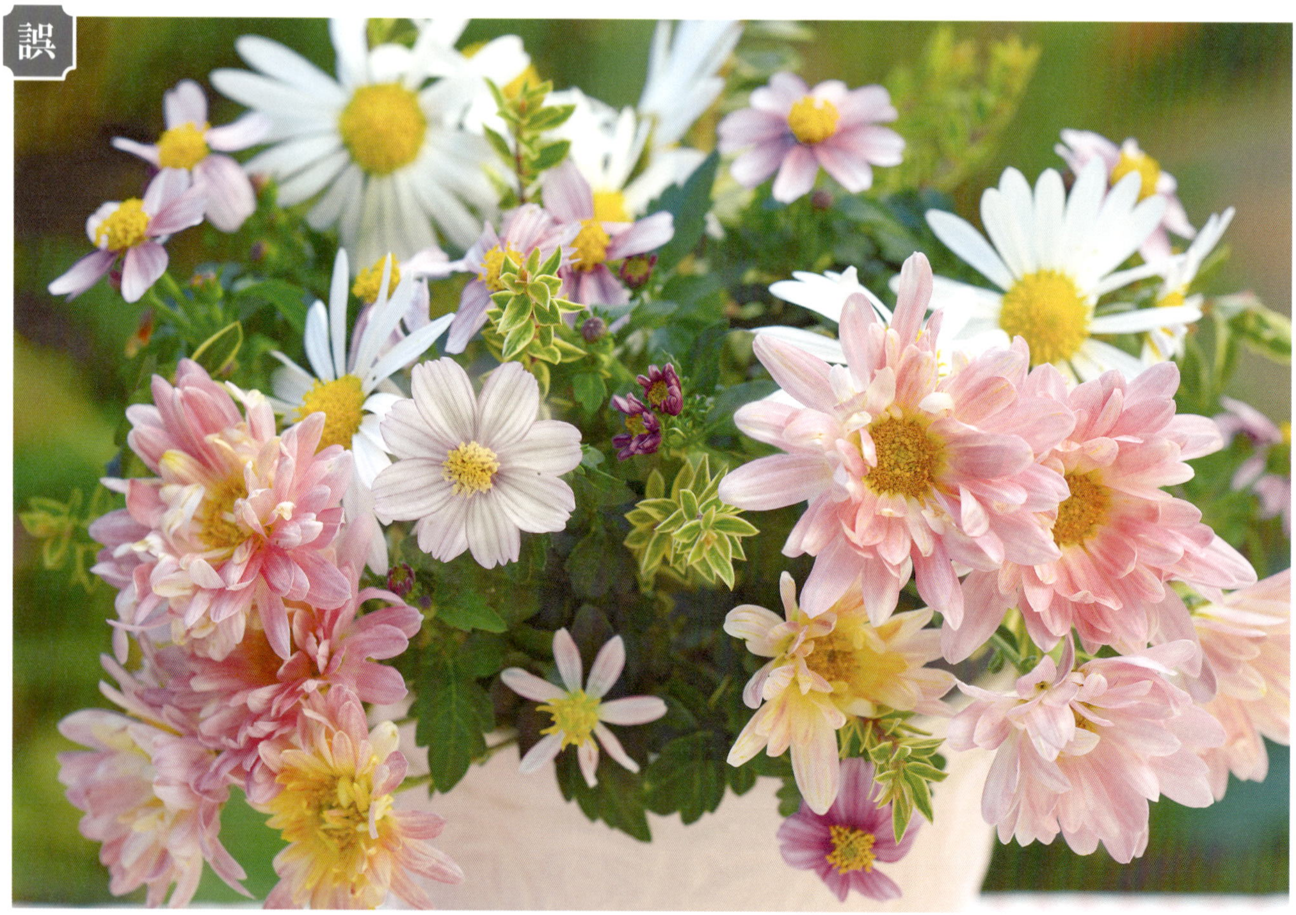

☞答えは 79 ページ

59 ミルキーカラー

手前のビオラは、アンティークな色味が魅力の品種。アイビーや深いピンクのストックがとり巻いて、甘い色彩の中に上品さが漂うひと鉢に。

解答にかかった時間（1回目）　分　秒

解答にかかった時間（2回目）　分　秒

正

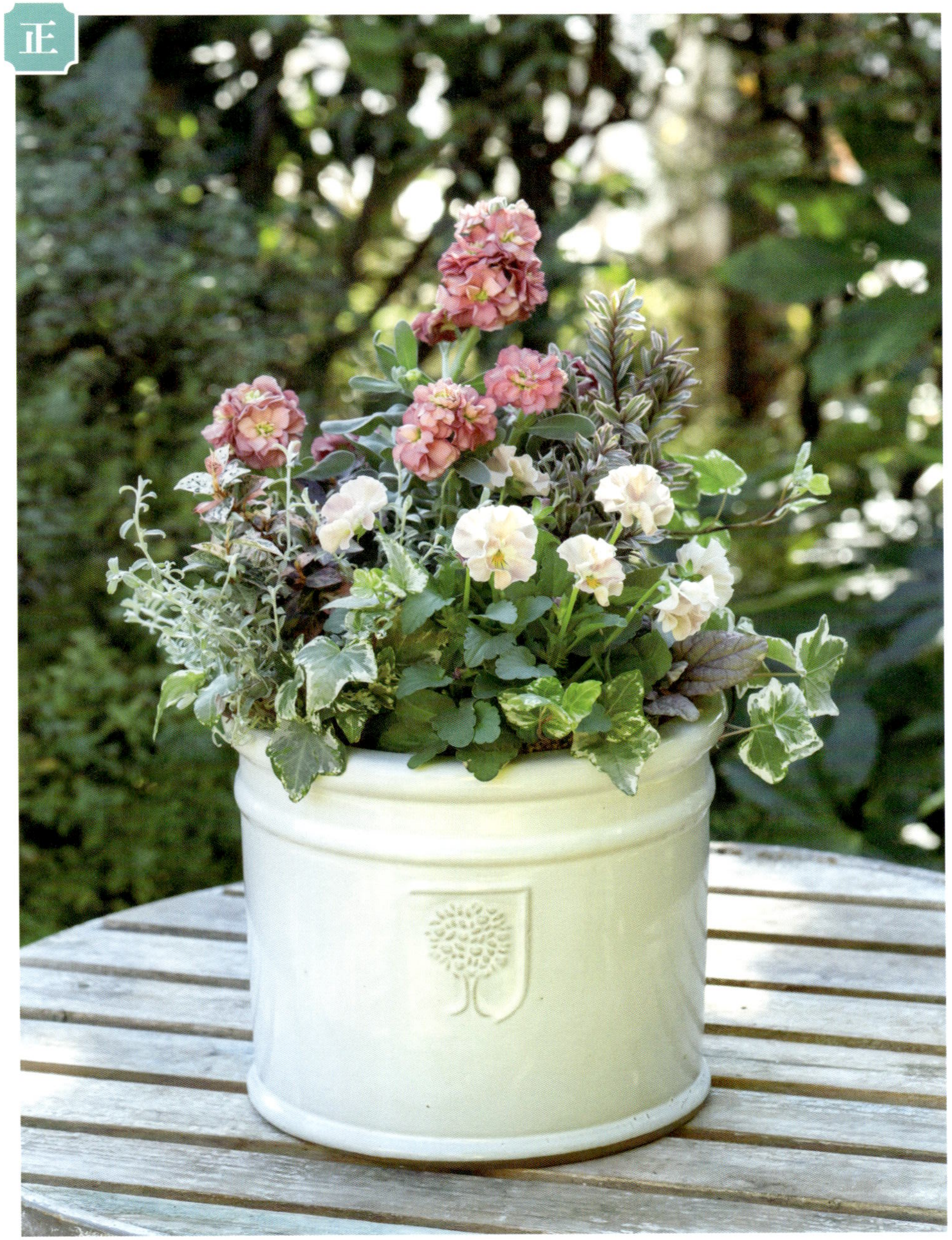

まちがいは**5つ**。全部見つけられますか？

誤

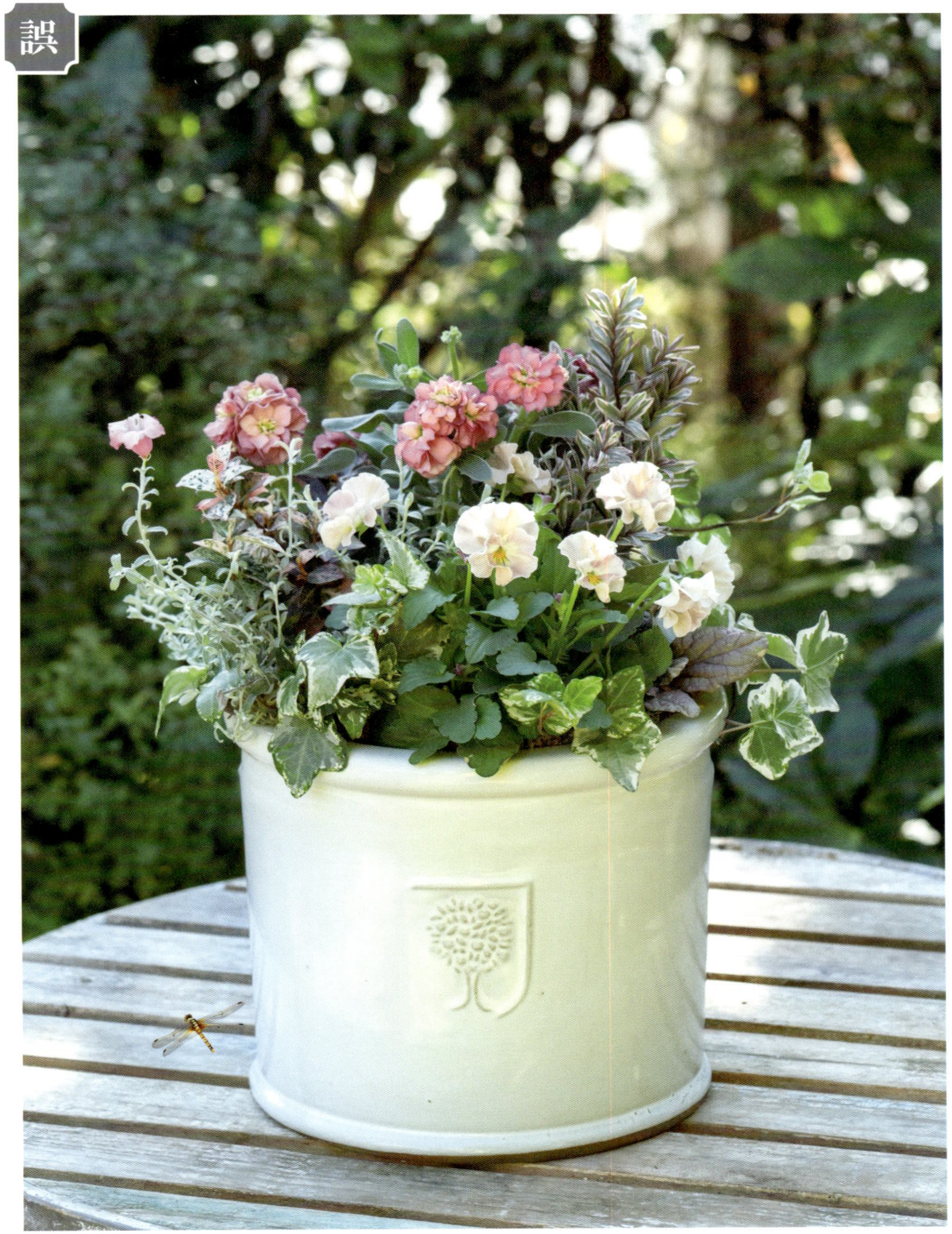

答えは79ページ

60 早春賦

鉢植えでなく、ぜひ庭に植えてほしいガーデンシクラメン。上から眺めたときに、花ぶりや葉模様が美しく見えるよう作られているのです。冬の庭に新たな楽しみ。

正

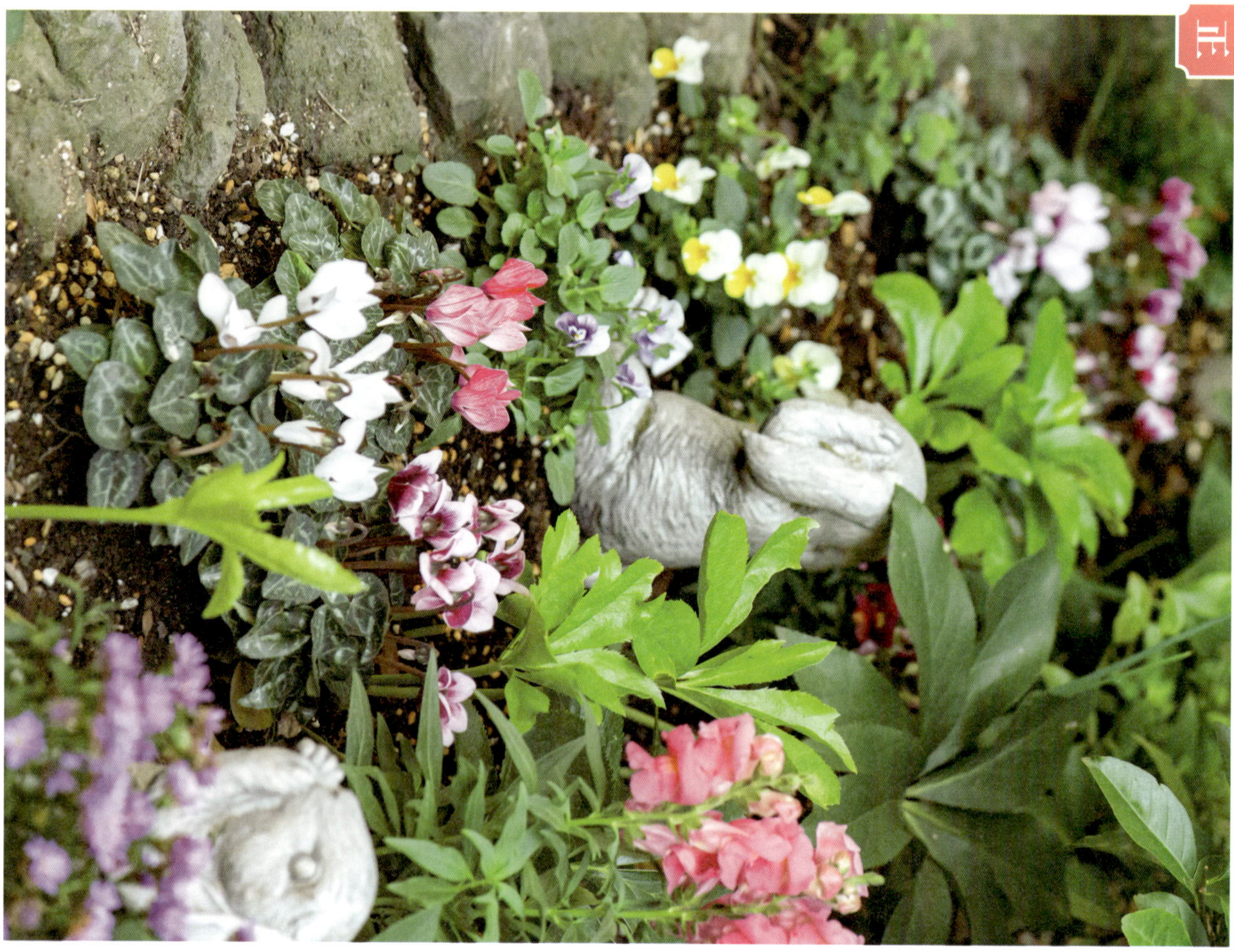

まちがいは**5つ**。全部見つけられますか？

誤

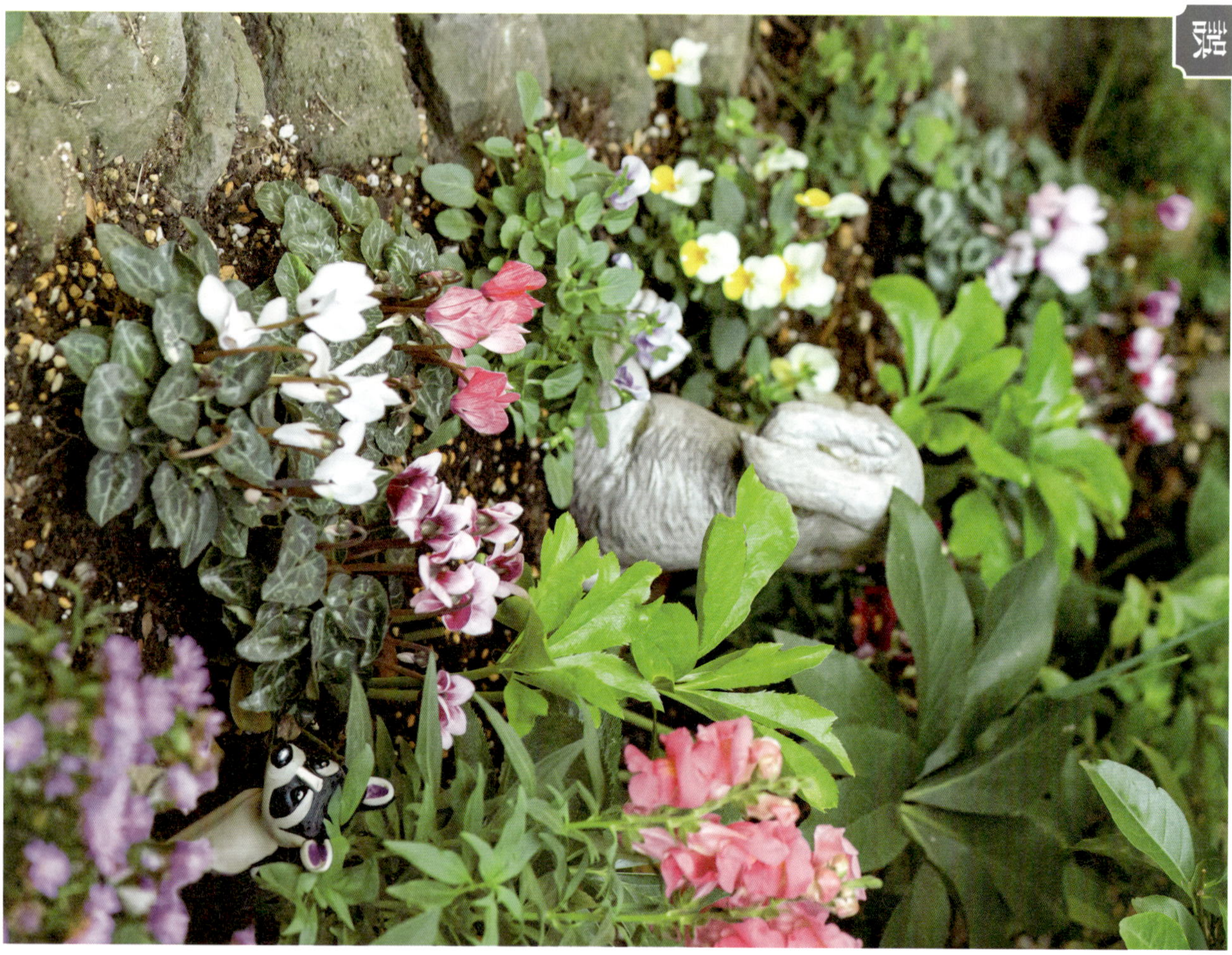

解答にかかった時間（1回目）　分　秒

解答にかかった時間（2回目）　分　秒

答えは79ページ

61 味わいリース

冬のお楽しみ、リースを生の草木たちで。ペッパーベリーの実やシダーローズの松ぼっくり、ドライフルーツなどが顔をのぞかせています。

正

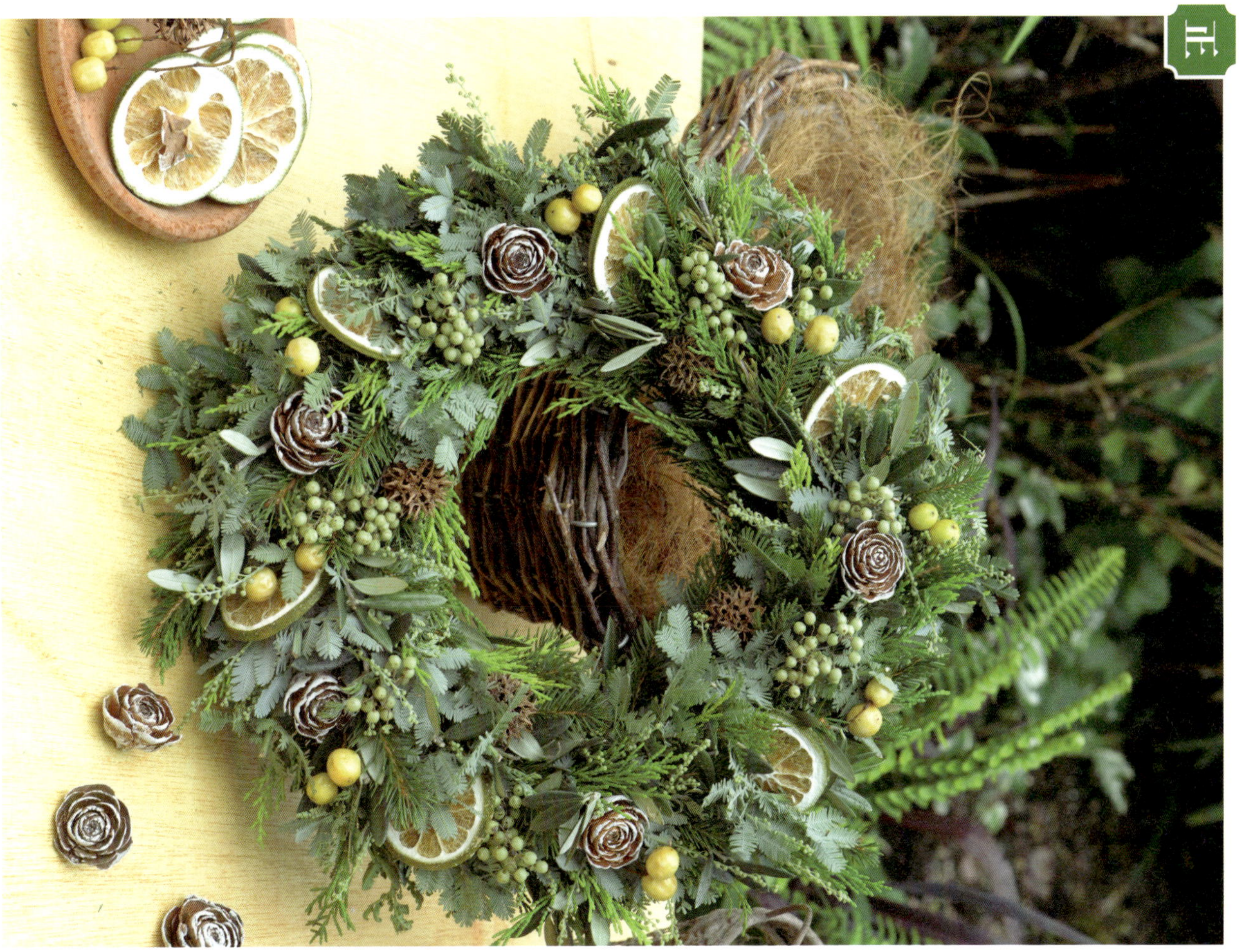

まちがいは**5つ**。全部見つけられますか？

誤

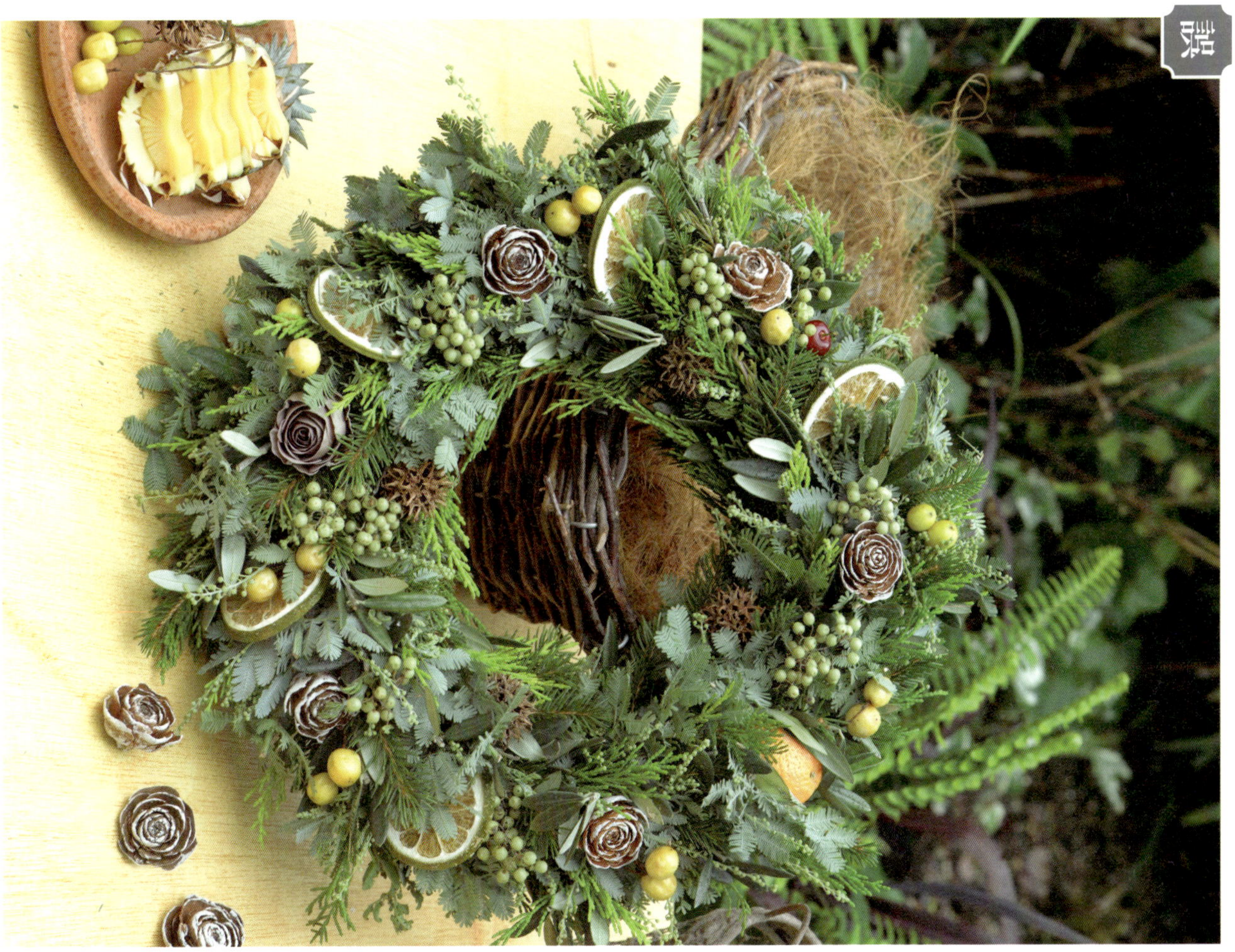

解答にかかった時間（1回目）　分　秒

解答にかかった時間（2回目）　分　秒

答えは79ページ

62 秋の真紅

円すい形の濃い花穂は、アカマンマ（イヌタデ）の仲間のペルシカリア。チョコレートコスモスと、フジバカマなどの小花の白とのコントラストが秋の風情です。

正

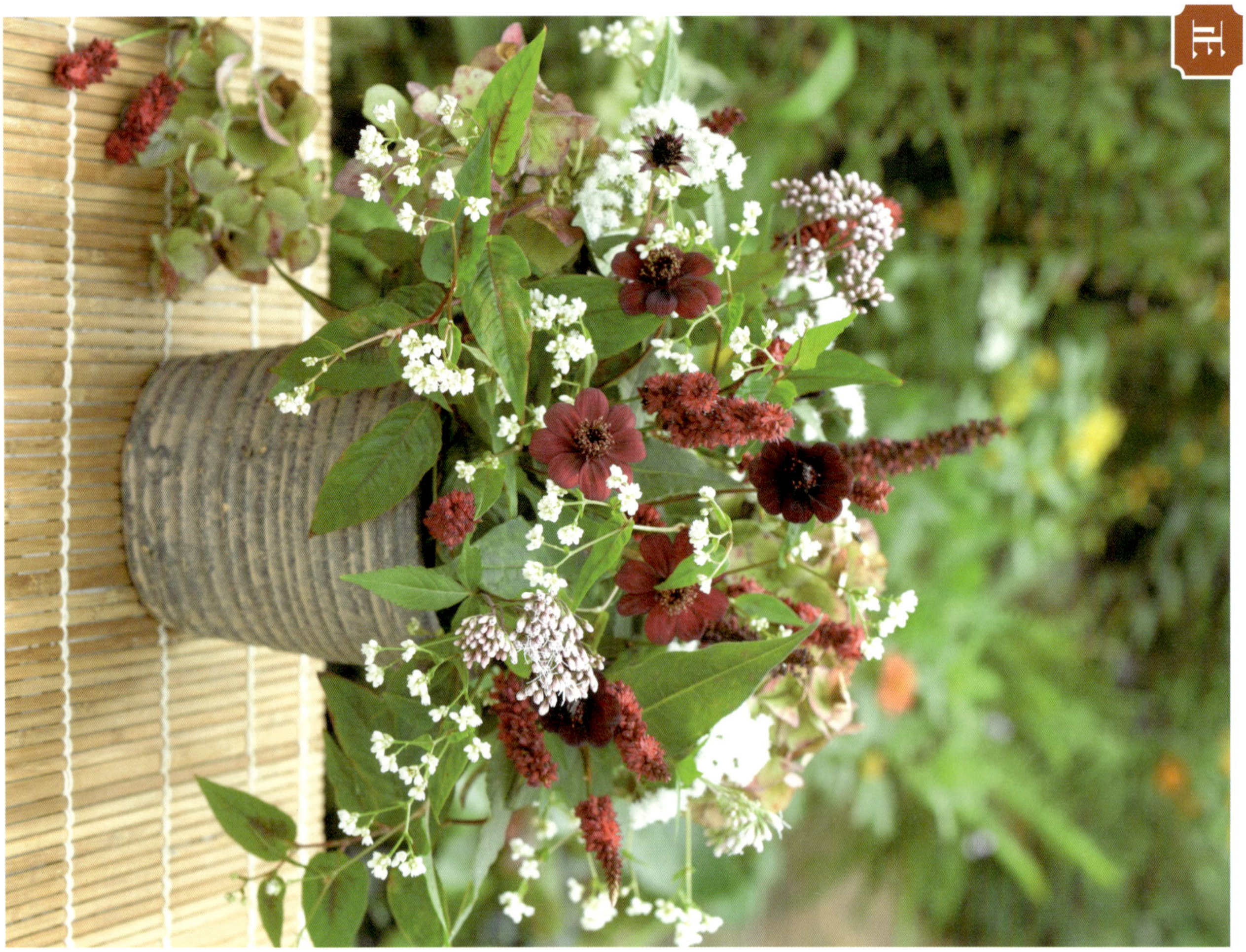

まちがいは**5つ**。全部見つけられますか？

誤

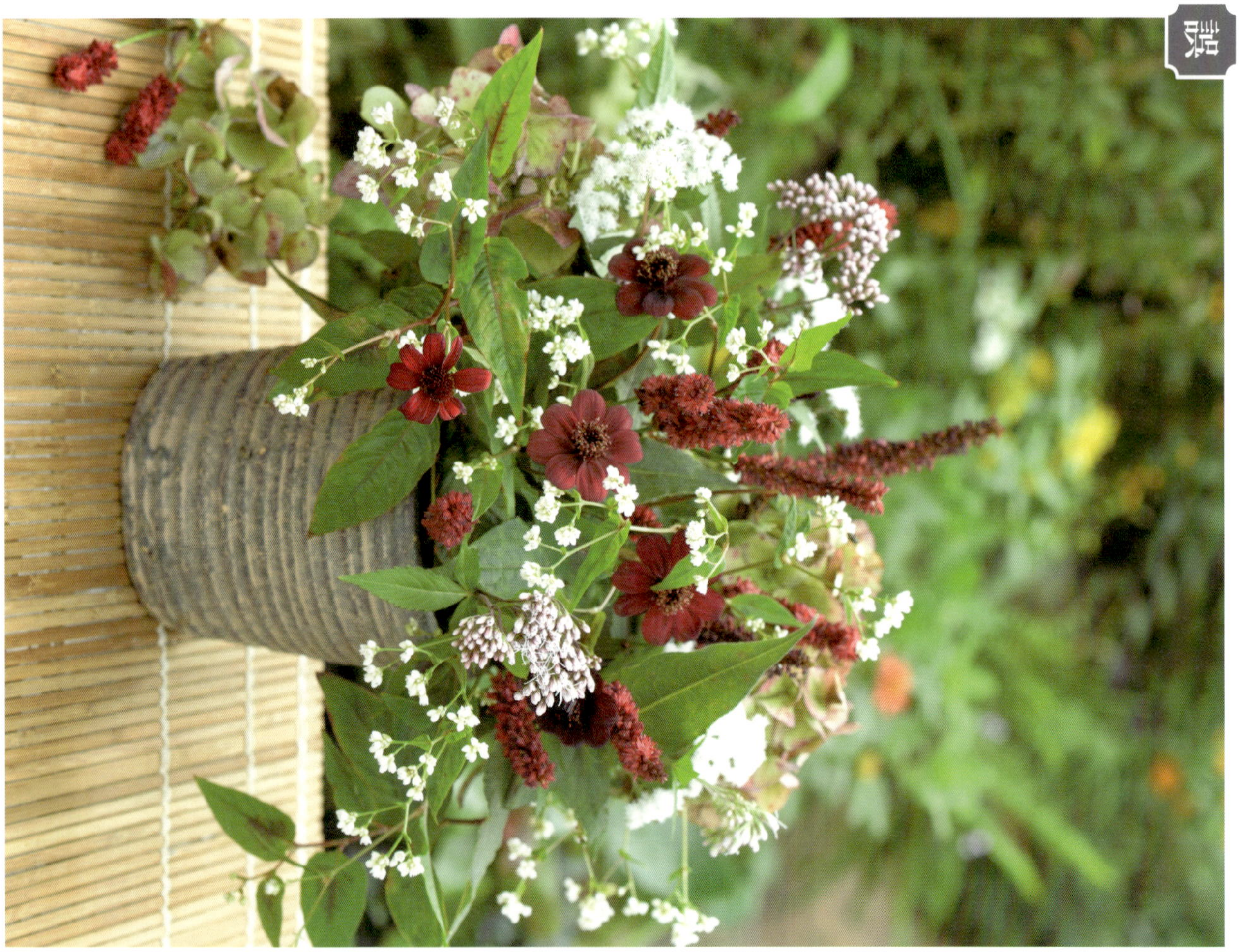

解答にかかった時間（1回目）　分　秒

解答にかかった時間（2回目）　分　秒

答えは79ページ

63 君の名は…

深みのあるピンク色で、こんもりとしたカップ型の花を咲かせるバラ。レオナルド ダ ビンチという品種で、花びらは1輪でなんと70～80枚にもなります。

解答にかかった時間（1回目）　分　秒

解答にかかった時間（2回目）　分　秒

正

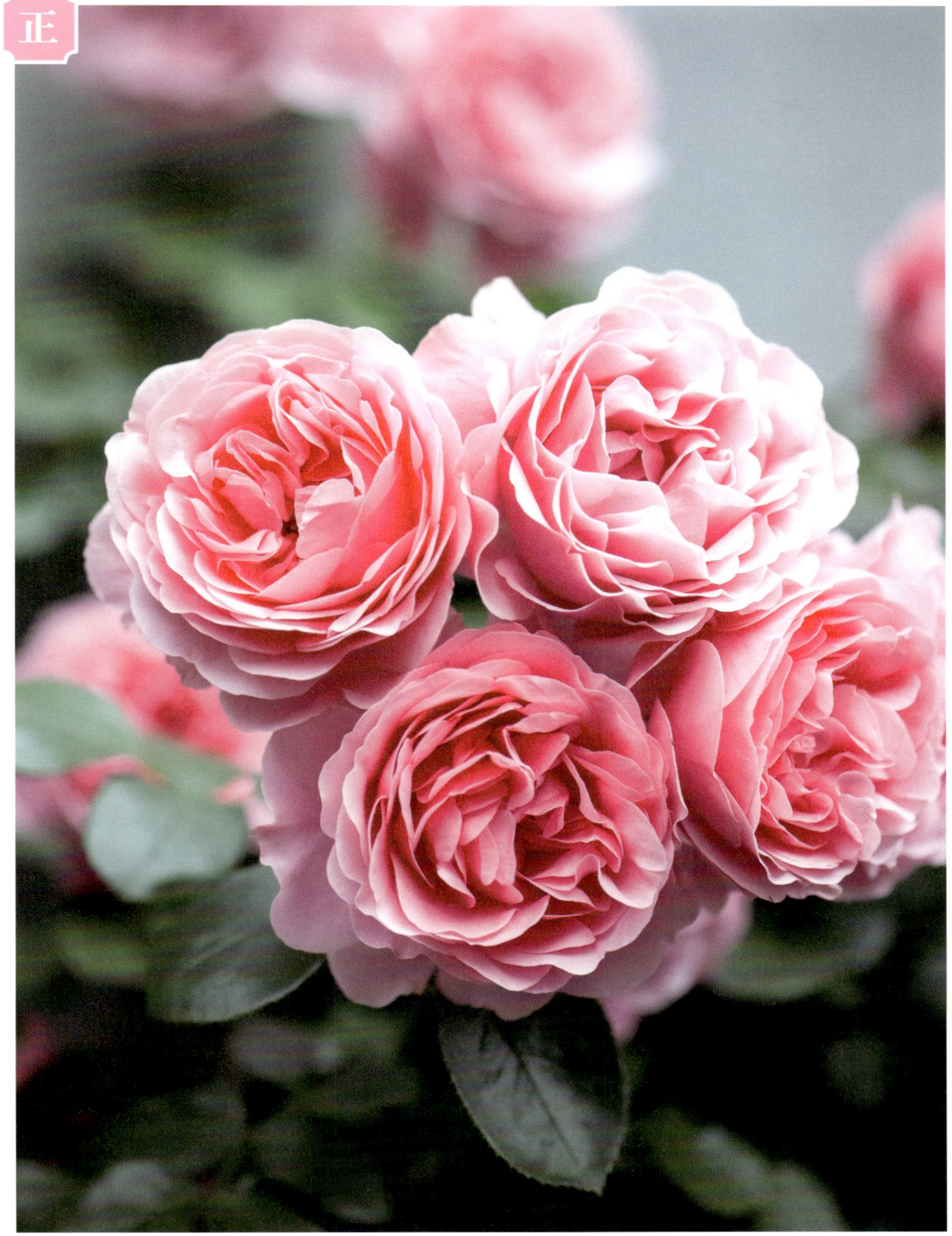

まちがいは**5つ**。全部見つけられますか？

誤

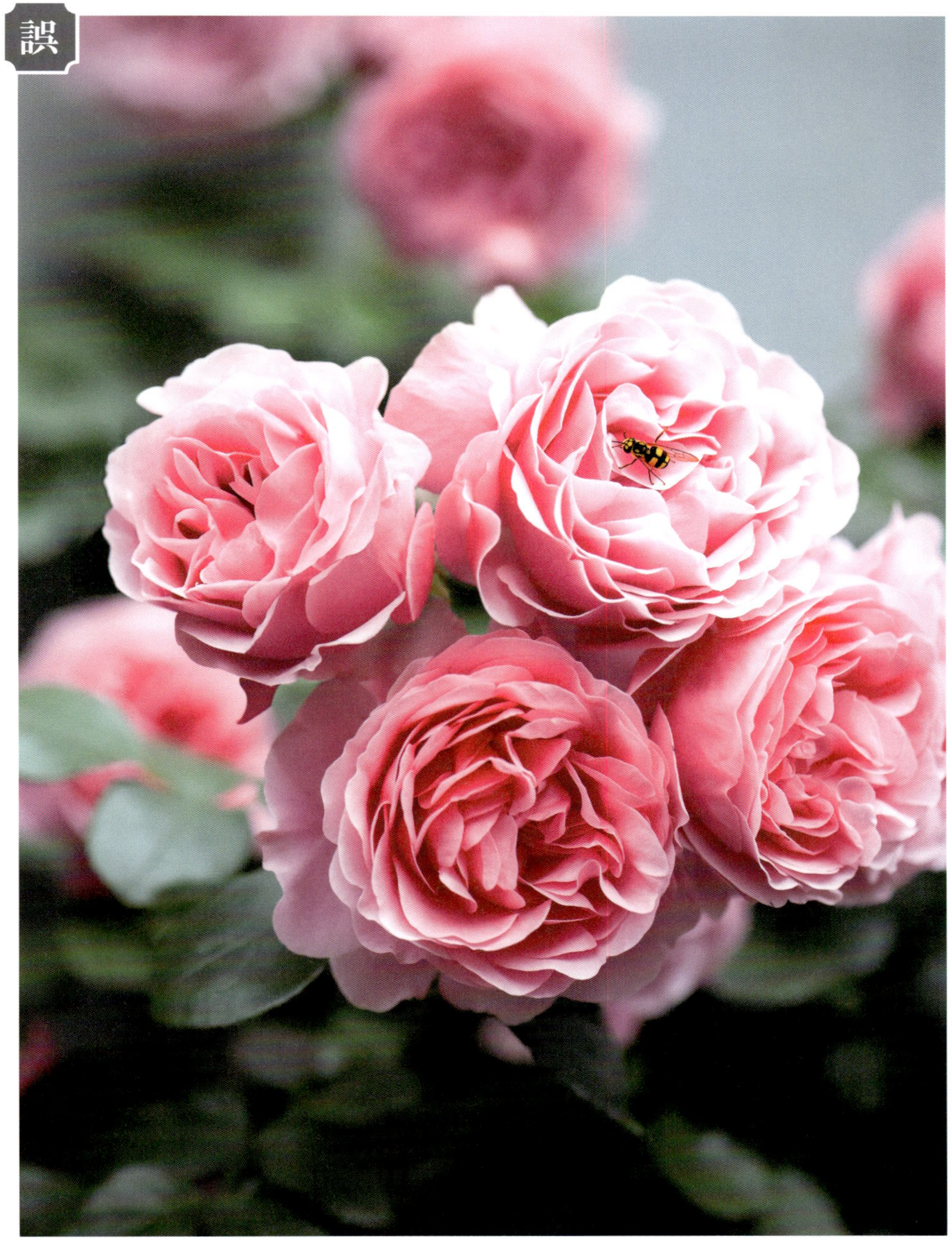

答えは79ページ

64 まるでスイーツ

ホイップクリームのような「ふわもこ」の花姿と、マカロンを思わせるソフトな色合い。この八重咲きペチュニアは、ホイップマカロンという品種です。

解答にかかった時間（1回目）	分	秒
解答にかかった時間（2回目）	分	秒

正

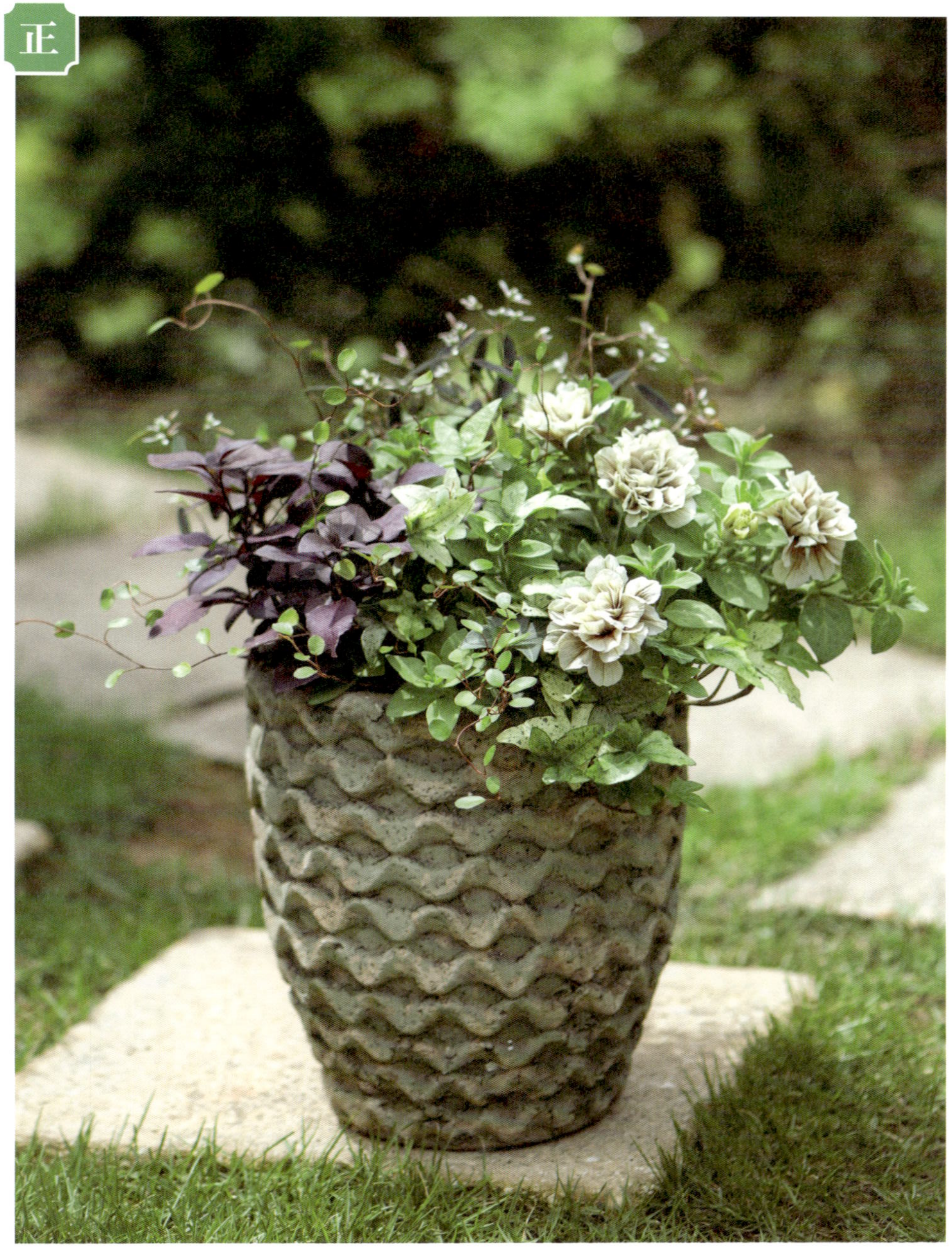

まちがいは**5つ**。全部見つけられますか？

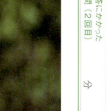

誤

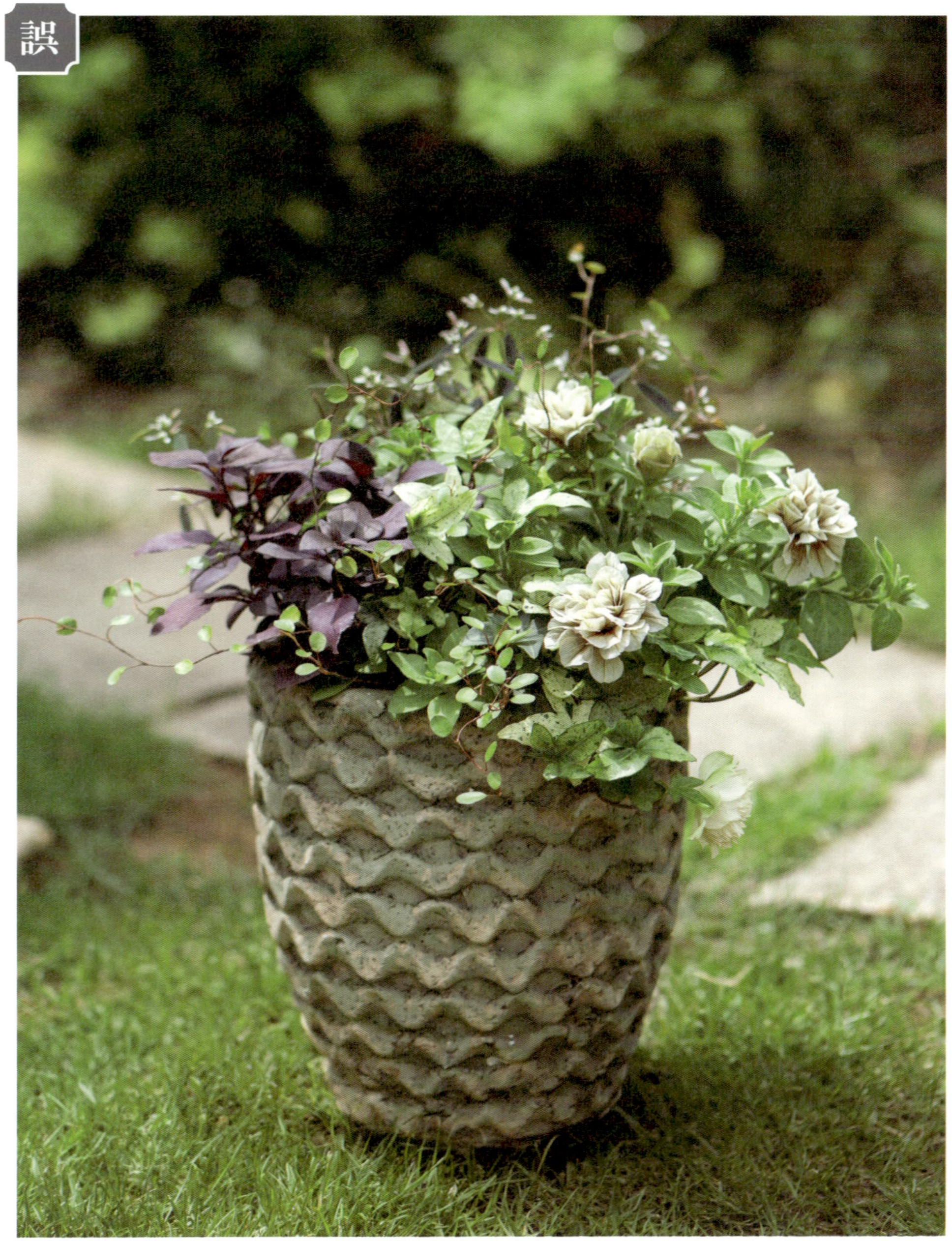

答えは80ページ

65 風も清かに

ヒガンバナの仲間のアガパンサスは、涼感たっぷりの花が見どころ。キク科の花々の間で見せる凛としたたたずまいで、気分は高原バカンス！

解答にかかった時間（1回目）　分　秒

解答にかかった時間（2回目）　分　秒

正

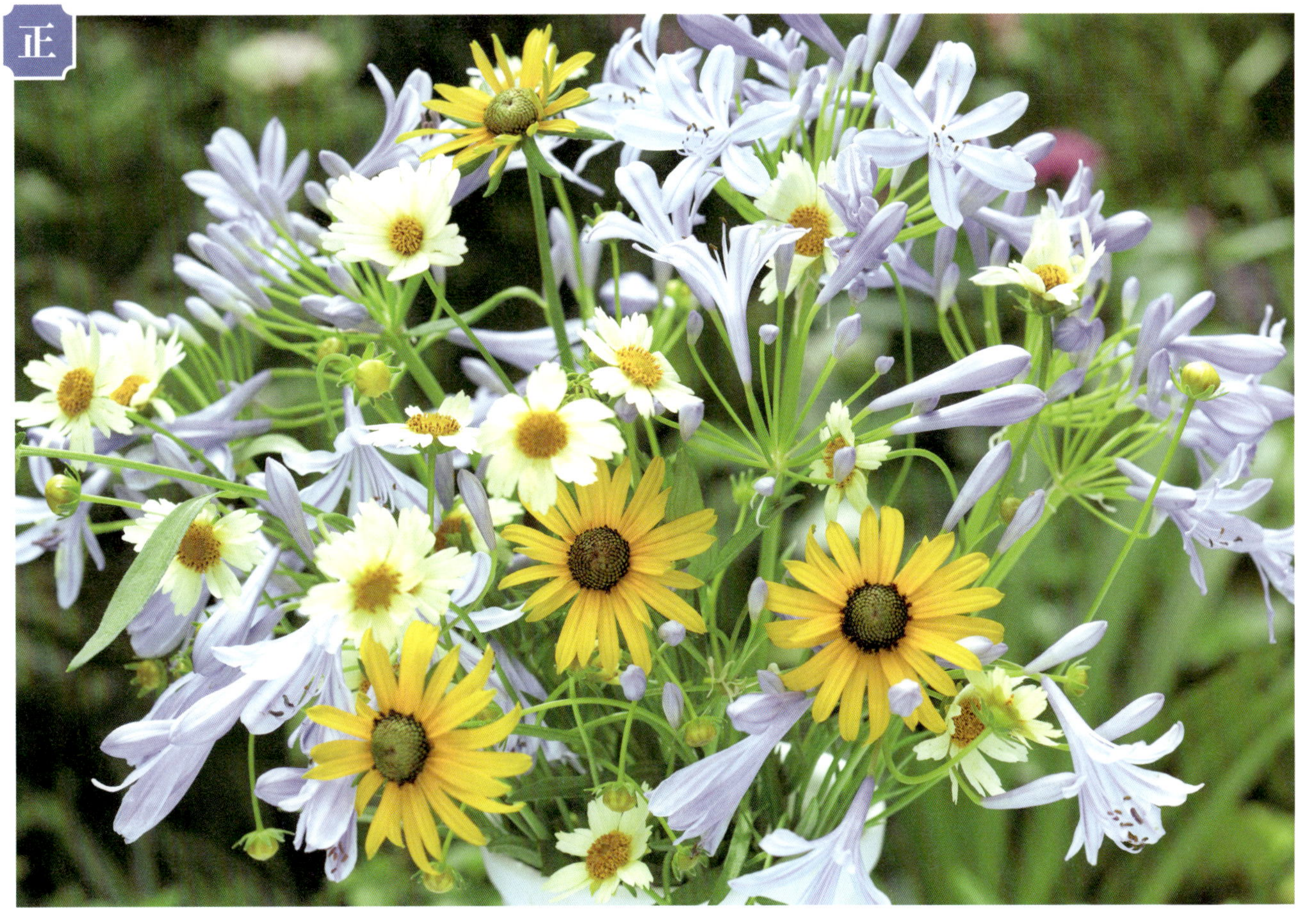

まちがいは**5つ**。全部見つけられますか？

誤

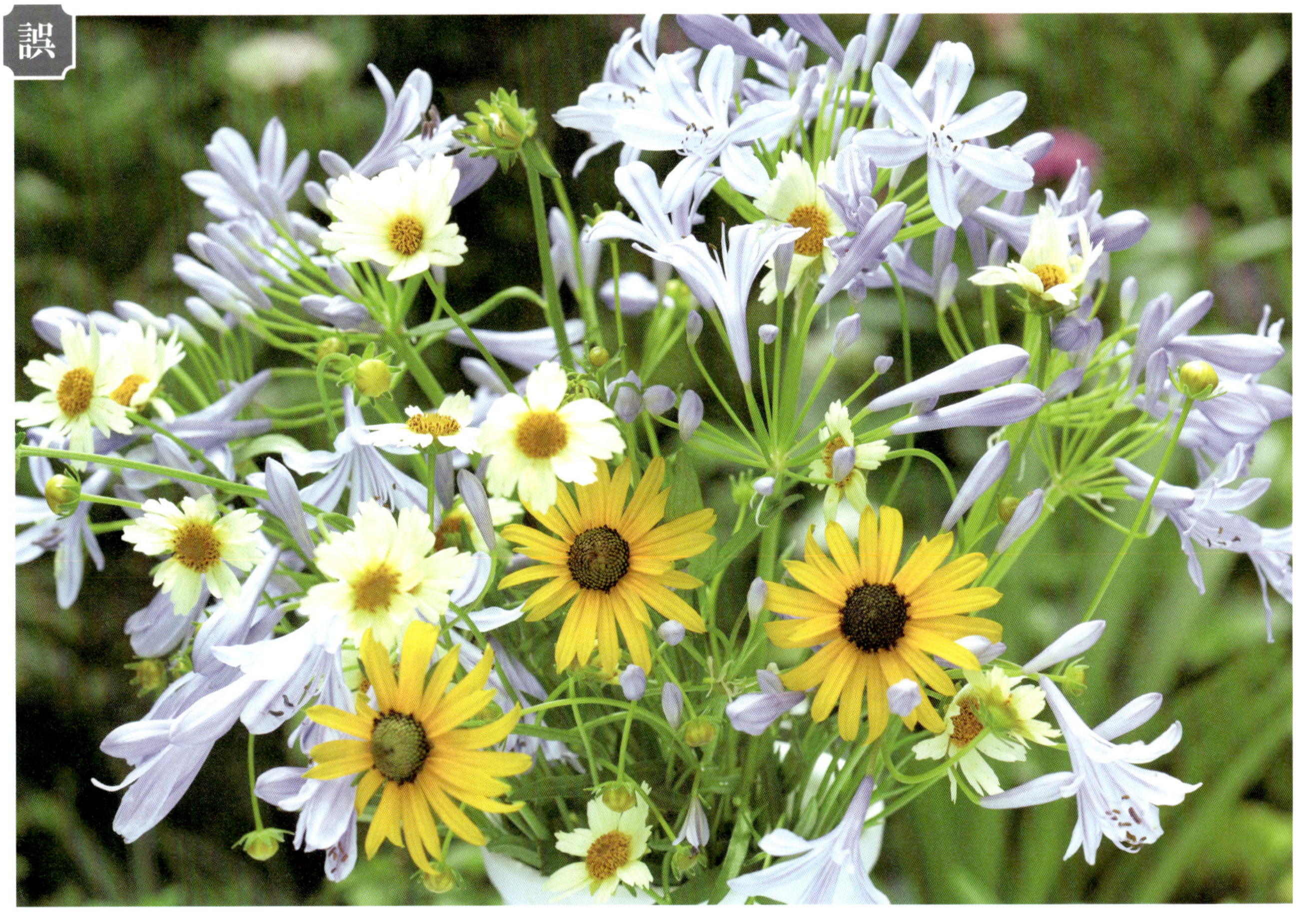

☞答えは 79 ページ

66 八重と一重

八重咲きと一重咲き、2つのペチュニアを寄せ植えしました。全体がピンク色のキュートなグラデーションになっていて、春の気分を満喫させてくれます。

解答にかかった時間（1回目）　分　秒

解答にかかった時間（2回目）　分　秒

正

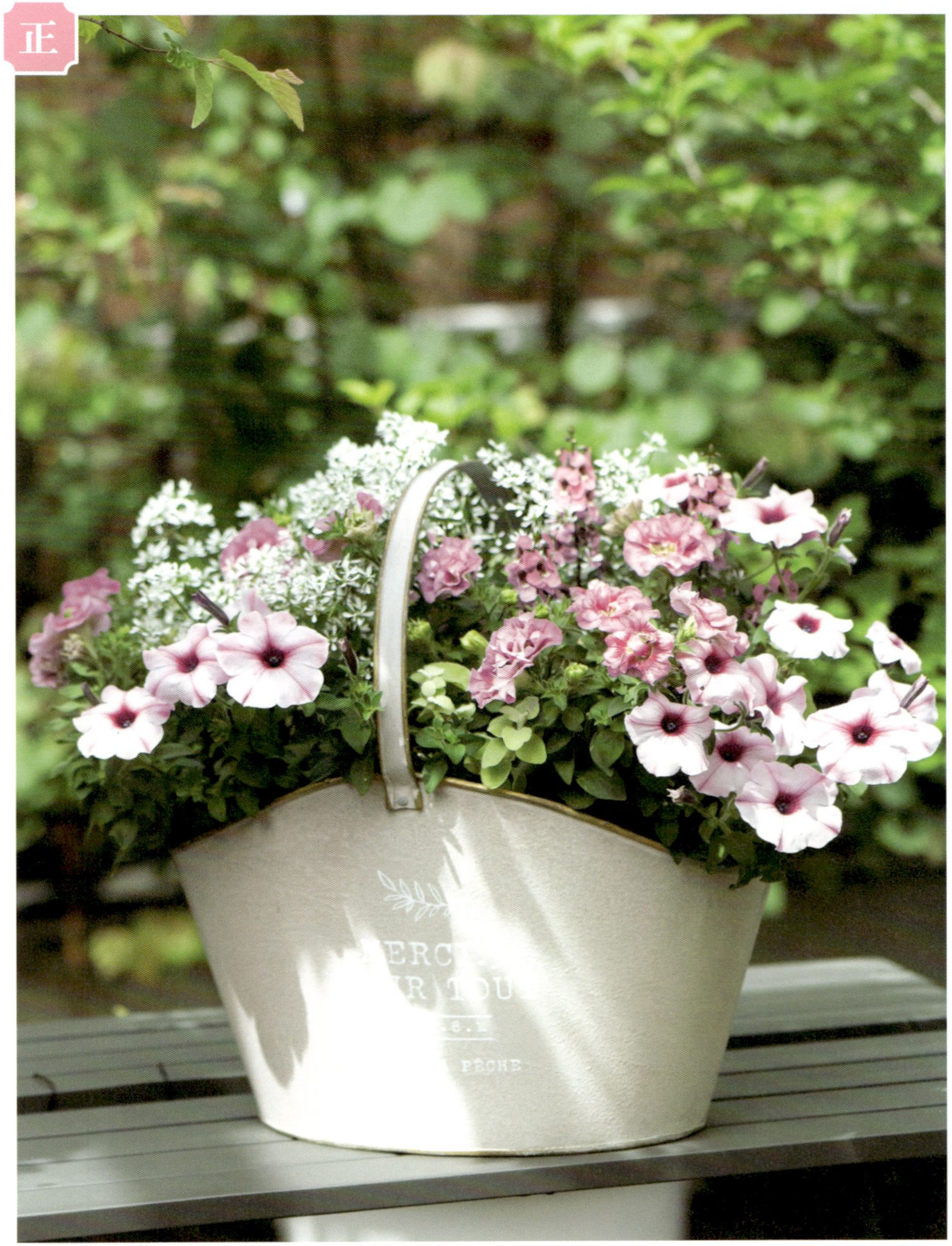

まちがいは**5つ**。全部見つけられますか？

誤

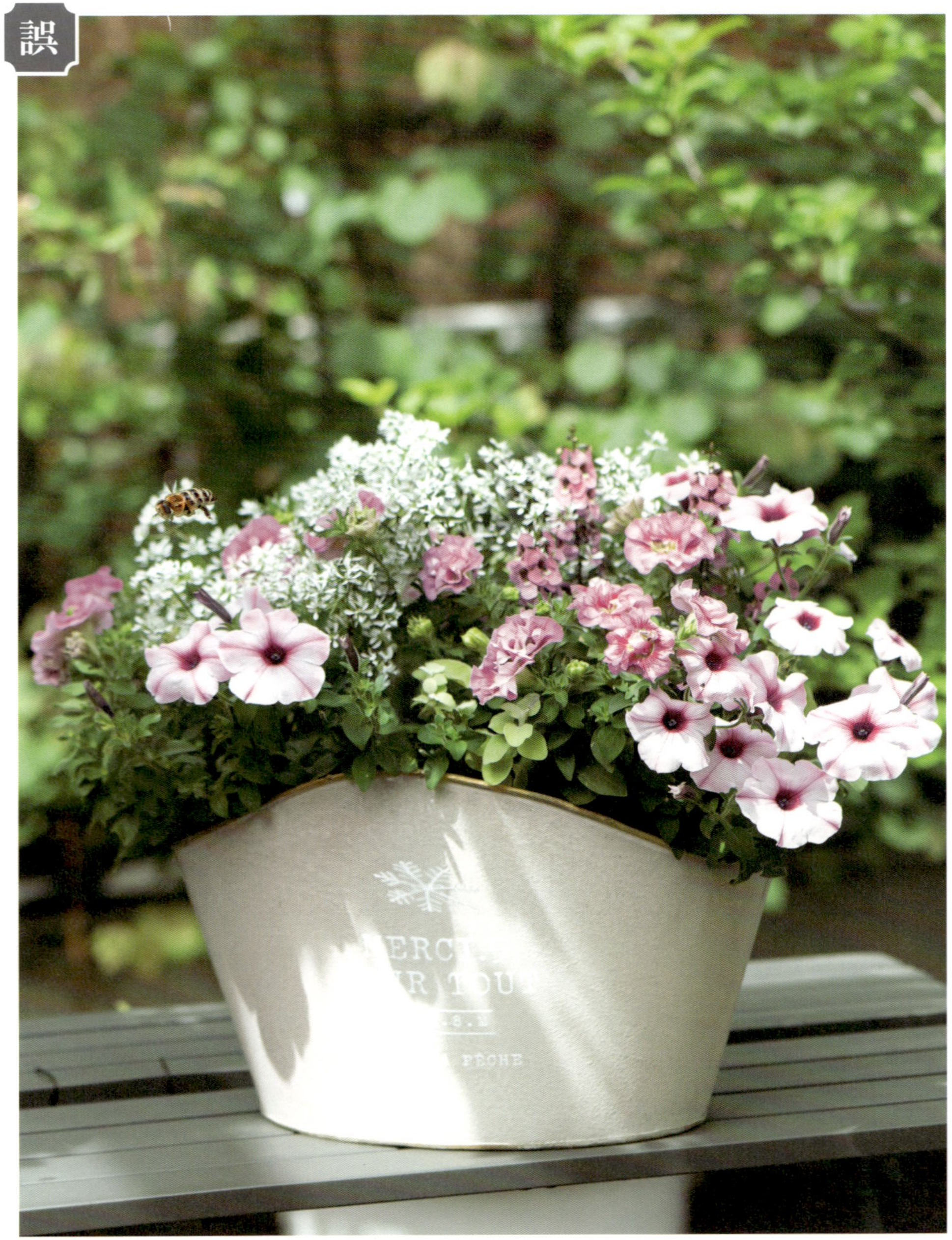

答えは80ページ

67

ヒマワリモドキ

元気カラーの花々はヘリオプシス。ヒマワリモドキや姫ヒマワリという別名がぴったりです。夏に開花したあと、秋に向けて咲き進むにつれて色が変化します。

正

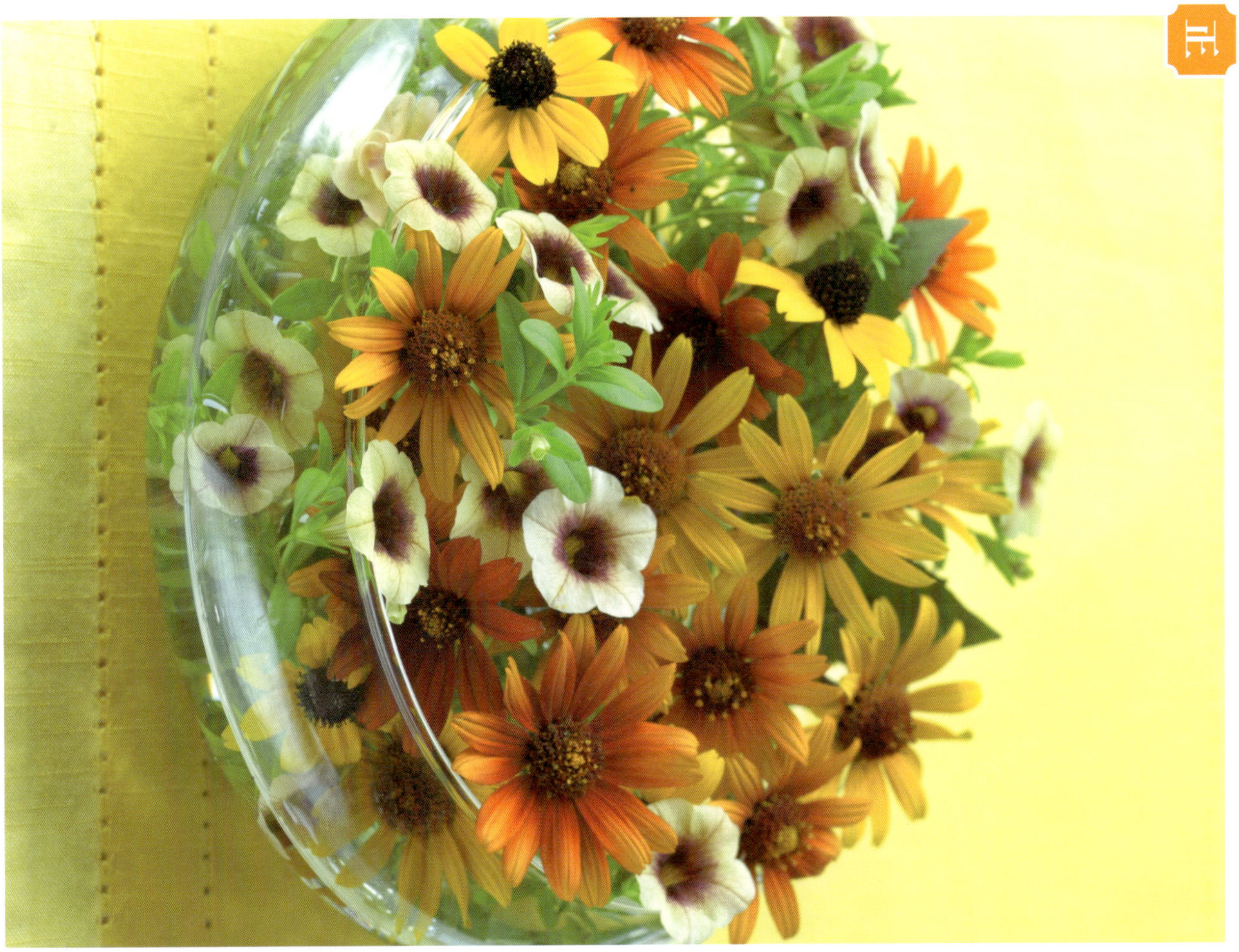

誤

まちがいは**5つ**。全部見つけられますか？

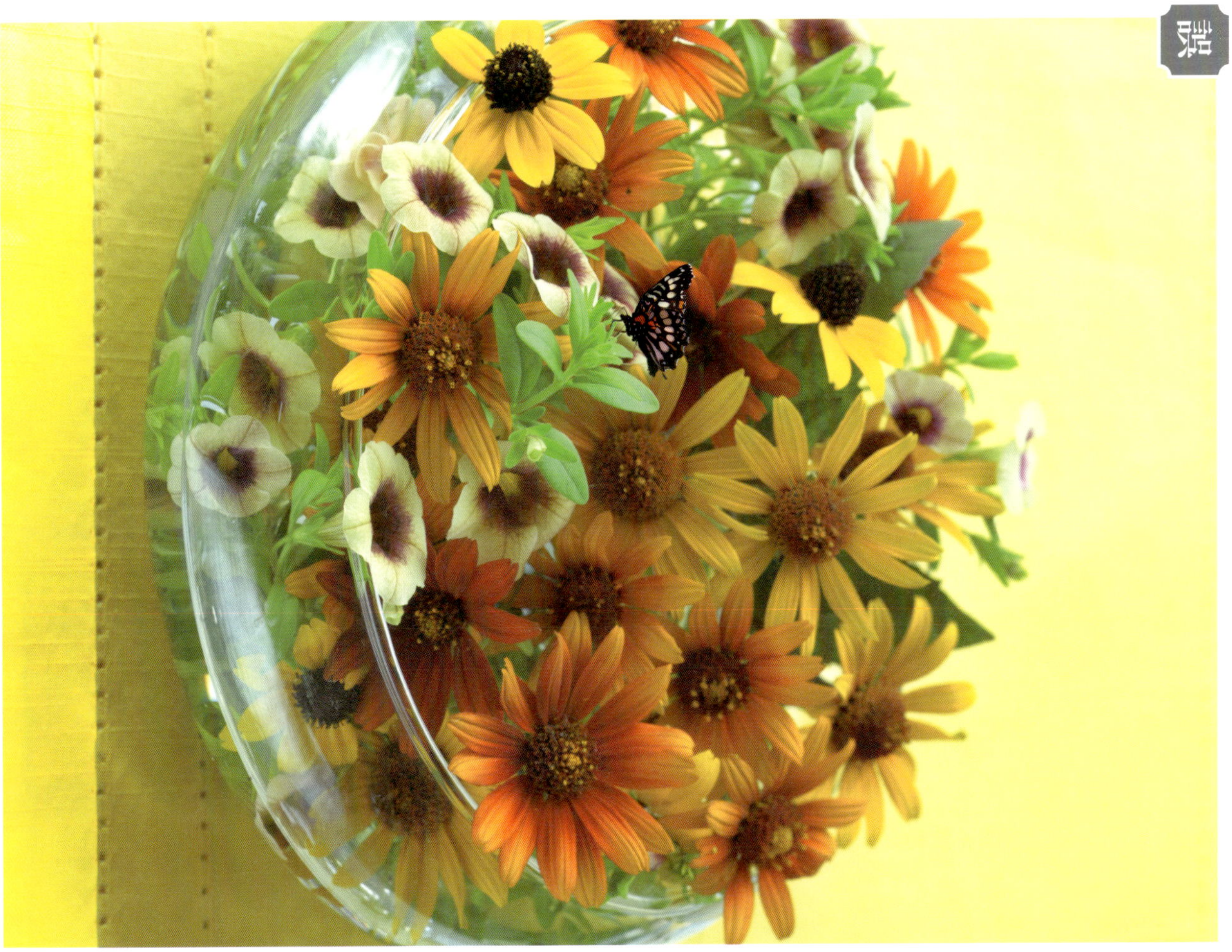

解答にかかった時間（1回目）　分　秒

解答にかかった時間（2回目）　分　秒

答えは80ページ

解答

※表紙のまちがいさがしの解答はP.4にあります。
※誌面スペースの都合で、解答がページ順に並んでいない箇所があります。

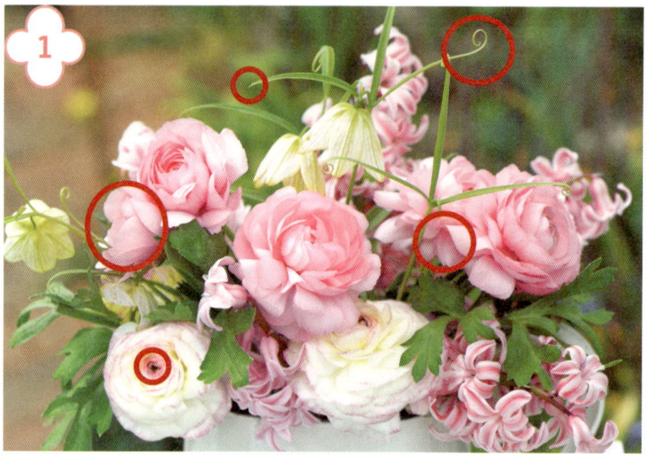

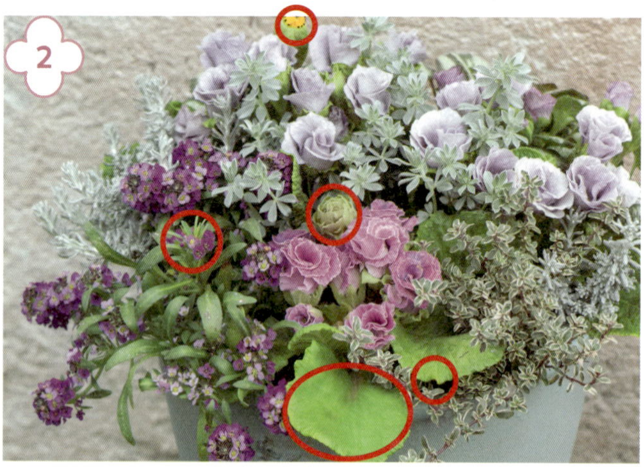

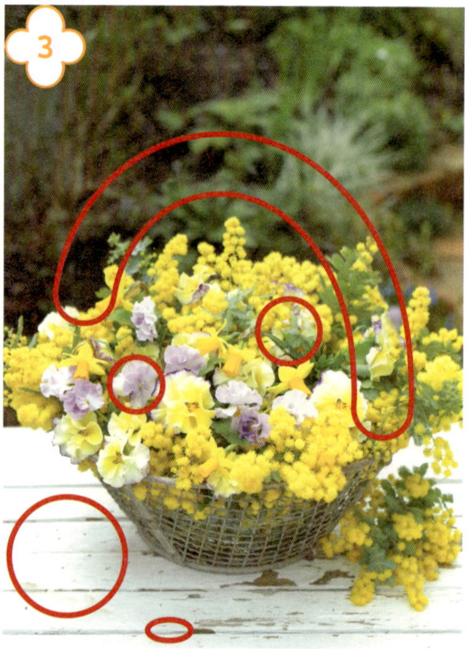

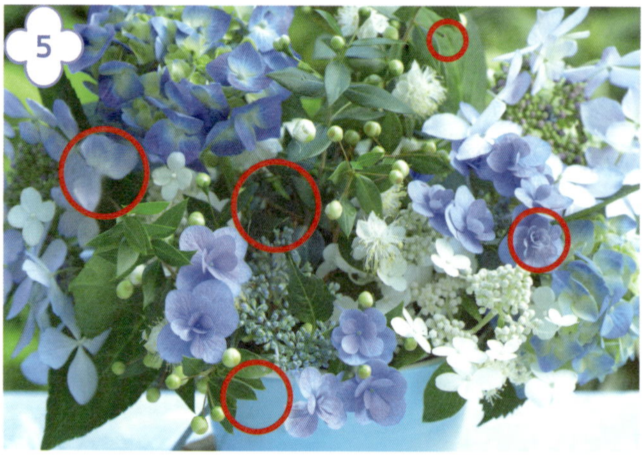

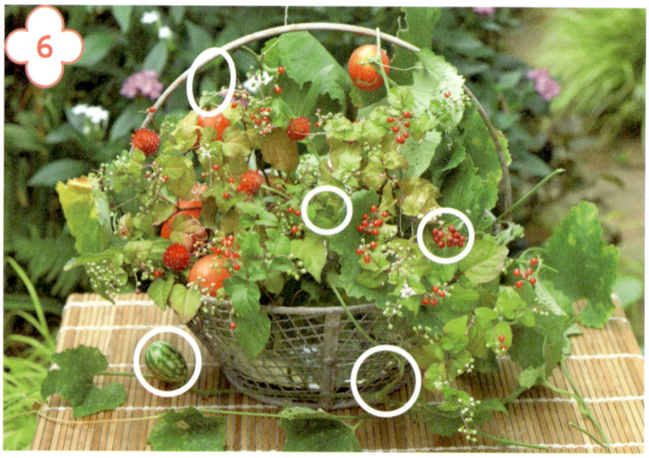

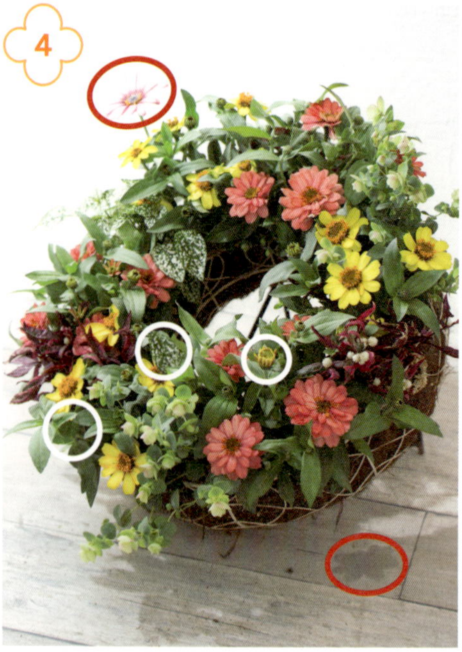

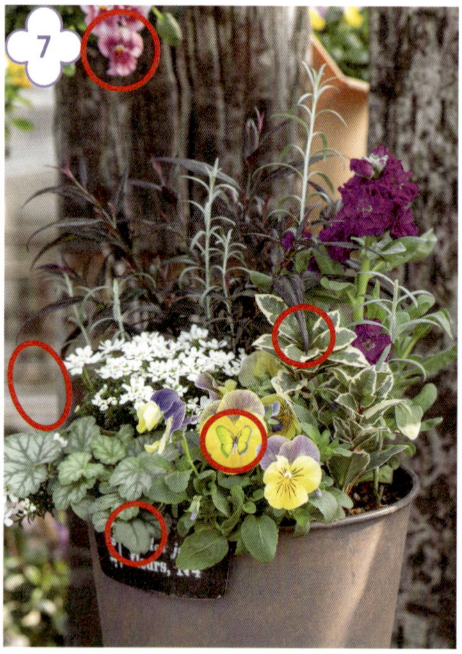

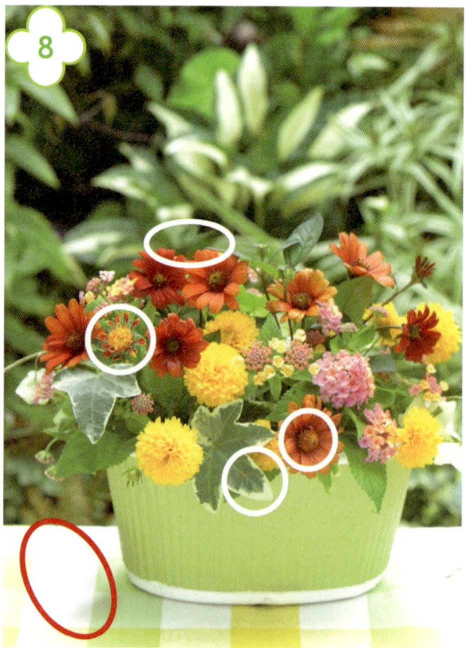

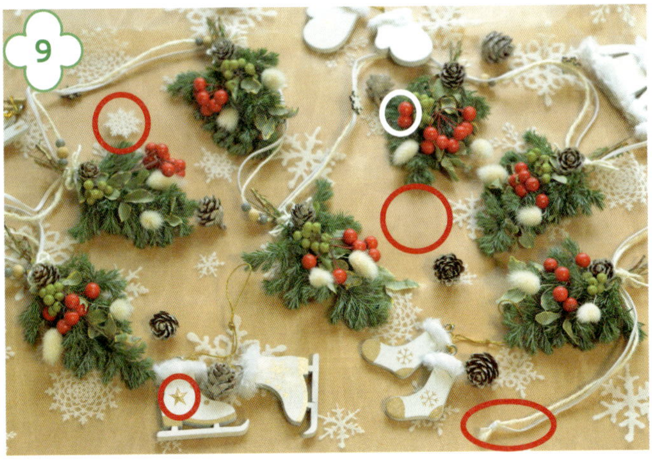
9

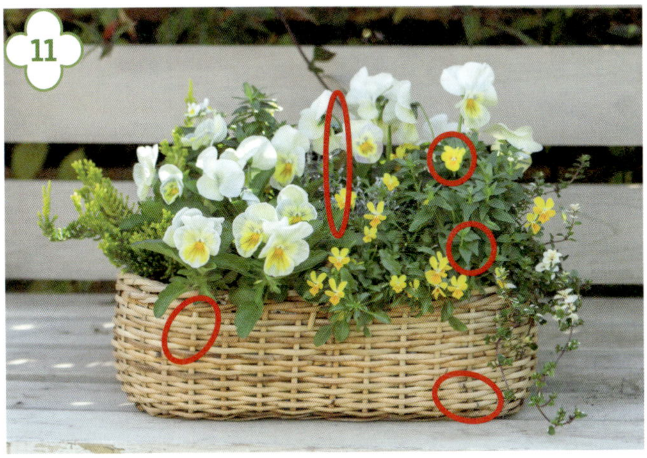
11

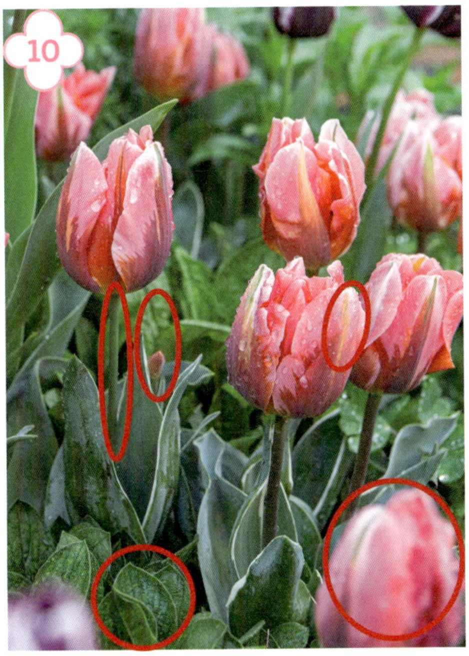
10

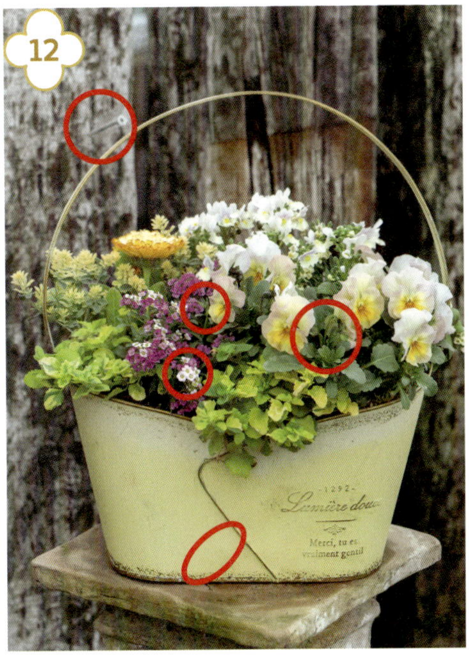
12

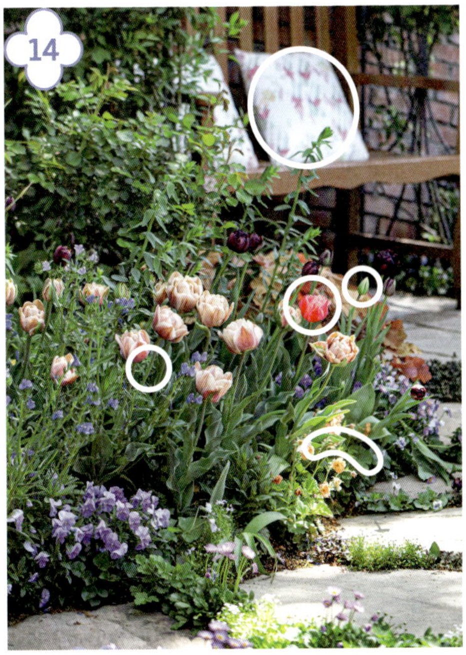
14

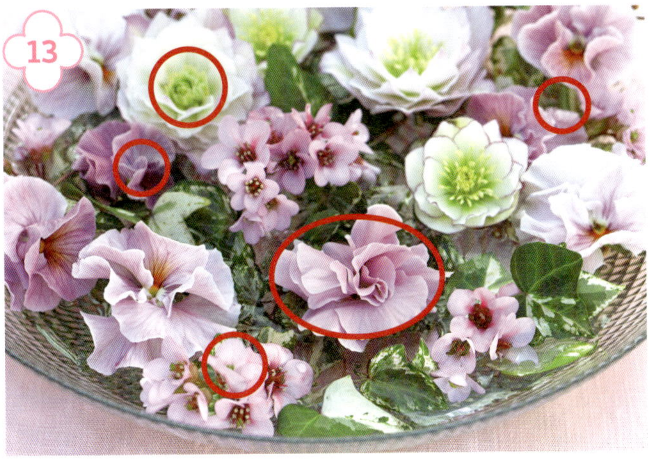
13

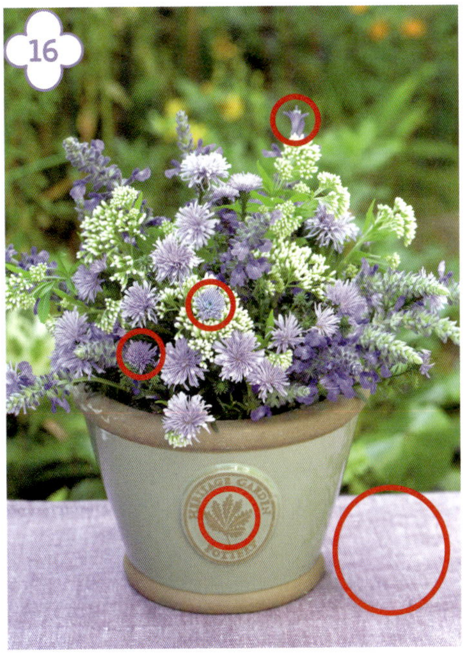
16

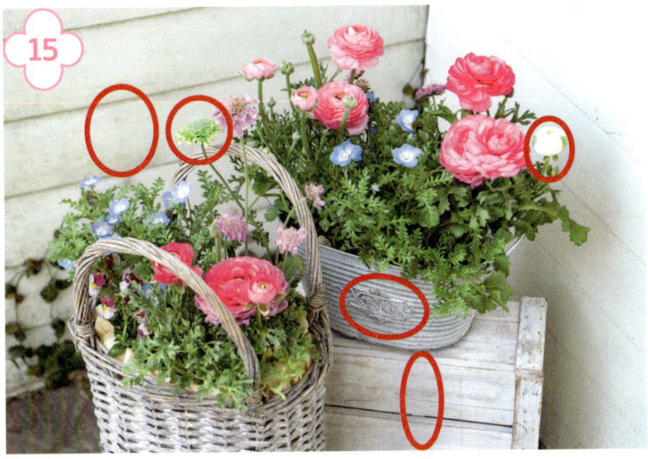
15

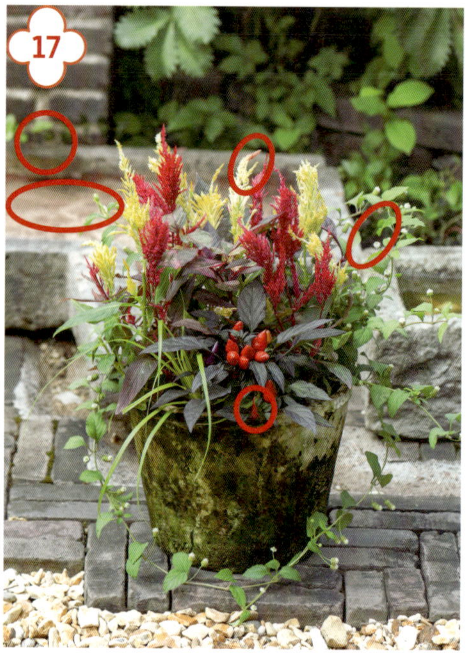
17

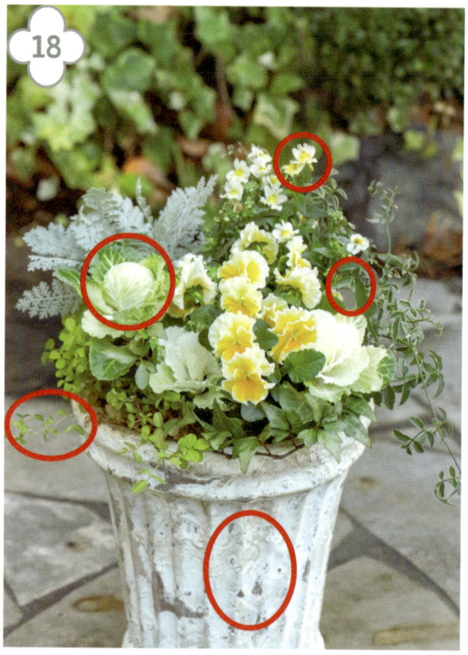
18

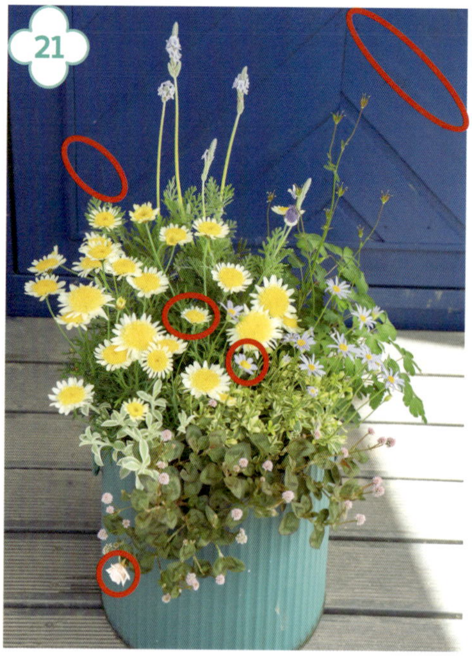
21

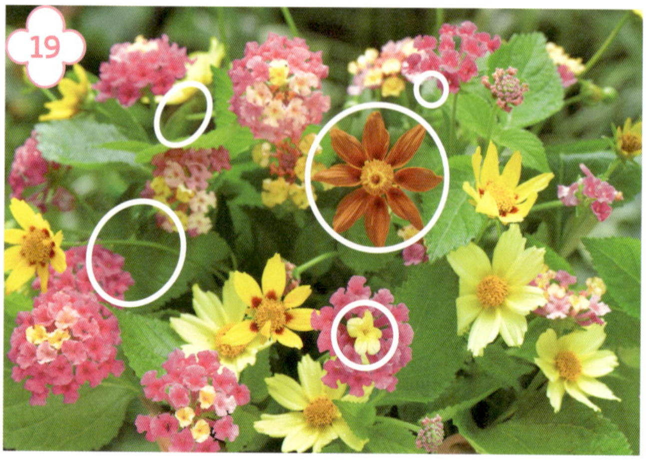
19

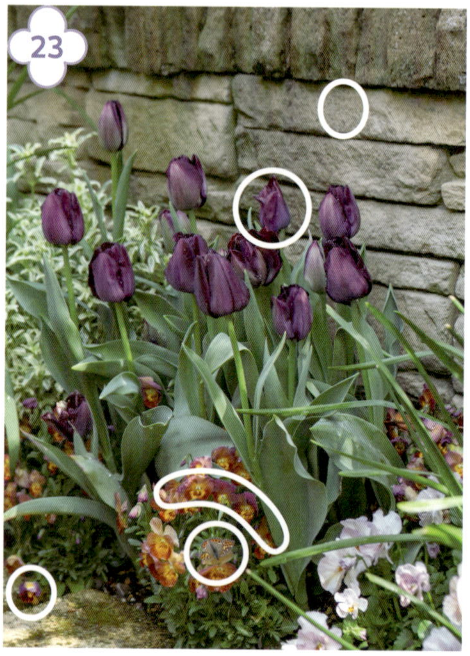
23

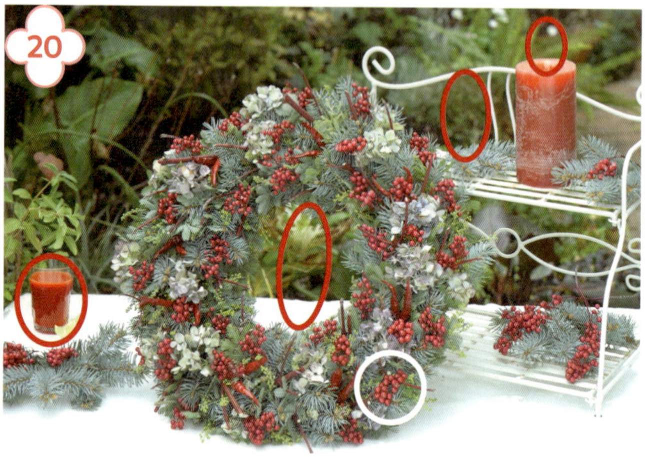
20

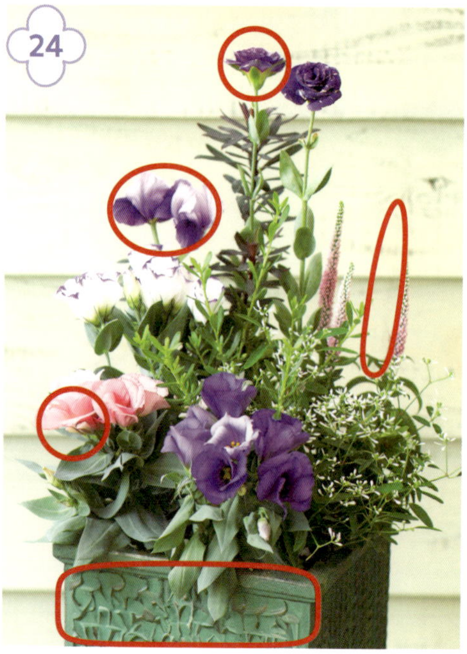
24

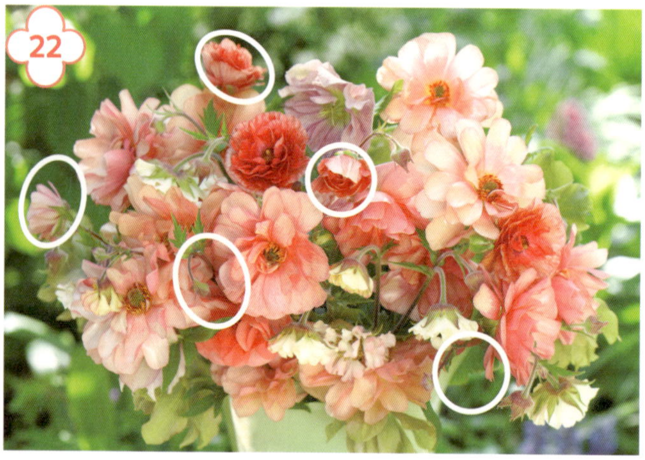
22

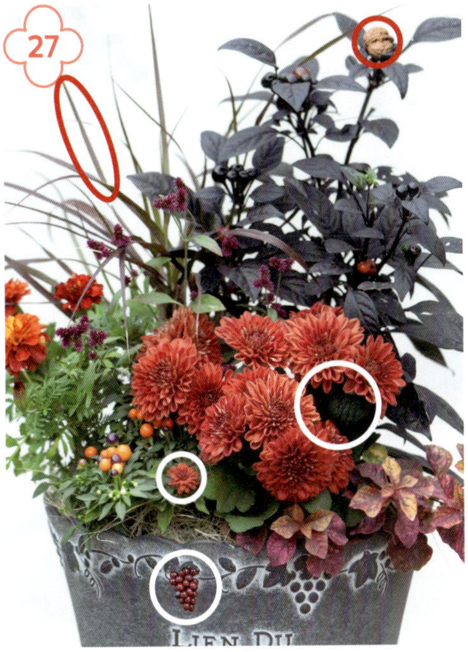
27

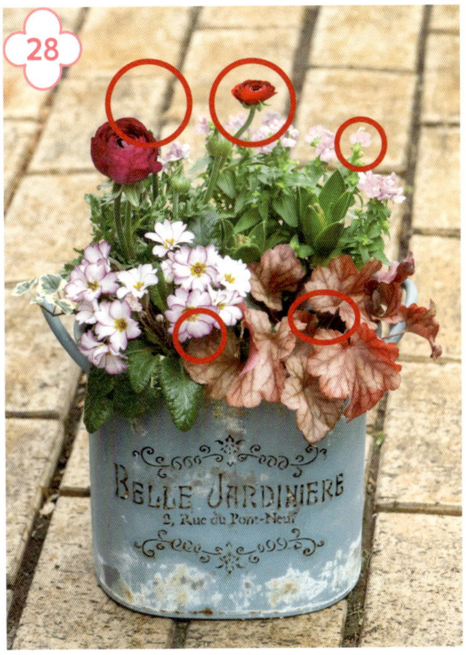
28
BELLE JARDINIERE
2, Rue du Pont-Neuf

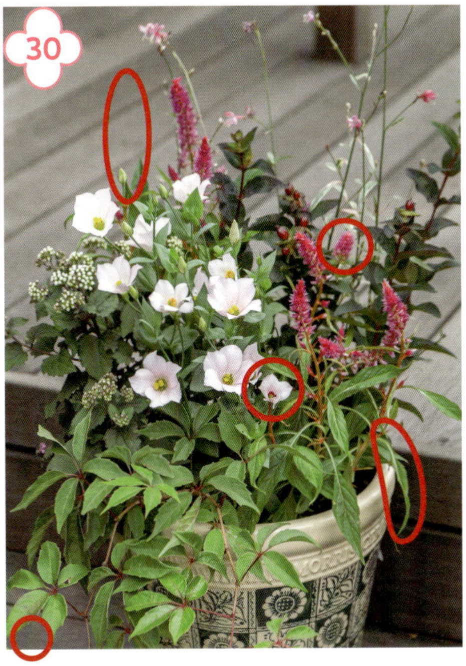
30

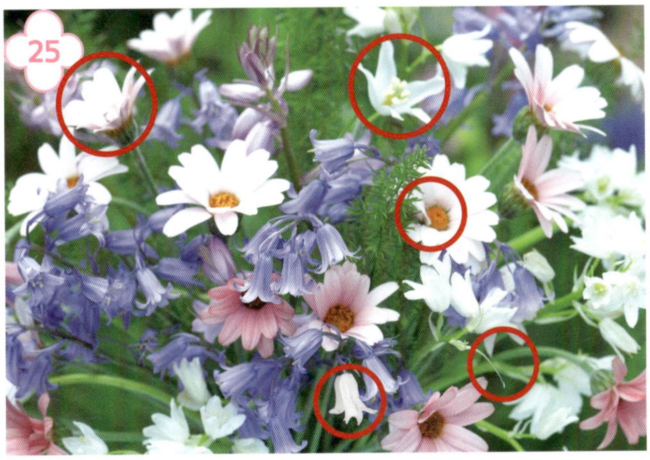
25

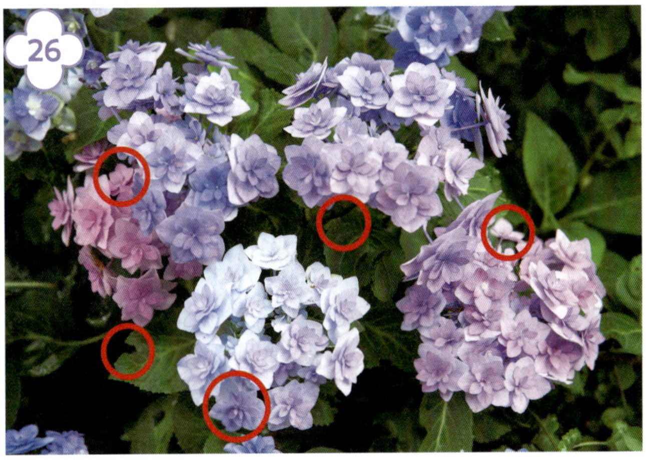
26

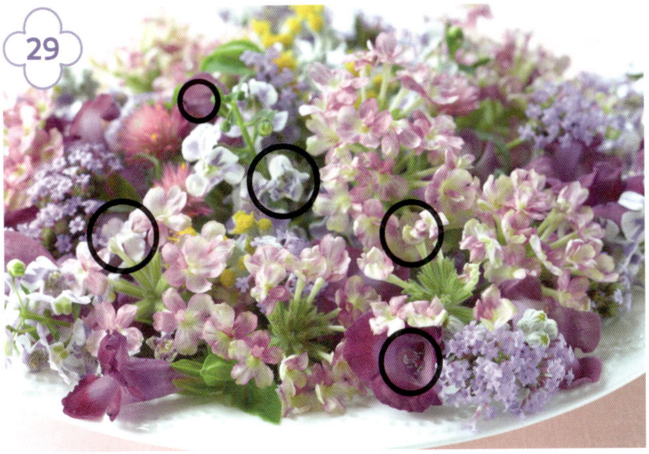
29

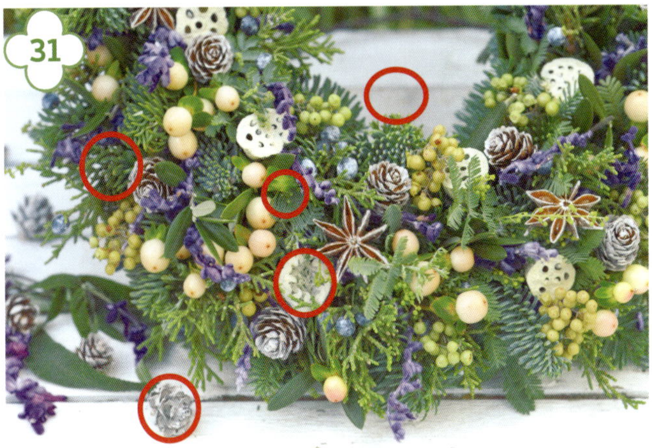
31

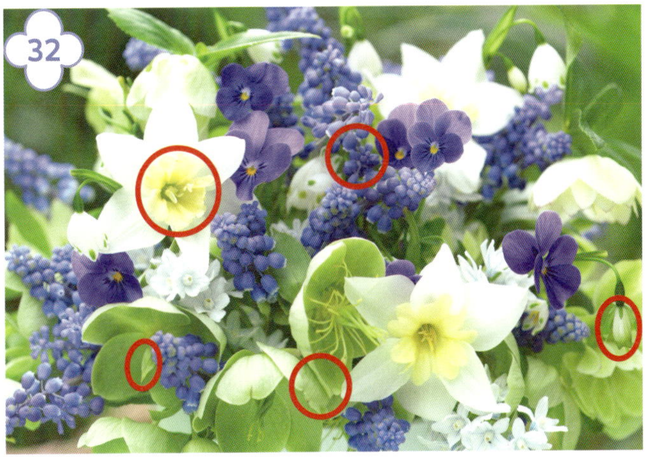
32

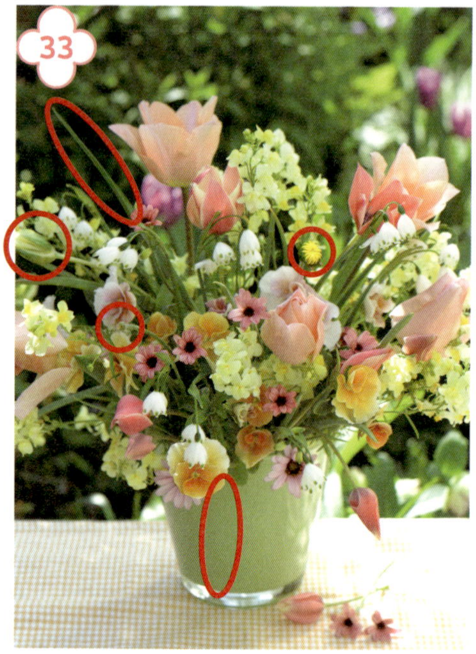
33

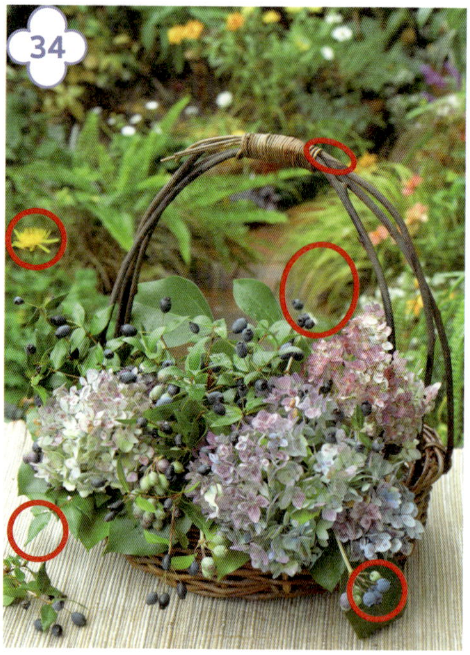
34

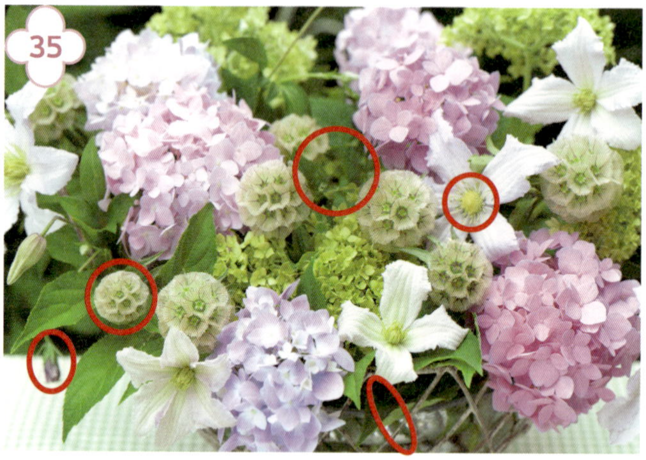
35

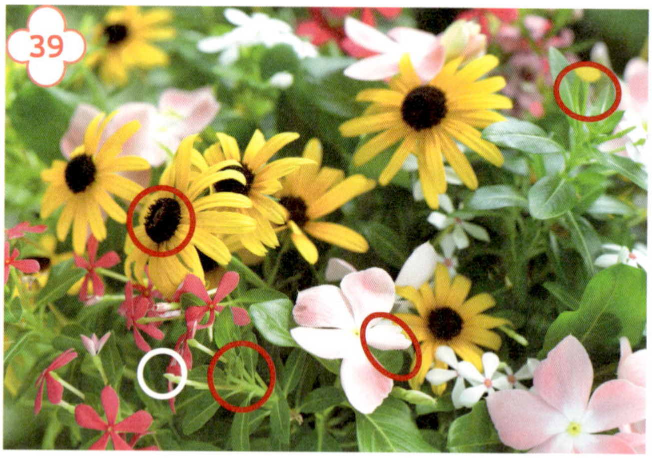
39

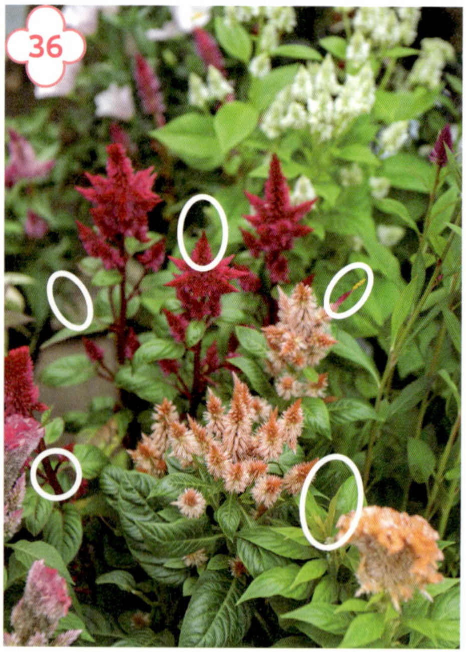
36

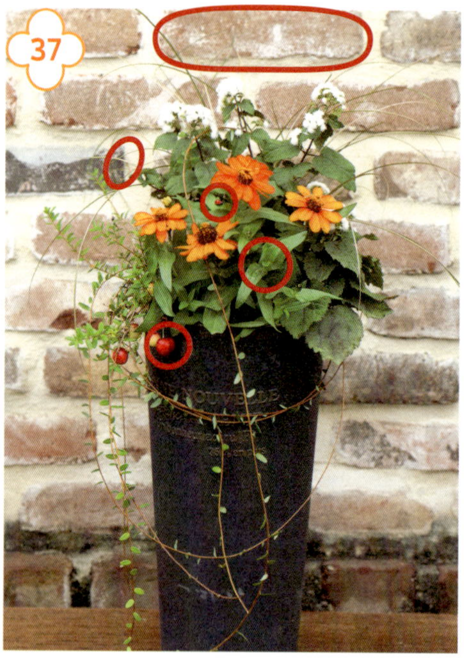
37

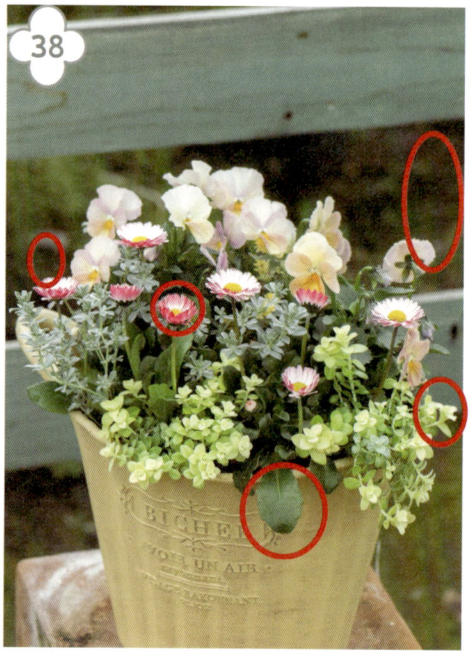
38

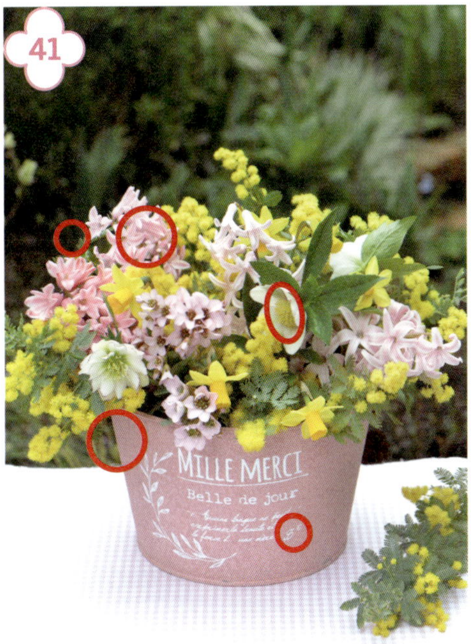
41
MILLE MERCI
Belle de jour

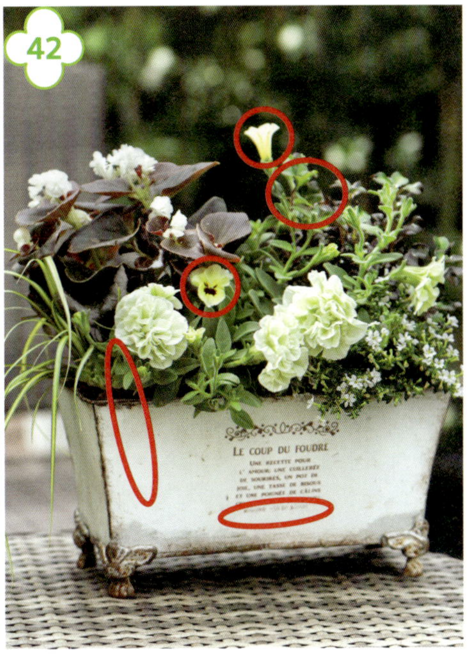
42
LE COUP DU FOUDRE

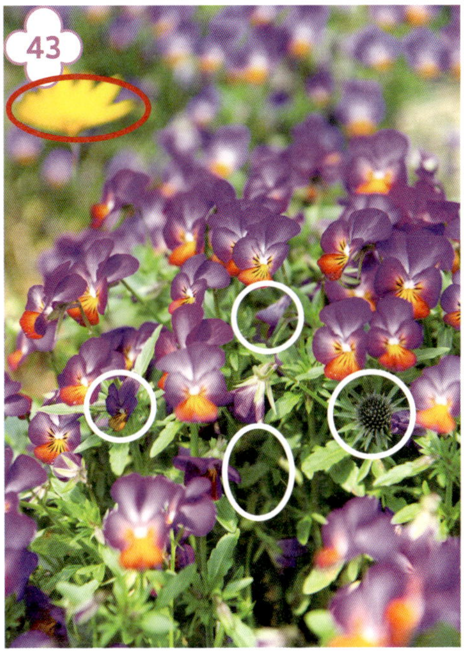
43

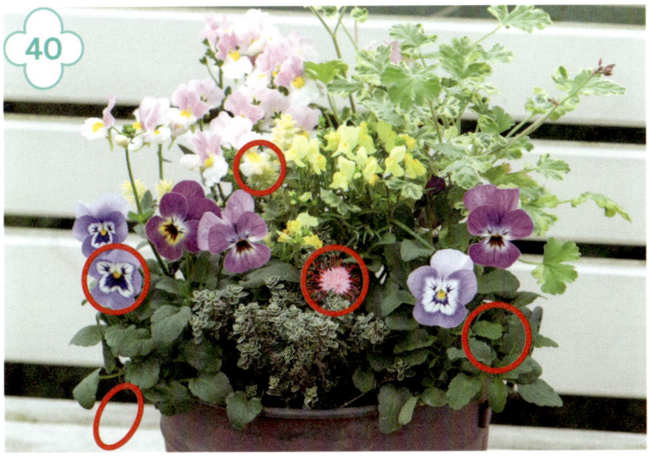
40

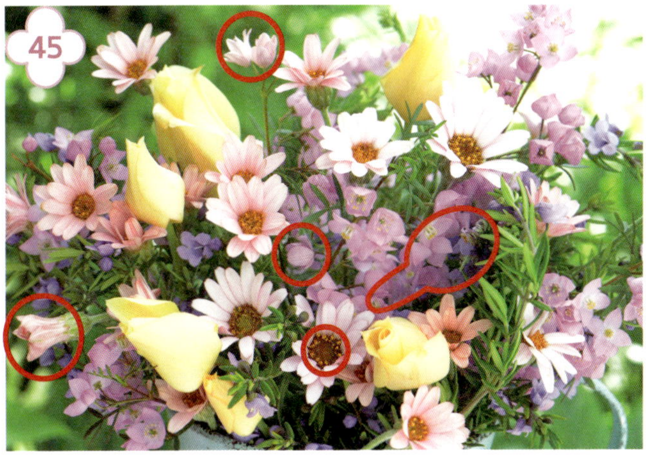
45

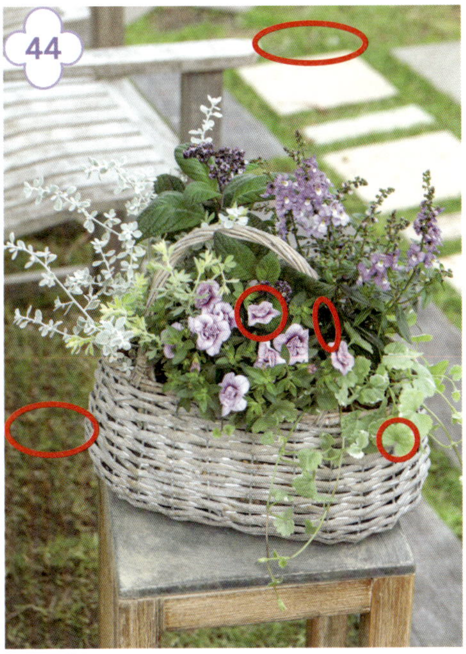
44

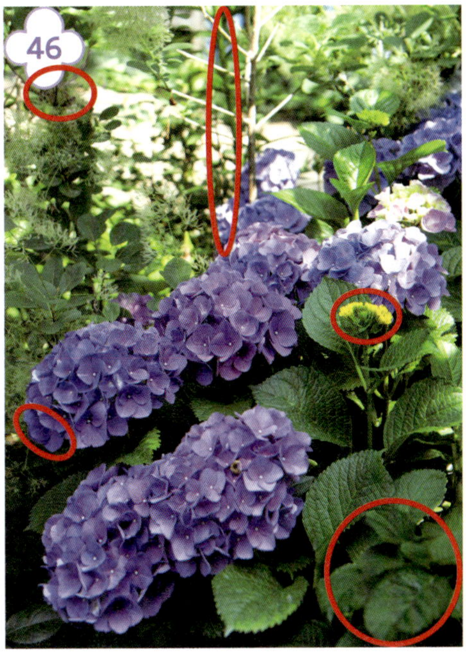
46

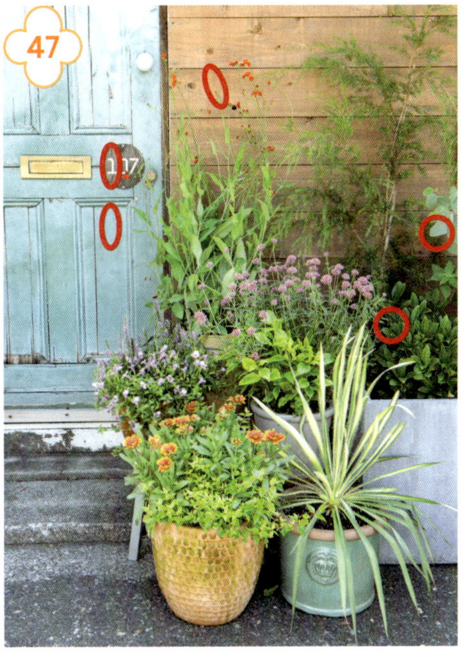
47

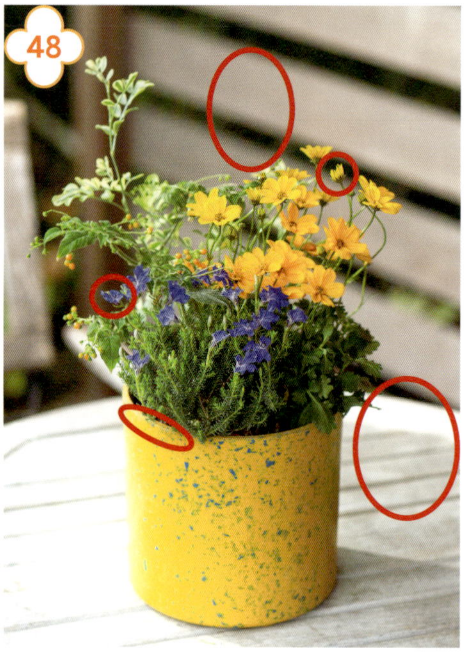
48

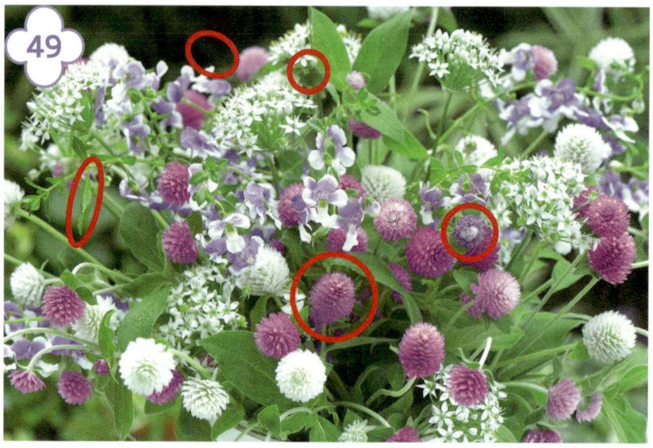
49

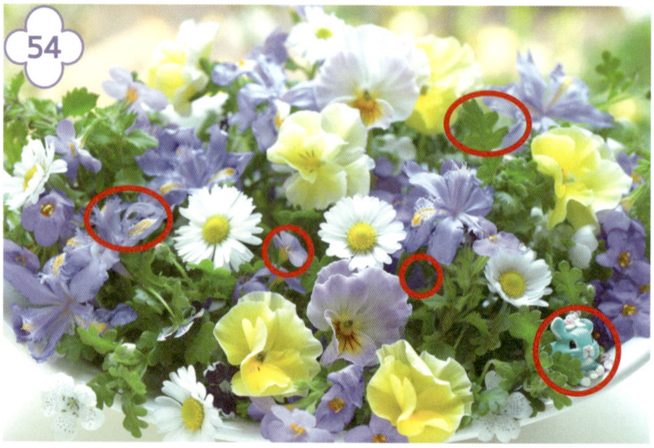
54

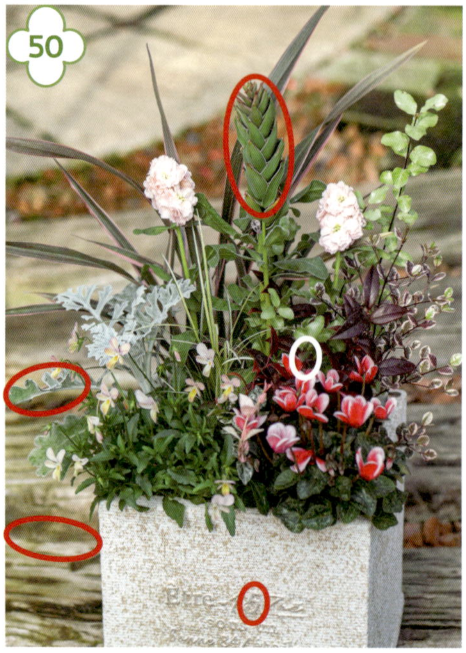
50

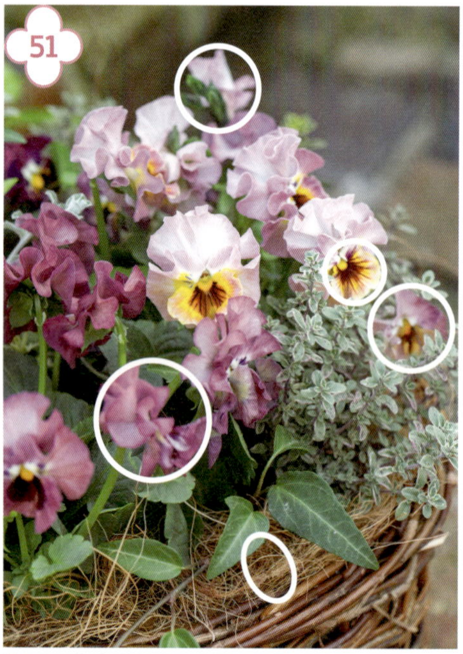
51

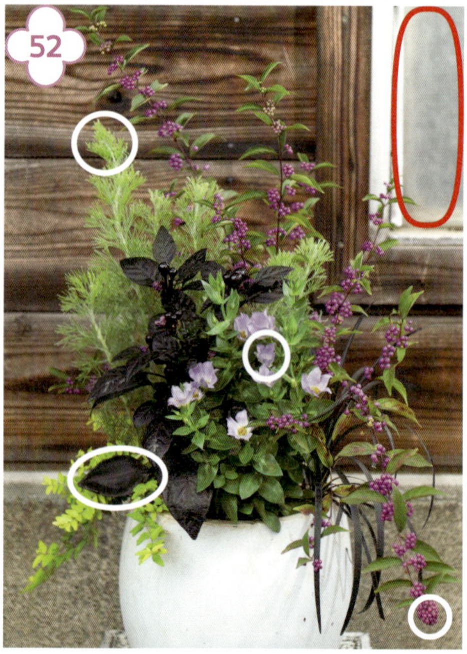
52

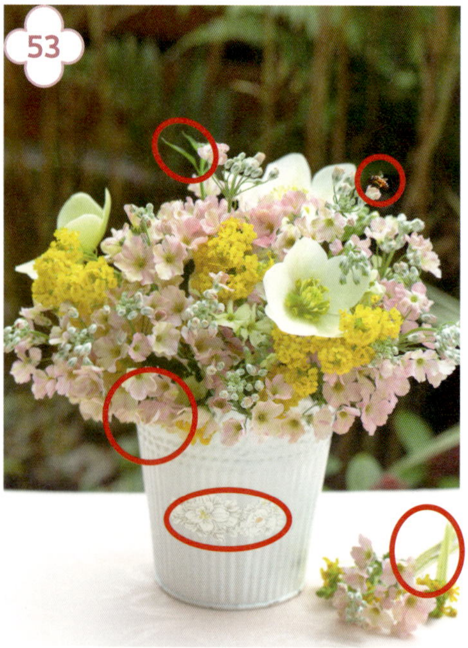
53

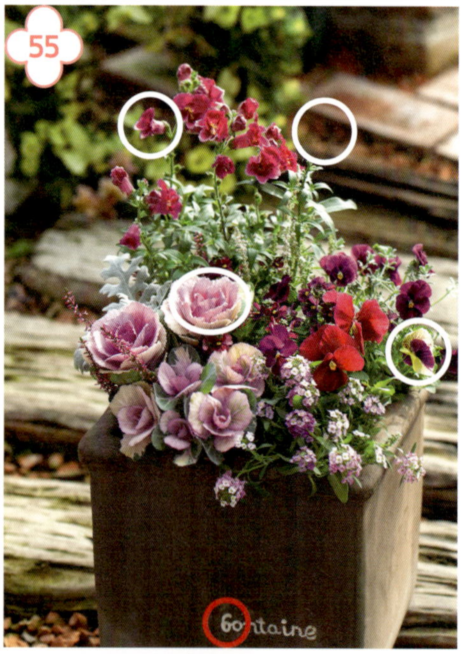
55
Fontaine

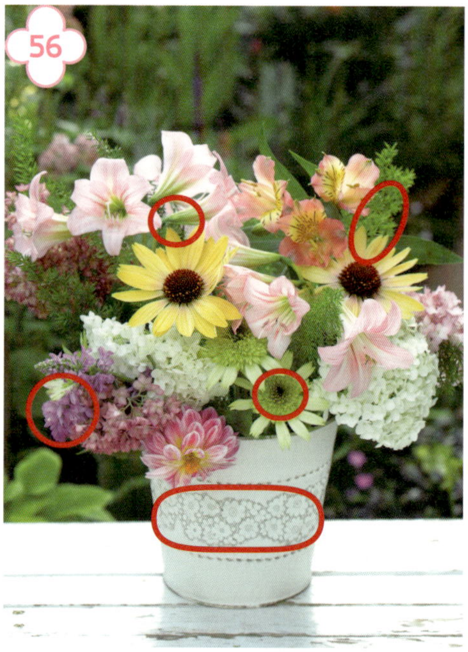
56

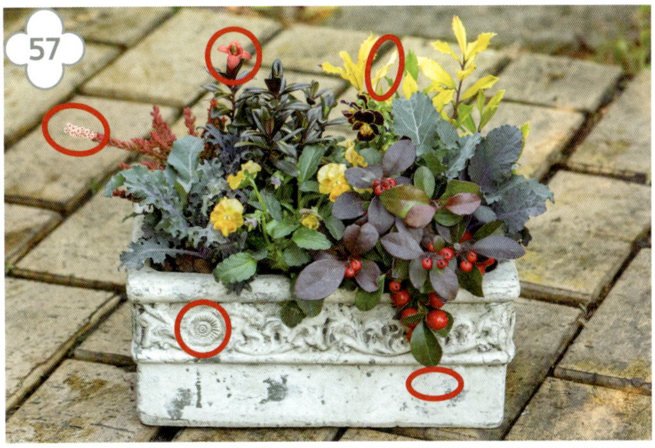

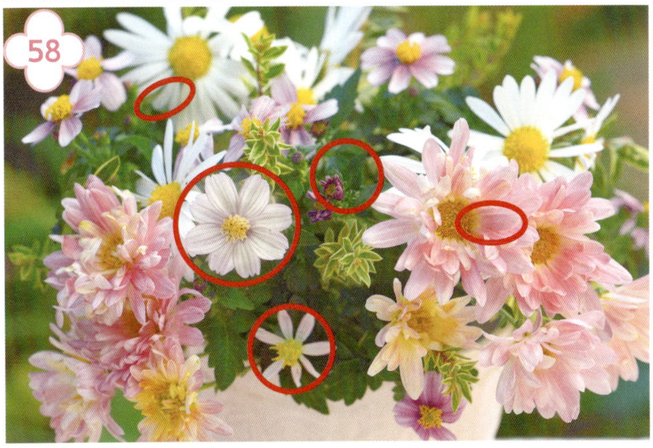

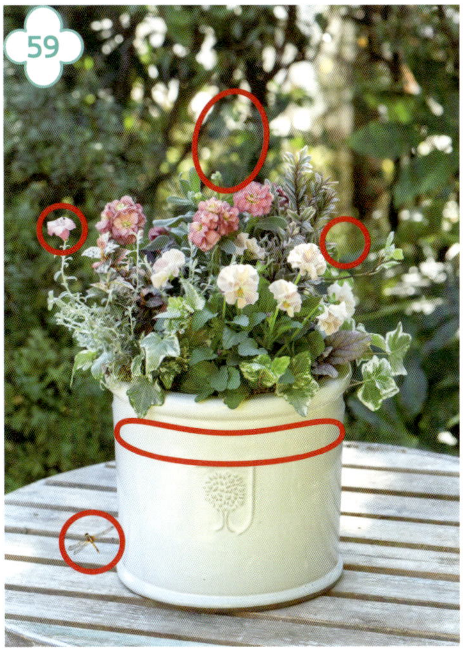

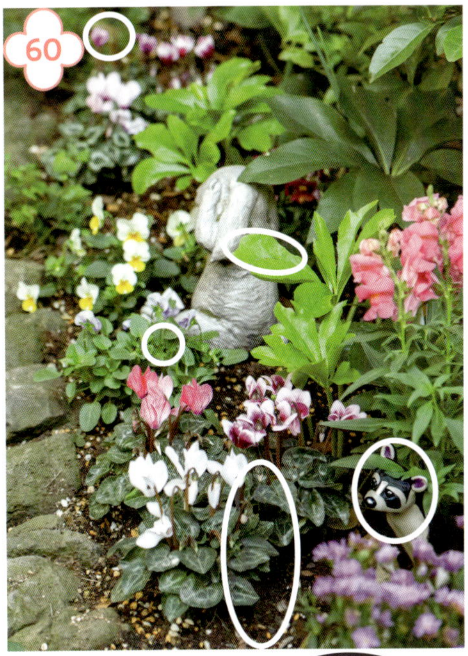

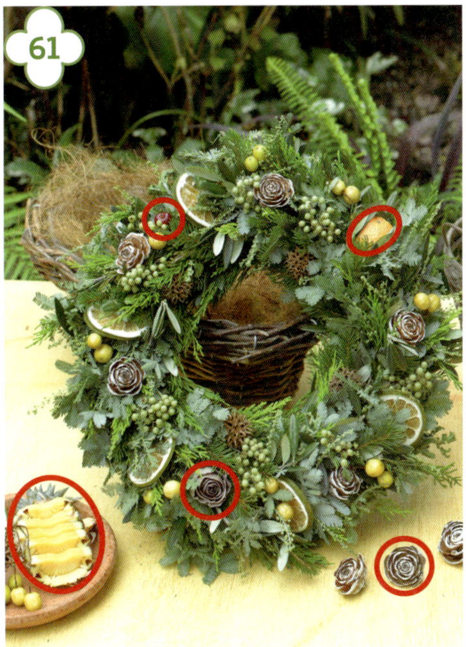

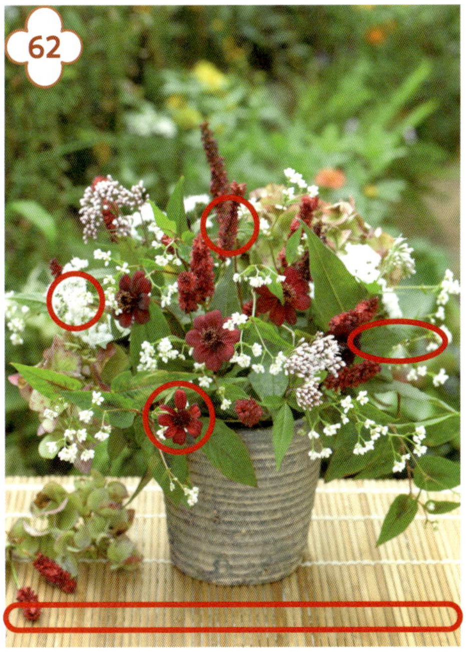

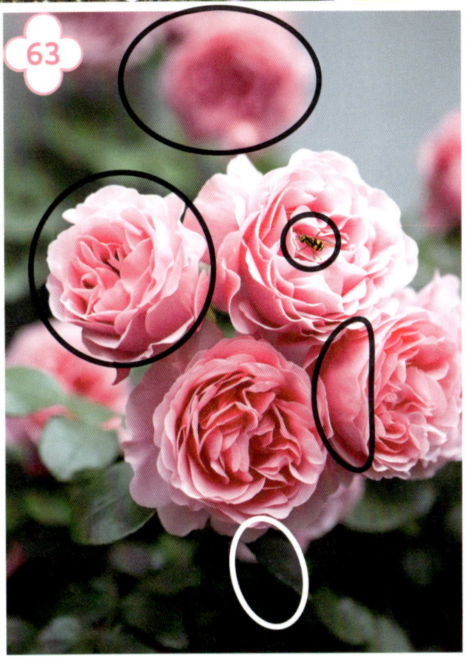

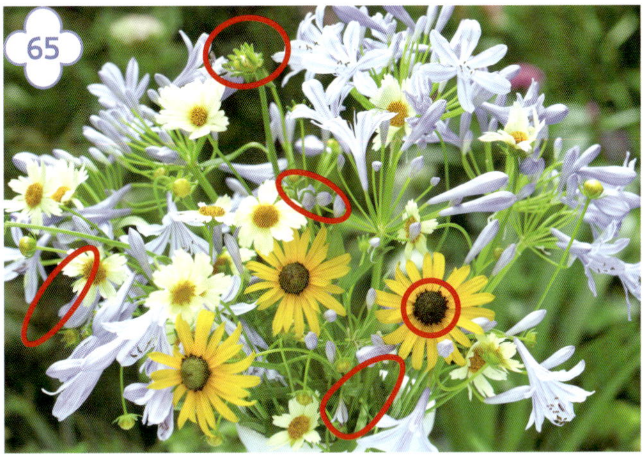

64 は次ページ

65 は前ページ

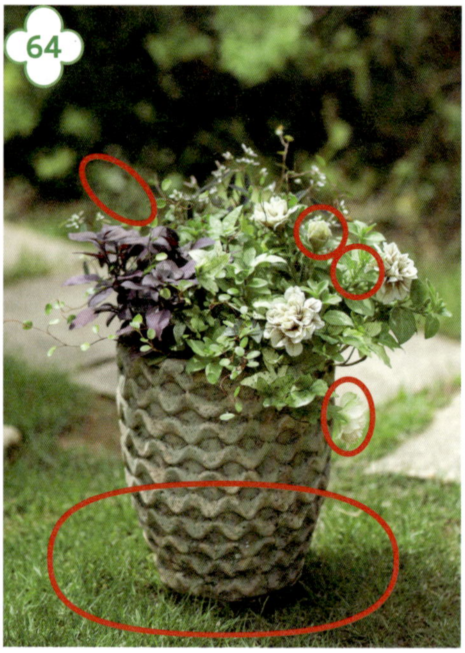

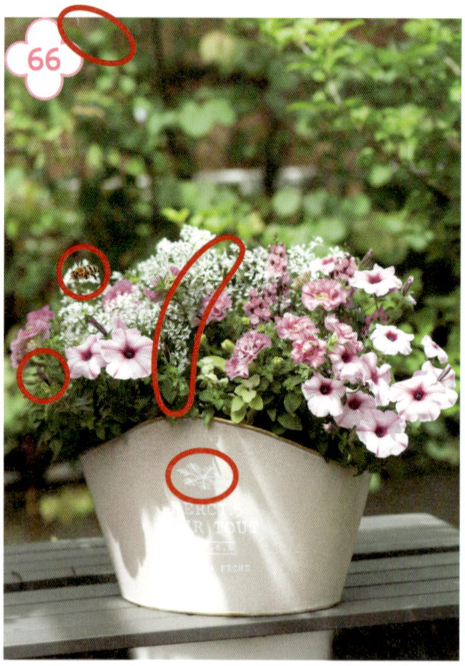

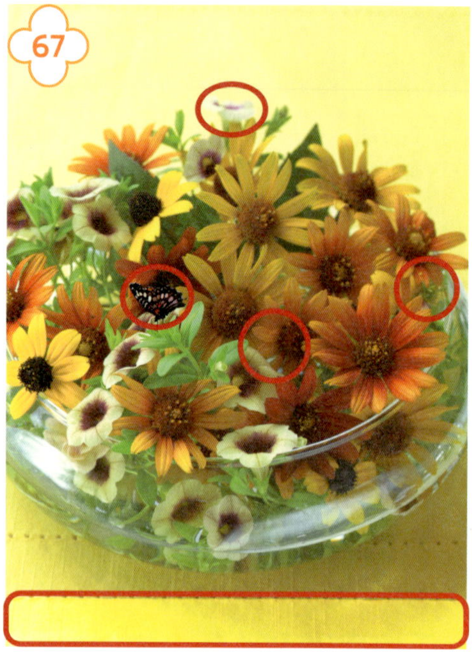

監修

古賀良彦（こが・よしひこ）

医学博士。精神科医。杏林大学名誉教授。慶應義塾大学医学部卒業。日本催眠学会名誉理事長、日本臨床神経生理学会認定医・名誉会員。監修書に『脳の筋トレ！ 思い出しおりがみ』『活発脳をつくる60歳からのおりがみ』（ともに主婦の友社）、『毎日脳活スペシャル　ねこのまちがいさがし』（文響社）など多数。

花画像協力（五十音順）

青木純子
天野麻里絵（ガーデニングミュージアム花遊庭）
井上盛博（エコマルシェオニヅカ株式会社）
宍戸和幸（株式会社 MSK ガーデン）
杉井志織
垂井 愛
土谷ますみ（グリーンギャラリーガーデンズ、ガーデンメッセ）
難波良憲（株式会社エム・アンド・ビー・フローラ）
堀田裕大（グリーンギャラリーガーデンズ）

Staff

ブックデザイン　横田洋子
撮影　青木純子　黒澤俊宏　柴田和宣・松木 潤（主婦の友社）
画像加工　柴田和宣（主婦の友社）
校正　北原千鶴子
協力　松本享子・柴﨑悠子（園芸ガイド編集部）
編集　鈴木キャシー裕子
編集担当　松本可絵（主婦の友社）

脳《のう》の筋《きん》トレ！ 花《はな》のまちがいさがし

2024年8月31日　第1刷発行

編　者　主婦の友社
発行者　大宮敏靖
発行所　株式会社主婦の友社
〒141-0021
東京都品川区上大崎 3-1-1 目黒セントラルスクエア
電話 03-5280-7537（内容・不良品等のお問い合わせ）
049-259-1236（販売）
印刷所　大日本印刷株式会社

ISBN978-4-07-459603-4